浙江文化艺术发展基金资助项目

中国手外科全书

丛书主编　劳　杰　徐建光　田光磊
　　　　　徐文东　田　文　高伟阳

手外科全书

肿瘤卷

主编　路来金

浙江科学技术出版社

图书在版编目（CIP）数据

手外科全书. 肿瘤卷 / 路来金主编. — 杭州 : 浙江科学
技术出版社, 2020. 12
（中国手外科全书 / 劳杰等主编）
ISBN 978-7-5341-9187-9

Ⅰ.①手… Ⅱ.①路… Ⅲ.①手–外科学 ②手–肿
瘤–外科学 Ⅳ.①R658.2 ②R739.965.6

中国版本图书馆CIP数据核字（2020）第270367号

丛 书 名　中国手外科全书
书　　名　手外科全书 : 肿瘤卷
丛书主编　劳　杰　徐建光　田光磊　徐文东　田　文　高伟阳
主　　编　路来金

出版发行　浙江科学技术出版社
　　　　　杭州市体育场路347号　邮政编码 : 310006
　　　　　办公室电话 : 0571-85176593
　　　　　销售部电话 : 0571-85062597
　　　　　网　　址 : www.zkpress.com
　　　　　E-mail : zkpress@zkpress.com

排　　版　杭州兴邦电子印务有限公司
印　　刷　浙江新华印刷技术有限公司

开　　本　889×1194　1/16　　　　印　张　18.5
字　　数　458 000
版　　次　2020年12月第1版　　　　印　次　2020年12月第1次印刷
书　　号　ISBN 978-7-5341-9187-9　　定　价　280.00元

责任编辑　王　群　唐　玲　　　责任美编　金　晖
责任校对　赵　艳　　　　　　　责任印务　田　文

"中国手外科全书"编委会

丛书顾问

顾玉东

丛书主编

劳　杰　徐建光　田光磊　徐文东　田　文　高伟阳

丛书编委（按姓氏笔画排序）

于亚东	王　健	王艳生	方有生	付中国	丛　锐
庄永青	关德宏	许玉本	芮永军	李　军	李宗哲
沙　轲	沈云东	张友乐	张哲敏	陈山林	陈振兵
邵新中	范存义	赵　飞	赵　新	赵世伟	侯书健
宫　旭	宫可同	徐　杰	徐永清	翁雨雄	唐举玉
黄启顺	戚　剑	龚炎培	崔树森	梁炳生	温树正
谢振军	路来金	阚世廉	戴　闽	糜菁熠	

丛书顾问

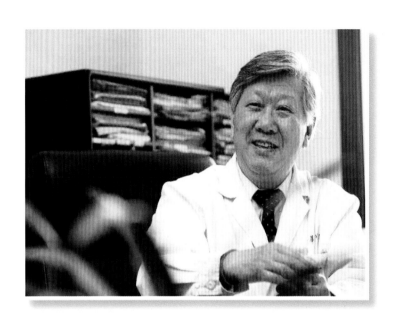

✦ 顾玉东

　　中国工程院院士，我国著名手外科专家、显微外科专家，复旦大学教授、博士生导师。国务院学位委员会委员，中华医学会副会长，国家卫健委手功能重建重点实验室主任，中华医学会手外科学分会第二、三届委员会主任委员，复旦大学附属华山医院手外科主任。《中华手外科杂志》总编辑。长期从事手外科、显微外科临床研究和理论工作。曾参加世界第一例足趾移植再造拇指，首创膈神经移位，首创用多组神经移位治疗臂丛神经根性撕脱伤，首创对无法利用多组神经移位的病例进行健侧颈七神经移位，首创静脉蒂动脉化游离腓肠神经移植，设计的"二套血供手术方法"使我国首创的足趾移植术保持国际领先地位。主编《手外科学》《手外科手术学》《手的修复与再造》《手外科手术图谱》《显微外科手术图解》等10余部著作。

丛书主编

✢ 劳杰

主任医师，教授，博士生导师。中国医师协会手外科医师分会会长，中华医学会手外科学分会第七届委员会主任委员，上海市医师协会手外科医师分会会长，上海市手外科学会第六届委员会主任委员，国际内固定研究学会上海培训中心主任，复旦大学附属华山医院手外科副主任。《中华手外科杂志》编辑部主任、副总编辑。长期从事周围神经和上肢疾病的诊疗及科研工作，擅长臂丛神经损伤和小儿产瘫、上肢皮肤及骨缺损、先天性畸形的诊治，以及应用内镜治疗上肢关节疼痛和腕管综合征。在国内率先提出开展手部骨折内固定技术，并在手内肌萎缩、神经病理性疼痛、神经损伤的人工智能替代治疗等方面开创了新的思路。建立了全国手外科各大区分会，促进了区域性手外科传统技术的推广以及新技术和新理念的传播，从而推动了整个学科的发展。

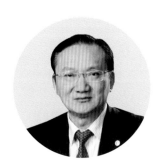

✢ 徐建光

主任医师，教授，博士生导师。中华医学会副会长，中华医学会手外科学分会第四、五届委员会主任委员，中华医学会显微外科学分会副主任委员，上海市医学会会长，上海市医师协会会长，上海市手外科研究所副所长，复旦大学附属华山医院手外科副主任。《中华手外科杂志》《中华显微外科杂志》副总编辑，《中国修复重建外科杂志》《中华创伤骨科杂志》编委和审稿人。擅长臂丛神经损伤的诊治、手外伤后的功能重建、游离组织移植及提高其成活率的基础与临床研究。

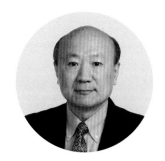

✢ 田光磊

主任医师，教授，博士生导师。中华医学会手外科学分会第六届委员会主任委员，中华医学会手外科学分会华北地区第十二届学术委员会、北京医学会手外科学分会名誉主任委员。曾任北京积水潭医院手外科主任。《中华手外科杂志》《中华创伤骨科杂志》常务编委。擅长手部损伤的修复及功能重建、骨关节疾病的诊治。在国内率先开展尺骨短缩术、三角纤维软骨部分切除术、局限性腕关节融合术、桡尺远侧关节韧带重建术，并采用腕关节三腔造影术诊断腕部疾病。

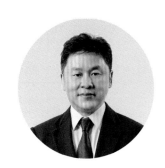

✤ 徐文东

主任医师，二级教授，博士生导师。中华医学会手外科学分会第八届委员会主任委员，中国医师协会手外科医师分会副会长及总干事长，国际腕关节镜协会（IWAS）主席，亚太腕关节协会（APWA）候任主席，复旦大学附属华山医院副院长，上海市肢体功能重建重中之重临床医学中心主任。擅长以微创技术治疗疑难性腕肘关节痛、臂丛神经损伤等。在国际上首创胸腔镜下全长膈神经移位术及内镜下全长尺神经移位术；在国内领先推广胸腔镜下交感神经干切断治疗手汗症和顽固性神经痛、腕关节镜下治疗慢性腕关节疼痛；在国际上首次提出通过对侧神经交叉改变外周神经通路的创新方法以恢复中枢神经损伤后的肢体功能，并在临床推广，获国际神经科学权威的高度评价。

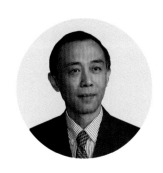

✤ 田　文

主任医师，教授，博士生导师。中华医学会手外科学分会第九届委员会（现任）主任委员兼手部先天畸形学组组长，中国医师协会手外科医师分会候任会长，北京医学会手外科学分会主任委员，中国医师协会手外科医师分会骨关节专业委员会主任委员，北京医学会理事，中国康复医学会修复重建外科专业委员会副主任委员，中华医学会手外科学分会华北地区学术委员会副主任委员，北京积水潭医院手外科副主任。《中华手外科杂志》《实用手外科杂志》《中华骨与关节外科杂志》《中国骨与关节杂志》《中国修复重建外科杂志》《中华医学杂志》（英文版）编委。擅长先天性手部畸形、腕关节损伤与疾病、手部肿瘤的诊断与治疗。在国内改良和制定了一系列与手部畸形有关的先天性疾病的形态学诊断标准；应用基因测序及细胞学分析等先进技术，发现了众多在国内甚至国际上认知度仍不高的先天性疾病，对部分罕见病的病因学研究目前处于国内及国际领先水平。

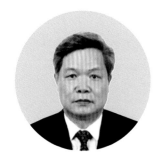

✤ 高伟阳

主任医师，教授，博士生导师。中华医学会手外科学分会第七、八届委员会副主任委员，中国医师协会手外科医师分会副会长，中国康复医学会修复重建外科专业委员会副主任委员兼四肢先天畸形学组组长，中国医师协会美容与整形医师分会手部整形亚专业委员会副主任委员，温州医科大学附属第二医院骨科学系主任。对跨越掌指关节的手背部创面提出采用分叶皮瓣进行一期分指修复以及皮瓣任意分叶的基本原则；对一些复杂的断肢（指）提出寄生再植的概念；率先在国际上提出前臂桡背侧皮瓣供区，在临床上应用并获得成功。

《手外科全书·肿瘤卷》编委会

主　编

路来金

副主编

宫　旭

编写人员（按姓氏笔画排序）

王　阳　吉林大学白求恩第一医院	余　欣　吉林大学白求恩第一医院
王　爽　吉林大学白求恩第一医院	宋良松　吉林大学白求恩第一医院
王艳生　沈阳医学院附属中心医院	陈　琳　复旦大学附属华山医院
王培吉　苏州大学附属第二医院	陈振兵　华中科技大学同济医学院附属协和医院
庄永青　深圳市人民医院	施海峰　无锡市第九人民医院
刘　彬　吉林大学白求恩第一医院	宫　旭　吉林大学白求恩第一医院
刘志刚　吉林大学白求恩第一医院	宫可同　天津市天津医院
闫　雷　吉林大学白求恩第一医院	贾晓燕　吉林大学白求恩第一医院
闫合德　温州医科大学附属第二医院	高燕新　天津市天津医院
许娅莉　河北医科大学第三医院	蒋子平　吉林大学白求恩第一医院
孙希光　吉林大学白求恩第一医院	韩　力　天津市天津医院
孙鸿斌　吉林大学中日联谊医院	路来金　吉林大学白求恩第一医院
李文军　北京积水潭医院	詹海华　天津市天津医院
吴　荻　吉林大学白求恩第一医院	潘月海　吉林大学白求恩第一医院

主编简介

路来金 主任医师，二级教授，博士生导师，曾任吉林大学白求恩第一医院副院长、手外科主任。

他的名片

✳ 中华医学会手外科学分会第五、六、七届委员会副主任委员
中国医师协会手外科医师分会副会长
中国康复医学会修复重建外科专业委员会副主任委员
中国临床解剖学会常务委员
中华医学会显微外科学分会委员
吉林省医学会手外科学分会主任委员
《中华手外科杂志》副总编辑
《实用手外科杂志》副总编辑
《中国修复重建外科杂志》常务编委
《中国临床解剖学杂志》编委

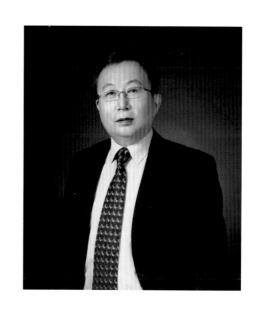

　　从事骨科、手外科和修复重建外科工作40余年，擅长各类手、足先天性畸形和继发性畸形的矫治，全身软组织缺损的修复，周围神经损伤的修复和晚期功能重建，手、足骨关节损伤的治疗，急诊手外伤及手指再造，全身软组织肿瘤的治疗及各种肌腱损伤的修复与重建等。先后发明设计了前臂骨间后动脉逆行皮瓣、手掌背动脉逆行皮瓣、头状骨移位替代月骨、股后穿支皮瓣等10余种手术方法，在国内外广泛推广应用。

　　获国家科学技术进步奖二等奖1项，卫生部、教育部、吉林省科学技术进步奖15项，获国家自然科学基金及省部级科研课题20余项；发表科研论文300余篇，SCI收录60篇；参编手外科、骨科、整形外科等专著24部。先后获国务院政府特殊津贴、中国医师奖、卫生部有突出贡献中青年专家、全国卫生系统先进工作者、全国优秀科技工作者、吉林大学白求恩名医奖、吉林省优秀专家及中青年专家等奖励和荣誉称号。

序

　　"玉不琢，不成器；人不学，不知道。"手，是人体最具特色的器官之一，也是人们使用最为频繁的器官之一。其复杂的解剖结构、丰富的血管神经，使得手外科手术成为骨科手术中精细度最高的手术。

　　"问渠那得清如许？为有源头活水来。"1958年，王澍寰在北京积水潭医院创建了我国第一个手外科，培养了一大批手外科人才。之后，天津、上海相继建立手外科。此后，陈中伟等实施了世界上首例前臂离断再植，杨东岳等首创第2足趾游离移植再造拇指，顾玉东首创膈神经移位治疗臂丛神经根性撕脱伤。这些成就，初步奠定了我国在国际手外科领域的领先地位。

　　"请君莫奏前朝曲，听唱新翻杨柳枝。"20世纪80年代，我国在手外科技术方面取得了快速发展。以桡动静脉为血管蒂的前臂桡侧皮瓣及其逆行岛状皮瓣被国外学者称为"中国皮瓣"，蹋甲皮瓣游离移植再造拇指、双手足趾组合再造"中国手"、小儿断指再植、指尖再植等技术相继成功，断肢（指）再植成活率不断提高。肌腱和软骨等组织工程的研究与应用、腕关节镜的应用与研究、肌腱分区及愈合机制的研究等方面也都达到了国际先进水平。

　　"碧海无波，瑶台有路。"进入21世纪后，我国手外科技术不断提高，断指再植的目标已经转向外观美化和功能改善。针对每个患者进行个性化的皮瓣筛选和改进，成为手外科医生不懈的追求。新技术、新设备不断地被引入临床，治疗理念不断改进，闭合固定、关节镜、内镜、计算机辅助技术、康复综合治疗等新技术和新手段如雨后春笋，层出不穷。手外科事业进入了"数字人"、胎儿外科、克隆技术、组织工程等高科技成果研发应用的时代，继续保持着世界领先地位。

　　"新竹高于旧竹枝，全凭老干为扶持。"欣闻以劳杰教授等为首的中青年手外科行业翘楚，在老一辈手外科专家的指导下，肩负着承前启后的学科重任，建立起一套科学严谨、分工明确的临床指导体系，制定了一系列标准化的诊断治疗模式；并且为了培养和提高临床医生的专业水平、造就训练有素的手外科专业队伍，精心组织国内手外科领域各分支学科造诣深厚的一流专家学者，编写了国内第一套以手外科学组分类为构架的手外科学术专著"中国手外科全书"（以下简称"全书"）。

　　"长风破浪会有时，直挂云帆济沧海。""全书"汇集了全国手外科领域顶尖专家学者的宝贵经验和研究成果，以规范手外科各分支学科临床工作的原则与实践为目标，涵盖了中国手外科领域最新进展和当今世界手外科学界发展现状，融入了各专科的成熟理念和各著者丰富的临床经验，代表了我国手外科的规范化诊治水平。"全书"的出版，为国内手外科医生提供了一部完整的手外科学综合性著作，反映了我国手外科在世界手外科领域的领先地位，有助于提升我国手外科从业人员的理论水平和技术水平，是具有远见和着眼于培育人才的伟大实践，故欣然为之作序。

中国工程院资深院士
南方医科大学教授　　锺世镇

2020 年 12 月

前言 |

肿瘤是人类不断与之搏斗的四大疾病之一。随着时代的发展，新的肿瘤、新的诊断与治疗方法不断被发现和更新，并取得了巨大的进展，成为人类进步的重要标志。肿瘤可发生于全身各类组织中，手部也不例外。手部肿瘤是手外科的常见病、多发病，也是手外科同道们的重要诊治内容。

手是人类进化的工具，也是进化的产物，人类的思维构思以及社会活动大多需要手来完成。手的外形纤细精巧，功能灵活多变，伴之而铸的是组织丰富多样，结构复杂缜密。手部肿瘤可发生于手部的各类组织中，如皮肤、脂肪、肌肉、肌腱、神经、血管和骨组织。手部肿瘤既可先天获得，又可后天发生；既可能单发或多发，也可能是全身肿瘤的一部分或转移灶。临床上手部肿瘤以良性肿瘤为主，也有少量为恶性肿瘤；既可发生在软组织中，也可发生在骨组织中。手部肿瘤的多发和手部的组织发育、功能、创伤及各种理化刺激等因素相关，也和种族、遗传和基因突变等因素密不可分。随着基础研究的深入和临床诊断技术的提高，形成了以手术治疗、化学治疗、放射治疗和生物治疗为特色的综合治疗方案和规范化治疗指南，极大地提高了手部肿瘤的总体治疗水平和恶性肿瘤的生存率。

本书集结了国内12家有代表性的大型三甲医院、28位手外科专家，在系统总结国内手部肿瘤大宗病例的基础上，借鉴国内外先进的诊治理念并结合自己的经验，按手部组织结构和治疗特色进行了系统性撰写，突出病理特点、诊断方法和治疗方法的规范性。相信本书的出版，将为我国手外科领域在手部肿瘤诊治水平上的提升起到抛砖引玉、锦上添花的作用，成为手外科同仁们的良师益友。当然，追求完美总会留有遗憾，不当之处恳请大家批评指正。

编　者

2020 年 7 月

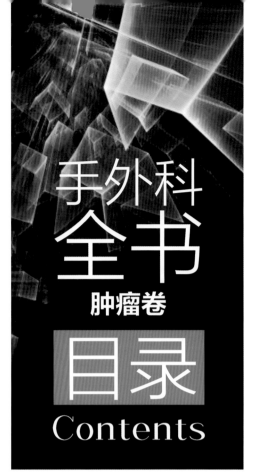

手外科全书 肿瘤卷

目录 Contents

第一章 · 概述

第一节 手部肿瘤的检查方法   2
一、肿瘤的局部表现   3
二、询问病史   3
三、查体   4
第二节 手部肿瘤的影像学检查、实验室检查
　　　　及组织活检   5
一、影像学检查   5
二、实验室检查   6
三、组织活检   6
第三节 手部肿瘤的外科分期   7
一、骨与软组织肿瘤的 Enneking 分期   7
二、美国癌症联合委员会的肿瘤分期   8
三、肿瘤的发生部位   9
四、肿瘤转移   9
第四节 手部肿瘤的治疗原则   10
一、切除肿瘤的一般原则   10
二、特殊部位肿瘤的切除原则   10

第二章 · 皮肤肿瘤

第一节 皮肤的良性肿瘤与类肿瘤   14
一、皮角   14
二、寻常疣   16
三、化脓性肉芽肿   18
四、角化棘皮瘤   19
五、黑色素细胞痣   20
六、皮肤纤维瘤   23
七、雀斑样痣   25
八、手指末节角化棘皮瘤   27
九、脂溢性角化病   29
十、蓝痣   32
第二节 皮肤的恶前瘤   35
一、光线性角化病   35

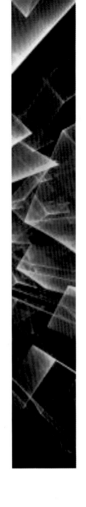

二、砷角化病 37

三、鲍恩病（Bowen病） 39

四、非典型性痣 40

五、不典型的结合部黑色素细胞增生 42

第三节 皮肤恶性肿瘤 43

一、黑色素瘤 43

二、鳞状细胞癌 46

三、基底细胞癌 50

四、淋巴管肉瘤 51

五、梅克尔细胞癌（Merkel细胞癌） 53

第四节 汗腺肿瘤 56

一、小汗腺汗孔瘤 56

二、软骨样汗管瘤 59

三、汗管瘤 61

四、恶性透明细胞汗腺腺瘤 63

第三章 · 软组织肿瘤

第一节 良性软组织肿瘤与类肿瘤 70

一、腱鞘囊肿 70

二、表皮样囊肿 72

三、皮脂腺囊肿 75

四、黏液囊肿 77

五、脂肪瘤 78

六、异物病变 81

七、腱鞘巨细胞瘤 82

八、纤维瘤病 86

九、纤维脂肪瘤样错构瘤 94

十、肌纤维瘤 98

第二节 恶性软组织肿瘤 101

一、上皮样肉瘤 101

二、滑膜肉瘤 105

三、脂肪肉瘤 109

四、纤维肉瘤 113

五、隆突性皮肤纤维肉瘤 117

六、恶性纤维组织细胞瘤 121

七、透明细胞肉瘤 124

八、平滑肌肉瘤　128

九、横纹肌肉瘤　132

第四章 · 骨组织肿瘤

第一节　良性骨组织肿瘤　140

一、内生软骨瘤　140

二、多发性内生软骨瘤　143

三、骨膜软骨瘤　144

四、甲下外生骨疣　146

五、软骨黏液样纤维瘤　149

六、软骨母细胞瘤　152

七、滑膜性软骨瘤病　155

八、骨母细胞瘤　158

九、骨样骨瘤　161

十、单纯性骨囊肿　164

十一、动脉瘤样骨囊肿　166

十二、骨内腱鞘囊肿　170

十三、骨巨细胞瘤　173

十四、骨瘤　176

十五、腕背隆突综合征　177

十六、佩吉特病（Paget 病）　180

第二节　恶性骨组织肿瘤　183

一、软骨肉瘤　183

二、成骨肉瘤　186

三、尤因肉瘤（Ewing 肉瘤）　193

四、转移癌　196

第五章 · 神经组织肿瘤

第一节　良性神经组织肿瘤　202

一、神经鞘瘤　202

二、神经纤维瘤　206

三、颗粒细胞瘤　209

四、神经鞘瘤病　211

五、创伤性神经瘤　212

六、肥大性间质性多发性神经病（Dejerine-Sottas 病）215

3

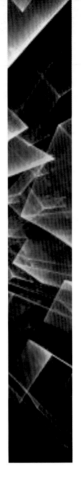

七、神经内脂肪纤维瘤 215
八、周围神经内囊肿 217
第二节　恶性神经组织肿瘤 220
一、恶性周围神经鞘瘤 220
二、神经纤维肉瘤 222

第六章 · 血管肿瘤

第一节　良性血管肿瘤 226
一、血管球瘤 226
二、海绵状血管瘤 230
三、毛细血管瘤 233
四、蔓状血管瘤 235
五、小汗腺血管瘤样错构瘤 237
六、假性动脉瘤 238
七、真性动脉瘤 239
第二节　恶性血管肿瘤 242
一、血管肉瘤 242
二、血管外皮细胞瘤 245

第七章 · 手部肿瘤的放射治疗、 化学治疗及生物治疗

第一节　放射治疗 250
一、放射物理学基础 250
二、放射生物学基础 255
三、放射治疗的临床基础 258
四、治疗原则 261
第二节　化学治疗及生物治疗 267
一、手部恶性肿瘤的生物学特性 267
二、治疗方法 268

第 一 章

概述

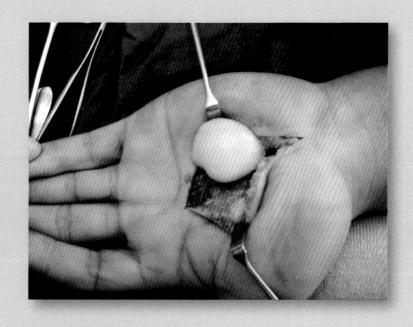

手是人体的一个解剖结构复杂且组织构成多样的器官。手部肿瘤可以分为类肿瘤和肿瘤，后者依据是否复发与转移，又分为良性肿瘤和恶性肿瘤。类肿瘤包括腱鞘囊肿（ganglion cyst）、表皮样囊肿（epidermoid cyst）等。虽然多数手部肿瘤是良性肿瘤或类肿瘤，但很多手部恶性肿瘤在外观与生长发育上呈现良性肿瘤的特征，因此医生在诊断手部肿瘤时不能掉以轻心，应熟悉潜在恶性肿瘤的特征，以避免延误诊治时机。

第一节
手部肿瘤的检查方法

手部肿瘤的临床表现取决于肿瘤性质、发生组织、所在部位以及发展程度。肿瘤早期多无局部及全身症状，肿瘤在短期内增大或形成经久不愈的溃疡等，常被认为是恶性肿瘤的早期信号。对于因手部肿瘤前来就诊的患者，医生在详细询问病史，进行全面的体格检查和影像学检查后，应整合信息，并结合肿瘤的组织病理学特征及解剖范围，对其作出恰当的诊断和外科分级，从而决定治疗方案（表1-1-1）。

表1-1-1　手部肿瘤的诊断流程

序号	诊断步骤	具体项目
1	发现肿瘤	—
2	询问病史	患者年龄、发现肿瘤的时间及症状等
3	查体	位置、大小、质地、活动度、是否疼痛、有无炎症等

序号	诊断步骤	具体项目
4	影像学检查	B超、X线、CT、磁共振成像(MRI)、骨扫描、正电子发射计算机断层显像(PET-CT)等
5	实验室检查	血常规、血沉、碱性磷酸酶、血清钙、前列腺特异性抗原等
6	鉴别诊断	—
7	组织活检	—
8	肿瘤分型与分期	—

一、肿瘤的局部表现

1. 肿块　因肿瘤性质不同,其硬度、活动度及边界不同。良性肿瘤多生长缓慢;恶性肿瘤则生长较快,常出现相应的转移灶,如腋窝淋巴结肿大、肺部转移等。应详细询问患者发现肿块的时间,肿块的生长速度、质地或颜色变化以及是否伴有疼痛与麻木,并询问是否有外伤、手术及穿刺活检病史。

2. 疼痛　肿瘤的膨胀性生长、破溃或病理性骨折可刺激神经而出现疼痛症状。

3. 溃疡和出血　手部肿瘤生长过快可导致局部血液循环不良而继发坏死,或因继发感染而形成溃烂和血管破裂出血。

4. 转移症状和全身症状　手部良性肿瘤及早期恶性肿瘤多无明显的全身症状。但恶性肿瘤晚期可出现腋窝淋巴结肿大,出现肺部转移时可有贫血、低热、消瘦、乏力等全身症状。

二、询问病史

医生应着重于下列几个问题询问病史。

问题一:肿块存在多长时间?肿块是否一直在增大?

新发且快速增大的肿块多提示为恶性肿瘤。横纹肌肉瘤(rhabdomyosarcoma,RMS)和成骨肉瘤(osteoblastic sarcoma)多发生于儿童,生长迅速的尤因肉瘤(Ewing肉瘤,Ewing sarcoma)多发生于青少年,但手部骨及软组织恶性肿瘤多发生于中年以上患者。滑膜肉瘤(synovial sarcoma,SS)及上皮样肉瘤(epithelioid sarcoma,ES)则发病隐匿,常呈小肿瘤状态而存在很长时间。

问题二:肿块是否引起疼痛?

大多数静止性良性肿瘤不伴有疼痛等不适,但大的良性肿瘤或恶性肿瘤常引起疼痛。良性肿瘤也可因内出血或感染而出现体积突然增大及疼痛等不适。

问题三:是否有创伤史?

外伤可产生假性动脉瘤,异物可引起异物肉芽肿。

问题四:是否有肿瘤病史?

恶性肿瘤,如肺癌、直肠癌、乳腺癌,常可转移至手部。有些肿瘤则有家族多发或遗传的倾向，如神经纤维瘤（neurofibroma）；有些手部恶性肿瘤有癌前病变，如鳞状细胞癌（squamous cell carcinoma，SCC）和鲍恩病（Bowen 病，Bowen disease）与光线性角化病（actinic keratosis）有关，黑色素瘤（melanoma）与非典型性痣（atypical naevus）有关。

三、查体

1. **肿瘤的部位** 结合手部的解剖学标志，明确肿瘤所在的解剖部位，有助于分析肿瘤的来源与性质；较大的肿瘤需结合病史判断其始发部位。

2. **肿瘤的性质** 确定肿瘤大小、外形、质地（如质硬或柔软、囊性或实性等）、边界、活动度，有无包膜、分叶，表面温度如何，是否存在搏动，肿瘤体积是否随体位变化以及表面皮肤血管分布等，常有助于诊断。良性肿瘤大多有包膜，质地接近相应的组织（如纤维瘤质韧、血管瘤质软）；恶性肿瘤多无包膜、质硬、血管丰富、表面温度较高、生长迅速、边界不清。

3. **区域淋巴结或转移灶** 手部恶性肿瘤可出现区域淋巴结转移，常见于腋窝淋巴结，其次是肘部滑车淋巴结。胸部 X 线片或肺部 CT 检查可发现肺部转移灶。

（宫旭）

第二节
手部肿瘤的影像学检查、实验室检查及组织活检

在详细检查肿瘤的大小、质地、活动度、压痛与否以及表面皮肤是否存在破溃、皮疹等之后，应根据肿瘤的位置，检查是否累及肌腱、神经及关节，然后按肿瘤的诊断流程完善检查，以明确诊断。

一、影像学检查

1. X线检查　手部正位、侧位及双斜位 X 线片是评估手部骨及软组织肿瘤的基本检查，应在其他检查之前进行。分析手部肿瘤 X 线平片时，应注意肿瘤所在的部位、大小、边界，是否存在钙化、骨皮质受压情况、骨膜反应，是否有成骨或溶骨等表现。短期内迅速生长的肿瘤，若其骨膜反应明显、骨皮质破坏严重，应考虑肿瘤具有侵袭性。

2. B超检查　软组织肿瘤首选 B 超检查，其优点是安全、简便且无副损伤。B 超检查可以根据来自不同类型组织的回声传递和接收，判断肿瘤是囊性的还是实性的，是高密度的还是低密度的。

3. CT检查　骨性肿瘤的进一步检查应选择 CT 检查。CT 检查需要扫描 2mm 的层厚，包括冠状面、矢状面和横断面，因此 CT 检查能够发现手部小的骨性肿瘤，识别其局部浸润或者钙化灶。

4. MRI检查　MRI 检查应选择多个序列。MRI 能提供轴位、冠状位、矢状位的影像，可以更立体地了解肿瘤的范围及其与周围组织的毗邻关系，并能明确起源于脂肪、肌肉、纤维、淋巴及血管

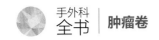

等软组织结构的恶性肿瘤即软组织肉瘤（soft tissue sarcoma，STS）的假包囊（反应区），便于手术设计。

5.骨扫描　骨扫描可以发现原发性肿瘤和转移性肿瘤，其最大的价值是在切除潜在病变前确认肿瘤是否转移。

二、实验室检查

实验室检查包括血常规、肝功能、肾功能、血清酶学检查等。有些恶性肿瘤，比如成骨肉瘤，患者的血清碱性磷酸酶（alkaline phosphatase，ALP）和乳酸脱氢酶（lactate dehydrogenase，LDH）呈中度至大幅度升高；前列腺癌骨转移，患者的血清前列腺酸性磷酸酶（prostatic acid phosphatase，PAP）和碱性磷酸酶（ALP）均升高；多发性骨髓瘤患者的尿中可见本周蛋白（Bence-Jones protein，BJP），免疫电泳有助于确诊该病。恶性肿瘤患者常伴有血沉加快，如同时伴有感染，血常规会出现异常。

三、组织活检

组织活检对手部肿瘤的诊断、分期及制订治疗方案至关重要。组织活检的首要目标是获得适当、典型的组织以明确诊断，但并非所有手部肿瘤均需活检。多数情况下，手部肿瘤可通过询问病史、体格检查及影像学检查等明确是否为良性病变；如果怀疑手部肿瘤为恶性时，则需要组织活检。

1. 穿刺活检　穿刺活检对手部肿瘤的诊断作用有限，多用于复发性肿瘤或转移性肿瘤。穿刺活检分为空心针穿刺活检和细针穿刺活检。这两种穿刺活检的优点是组织污染小，缺点是组织样本量少、缺乏完整性，不利于病理诊断。

2. 切开活检　如恶性肿瘤切开活检技术失误，则会影响保肢手术。切开活检需要在麻醉下进行，应选用纵行切口，且位于今后可能扩大切除的手术切口上。不驱血，在上肢抬高几分钟后上臂缚止血带。术中尽量无瘤操作，以避免污染周围组织。

（1）切取活检：术前高度怀疑是恶性手部肿瘤的可切取活检。活检切口选择纵行切口，直接经过肿瘤表面的肌肉或其他组织到达肿瘤部位，不可经肌间隙，最大限度地减少组织界面牵拉，以减少瘤细胞污染周围组织。活检通道仅污染一个界面。术中需要彻底止血，防止形成血肿致瘤细胞污染进一步扩散。

（2）切除活检：适用于小肿瘤，尤其是手部良性肿瘤，术中将整个肿瘤组织在与正常组织交界处彻底切除。

（宫旭）

手部肿瘤的外科分期

一、骨与软组织肿瘤的 Enneking 分期

手部肿瘤可以采用 Enneking 分期系统对骨与软组织肿瘤进行分期,该系统整合了肿瘤的解剖学(临床及影像)与组织学数据,对肿瘤的侵袭性进行分级。

良性肿瘤用阿拉伯数字标示,分别为静止性、活动性与侵袭性(表1-3-1)。

表1-3-1　良性肿瘤的 Enneking 分期

分期	定义	表现
1	静止性	静止或自愈
2	活动性	进行性生长,但局限于自然边界内
3	侵袭性	进行性生长,并突破自然边界

恶性肿瘤的外科分期采用罗马数字标示,分级变量包括组织学分级(低级别、高级别)、部位(间室内、间室外)、转移(无转移、局部转移或远隔部位转移),其中组织学级别是最重要的预后变量(表1-3-2)。

表 1-3-2　恶性肿瘤的 Enneking 分期

分期	组织学分级	部位	转移
ⅠA	G1	T1	M0
ⅠB	G1	T2	M0
ⅡA	G2	T1	M0
ⅡB	G2	T2	M0
ⅢA	G1～G2	T1～T2	M1
ⅢB	G1～G2	T1～T2	M1

注：组织学分级（G）：G1为低级别，G2为高级别。

部位（T）：T1为间室内，T2为间室外。

转移（M）：M0为无转移，M1为局部转移或远隔部位转移。

二、美国癌症联合委员会的肿瘤分期

美国癌症联合委员会（American Joint Committee on Cancer，AJCC）设计了另外一种肿瘤分期方法。这个分期方法常常被肿瘤科医生所采用，其参考的变量包括肿瘤的大小、深度、淋巴结有无转移、远隔部位有无转移及肿瘤的组织学分级。同样，组织学级别是最重要的预后变量（表1-3-3，表1-3-4）。

表 1-3-3　美国癌症联合委员会软组织肉瘤分期

分期	大小	深度	淋巴结转移	转移	组织学分级
Ⅰ	任何大小	任何深度	无	无	G1～G2(低级别)
ⅡA	小于5cm	任何深度	无	无	G2～G3/G3～G4(高级别)
ⅡB	大于5cm	深筋膜浅面	无	无	G2～G3/G3～G4(高级别)
Ⅲ	大于5cm	深筋膜深面或向深层侵袭并突破深筋膜	无	无	G2-G3/G3-G4(高级别)
ⅣA	任何大小	—	存在	无	任何级别
ⅣB	任何大小	—	无	存在	任何级别

表 1-3-4　美国癌症联合委员会骨肉瘤分期

分期	大小	淋巴结转移	远隔部位转移	组织学分级
ⅠA	小于8cm	无	无	G1～G2(低级别)
ⅠB	大于8cm	无	无	G1～G2(低级别)
ⅡA	小于8cm	无	无	G3～G4(高级别)
ⅡB	大于8cm	无	无	G3～G4(高级别)

续表

分期	大小	淋巴结转移	远隔部位转移	组织学分级
Ⅲ	跳跃病灶	无	无	任何级别
ⅣA	任何大小	无	肺转移	任何级别
ⅣB	任何大小	有	有	任何级别

三、肿瘤的发生部位

间室内肿瘤是指肿瘤位于骨内、关节内、皮下、骨旁和筋膜内，局限于间室内的肿瘤可以被彻底切除。间室外肿瘤是指起源于间室外组织或从间室内病变扩展到间室外病变，肿瘤难以被完整切取，术后易复发，而且主要的神经、血管均位于间室外间隙内，肿瘤在侵犯神经或血管后生长快速且不受限制。因此，肿瘤所在部位是预后的重要因素，术前CT和MRI检查可以分辨肿瘤的大小和部位。

四、肿瘤转移

淋巴结转移是原发性骨肉瘤（primary osteosarcoma）的重要表现。软组织肉瘤转移的主要部位是肺部，易发生淋巴结转移的软组织肉瘤包括透明细胞肉瘤（clear cell sarcoma，CCS）、横纹肌肉瘤（RMS）、上皮样肉瘤（ES）、滑膜肉瘤（SS）等。

（宫旭）

第四节
手部肿瘤的治疗原则

一、切除肿瘤的一般原则

切除手部肿瘤分为囊内切除、边缘切除、扩大切除和根治性切除。良性肿瘤与恶性肿瘤的切除方法有所区别。

1. **良性肿瘤**　可以采用囊内切除或边缘切除。

2. **恶性肿瘤**　恶性肿瘤和良性肿瘤的侵袭期采用扩大切除或根治性切除。治疗手部恶性肿瘤优先考虑根治肿瘤，其次是保留手的功能。边缘切除的选择要根据肿瘤的生物学行为、局部生长特点、有无远隔部位转移以及术后辅助治疗的敏感性决定。如果肿瘤对放射治疗（简称放疗）、化学治疗（简称化疗）敏感，可少量切除肿瘤边缘，有利于保留手部功能。手部恶性肿瘤的切除范围取决于病理诊断、部位及大小，组织缺损需采用游离组织修复，禁用局部皮瓣或远隔部位皮瓣，以防肿瘤细胞沿蒂部转移。

二、特殊部位肿瘤的切除原则

（一）手指末节恶性肿瘤的切除原则

手指末节肿瘤的癌前病变一般生长缓慢且浅表，可只切除末节的一小部分，边缘带2～4mm的正常皮肤，用掌侧皮肤或背侧皮肤覆盖创面。有时为了安全起见，需要从远指间关节处切除肿瘤。

如果手指末节掌背侧皮肤及骨质都受到侵犯，就需要在手指中节水平截指。每个病例都需要通过术中冷冻切片和术后病理学检查，以确保切除的边缘阴性。对于手指末节的皮肤恶性肿瘤，需要根据肿瘤的大小及厚度决定切除的边缘，如黑色素瘤、鳞状细胞癌等。如果是手指末节的软组织肉瘤，则切除的边缘需要带2~3cm正常组织；如果扩大切除仍无法使切除的边缘阴性，就需要单个手指截指、单列截指或多列截指，并辅助放疗和化疗。

（二）手指中节和近节恶性肿瘤的切除原则

手指末节恶性肿瘤的切除原则也适用于手指中节和近节恶性肿瘤，不同的是截指平面的改变及合理的修复重建技术。对远指间关节以近、掌指关节以远的手指恶性肿瘤，需要从掌指关节或掌骨截指或纵列截指，但无论采用何种截指术，都需要至少保留2cm正常组织边缘。

（三）拇指和第1掌骨恶性肿瘤的切除原则

拇指的功能非常重要，占手部功能的近40%。因此，拇指和第1掌骨恶性肿瘤需要特殊对待，不仅要遵守肿瘤治疗的一般原则，而且要修复重建拇指的功能。对于拇指指间关节以远的恶性肿瘤，可行截指术；对于拇指近节恶性肿瘤，可以施行扩大切除术和修复重建术，重建手术包括示指拇化和游离足趾再造拇指等。

（四）掌骨和腕部恶性肿瘤的切除原则

如果恶性肿瘤仅局限在掌骨内，没有侵犯筋膜室外，可以施行单纯掌骨切除或单列截指或多列截指。采用何种手术方法主要取决于切除边缘是否阴性，其中纵列截指术无论是在外观功能还是切除范围上，效果都是最佳的。

（宫旭　路来金）

参考文献

［1］NICHOLSON S，MILNER R，RAGBIR M．Soft tissue sarcoma of the hand and wrist：epidemiology and management challenges ［J］．Journal of Hand and Microsurgery，2018，10（2）：86-92．

［2］HENDERSON M，NEUMEISTER M W，BUENO R A．Hand tumors：Ⅱ．Benign and malignant bone tumors of the hand ［J］．Plast Reconstr Surg，2014，133（6）：814-821．

［3］SHERMAN C E，MURRAY P M．Tumor-like conditions of the hand and upper extremity ［J］．J Hand Surg-Am，2017，42（12）：1009-1017．

［4］路来金．注重提高手部肿瘤的整体诊治水平（述评）［J］．中华手外科杂志，2007，23（3）：131．

第 二 章

皮肤肿瘤

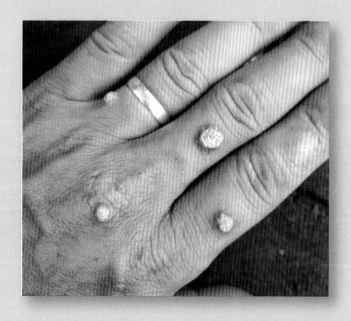

第一节
皮肤的良性肿瘤与类肿瘤

一、皮角

皮角（cutaneous horn）是一种临床表现，多发生在某些皮肤病的基础上。由于病损处角质异常增多而形成突起状角化性皮损，形似动物的角，故称皮角。皮角的发病年龄多在40岁以上，男性多于女性，好发于面部、头皮、颈部、前臂和手背等阳光暴露部位。

（一）病因及发病机制

多种皮肤疾病都可形成皮角，良性疾病如寻常疣（verruca vulgaris）、脂溢性角化病（seborrheic keratosis，SK）、化脓性肉芽肿（granuloma pyogenicum）、皮肤纤维瘤（dermatofibroma）、表皮痣（epidermal nevus）、盘状红斑狼疮（discoid lupus erythematosus，DLE）、植入性囊肿（implantation cyst）、角化棘皮瘤（keratoacanthoma）等。恶性皮损或是癌前病变，如光线性角化病（actinic keratosis）、基底细胞癌（basal cell carcinoma，BCC）、鳞状细胞癌（squamous cell carcinoma，SCC）、鲍恩病（Bowen病）、卡波西肉瘤（Kaposi肉瘤，Kaposi sarcoma）、佩吉特病（Paget病，Paget disease）等。巨大的皮角多与鳞状细胞癌有关。

（二）临床表现

好发于经常日晒的中老年人，常见于面部、头皮、颈部、前臂和手背等阳光暴露处，损害为单发或多发，为一种高达数毫米乃至数十厘米的锥状角质增生性损害。小如黄豆，大如羊角，常呈圆锥状或圆柱状，有的呈弧形或分支如鹿角状（图2-1-1，图2-1-2）。

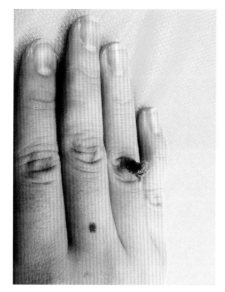
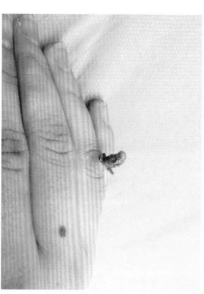

图2-1-1 皮角的外观

A. 环指背侧皮角（正位）
B. 环指背侧皮角（侧位）

A   B

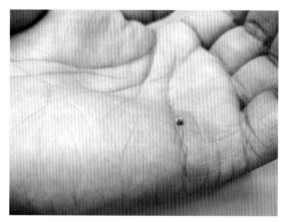
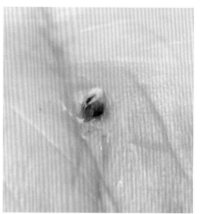

A   B

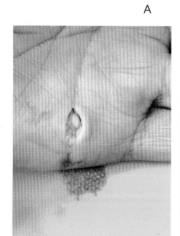
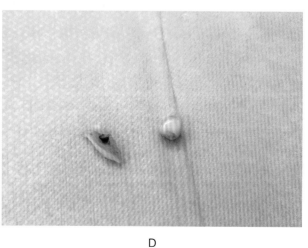

C   D

图2-1-2 皮下植入性囊肿形成皮角

A. 手掌远纹处皮角　B. 皮角放大外观　C. 皮角切除后剖面　D. 包膜完整的植入性囊肿

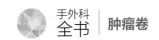

角突表面光滑，基底较宽且硬，呈肤色、淡黄色或褐色。病程缓慢，无自觉症状。并发于非肿瘤的皮角部分可癌变，如在基底部出现潮红、充血且有浸润时，往往考虑为恶变的前兆。

（三）组织病理学表现

不同病因导致的皮角病理表现各异，在后续相应疾病中详述。

（四）诊断及鉴别诊断

根据典型的临床表现，皮角的临床诊断不难。但由于具体病因不同，多数情况下需要行病理学检查以明确诊断。

（五）治疗

治疗方法主要为局部手术切除。根据病理结果决定手术方案，若为良性，单纯局部切除即可；若为恶性，则根据不同恶性肿瘤的特点，行扩大切除术。

二、寻常疣

疣（verruca），是由人乳头瘤病毒（human papilloma virus，HPV）感染引起的表皮良性赘生物。临床上常见的有寻常疣（verruca vulgaris）、跖疣（verruca plantaris）、扁平疣（verruca plana）及尖锐湿疣（condyloma acuminatum）等。寻常疣，中医称"千日疮"，民间又叫"瘊子"，好发于手背、手指、足部及甲缘等处。

（一）病因及发病机制

寻常疣与HPV1～HPV4、HPV7以及HPV10感染有关。人乳头瘤病毒（HPV）可直接接触传染，也可通过污染器物损伤皮肤而间接感染。该病毒通过皮肤的微小破损进入皮肤或黏膜的上皮细胞内，在细胞内生长繁殖，使被感染的上皮细胞不能正常生长而死亡，从而引起上皮细胞过度增生，形成增生物。

（二）临床表现

好发于手背、手指、足部及甲缘等处，典型的皮损为黄豆大小的灰褐色、棕色或肤色的丘疹，表面粗糙，质地坚硬，可呈乳头瘤样增生（图2-1-3）。发生于甲周者称为甲周疣，发生于甲下者称为甲下疣，疣体表面参差不齐的突起称为指状疣。

（三）组织病理学表现

主要表现为表皮疣状增生，表皮上部可见细胞空泡化（图2-1-4）。电镜下可见病毒颗粒。

（四）诊断及鉴别诊断

根据典型的临床表现，寻常疣的诊断并不困难。必要时可结合病理学检查结果。

寻常疣应与鸡眼（clavus）、胼胝（callus）进行鉴别（表2-1-1）。

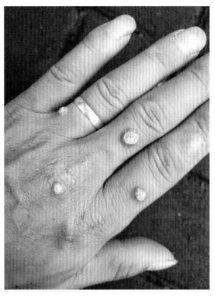
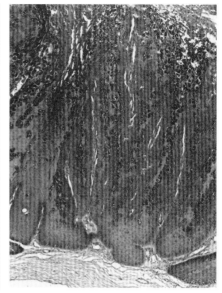

图 2-1-3　手背及指背寻常疣　　　　　　图 2-1-4　表皮疣状增生的组织病理学表现

表 2-1-1　寻常疣与鸡眼、胼胝的鉴别要点

鉴别要点	寻常疣	鸡眼	胼胝
病因	人乳头瘤病毒(HPV)感染	挤压	长期摩擦、压迫
好发部位	手背、手指、足部及甲缘	足跖侧、趾、足缘	足部负重区,第1、5跖骨头及足跟
皮损表现	明显突出体表的疣状增生	圆锥状角质栓,外围可见透明黄色环	蜡黄色角质斑片,中央增厚,皮纹清晰,边缘不清楚
数量	可较多	单发或多个	1～2片
疼痛感	挤捏时明显	压痛明显	无或轻微

（五）治疗

寻常疣是自限性疾病，1～2年内大多可自行消退。病程长短和个体的病毒载量、免疫状态以及感染持续时间有关。如病损迁延不愈影响功能，或外形严重受影响，应予以治疗。手术治疗仅在诊断不明确且怀疑有恶性倾向时使用。

首选的治疗方式为局部用药，用药前建议患者先将皮肤损害削平。最常用的药物为水杨酸，此药为角质软化剂，治愈率达70%～80%。虽然冷冻疗法在皮肤科医生及初级保健医生中的应用逐渐增多，在面部及生殖器病损中作为一线治疗方案，但应用于手部时，由于其耐受性较差，故被认为是二线治疗方案。最近出现的胶带疗法据报告有85%的治愈率。方法是疣状病损被削平后，将剪裁好的胶带覆盖在病损表面，6天后去除胶带；病损处用温水浸泡，再次清创、削平，24小时后再次应用胶带如上述处理，此过程可循环使用，直至病损消失，一般1个月内可完成治疗。此外，还有很多方法建议应用于疣的治疗，CO_2激光治疗、光动力学治疗也有一定的疗效，但需要进一步的临床试验来验证。

三、化脓性肉芽肿

化脓性肉芽肿（granuloma pyogenicum）又称毛细血管扩张性肉芽肿、息肉样毛细血管瘤，是一种后天性、良性结节状增生。表现为孤立的红色结节样皮肤或黏膜肿瘤，多发生在皮肤外伤后，新生的血管形成血管瘤样或乳头瘤样损害，可迅速增大，容易破溃、出血和糜烂，其发病率占手部肿瘤的1%～2%。

（一）病因及发病机制

具体病因不详，常被认为与微小外伤及继发感染有关。

（二）临床表现

基本损害为圆形或略呈扁平状的黄豆至樱桃大小的乳头状肉芽肿（图2-1-5），数周或数月内迅速增大，然后停止。皮损一般不超过1cm，表面光滑，呈淡红色或暗红色，柔软而富有弹性，触之易出血，无自觉症状，偶有破溃、糜烂，继而结成褐色的脓痂。可发生于任何年龄。损害往往为单个，也可数个同时存在。好继发于身体容易受伤的部位，如手指、手臂和头面部小伤口，也常见于婴儿脐部，偶尔可见于口腔。病程缓慢，肉芽肿生长到一定程度后可不再发展，一般难以自行消失。

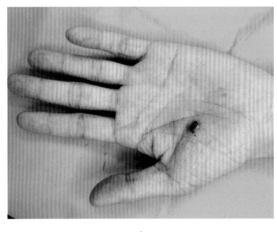 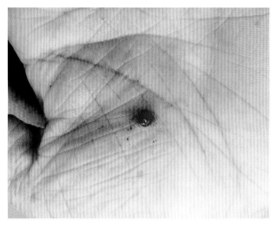

A   B

图2-1-5 大鱼际区化脓性肉芽肿

A. 左手大鱼际区化脓性肉芽肿 B. 放大后外观

（三）组织病理学表现

主要表现为血管病变和细胞浸润性病变。真皮和皮下组织内可见血管增生，内皮细胞肿胀，类似组织细胞或上皮样细胞。周围可见广泛的淋巴细胞、组织细胞和大量的嗜酸性粒细胞浸润。

（四）诊断及鉴别诊断

根据典型临床表现，如生长迅速、直径小于1cm、暗红色或淡红色乳头状肿块、质脆、易出血等特点，临床诊断并不困难。必要时可行病理学检查以明确诊断。

（五）治疗

可行切除手术、刮除术、烧灼术、脉冲-染料激光、放疗，也可应用硝酸银，但所有治疗方法均有复发的可能性。手术切除范围应包括正常组织皮缘，被认为是最有效的方法。在我们的经验中，扩大切除1mm皮缘可减少复发。对于甲下的病损，反复应用硝酸银可使病损消失，但可能造成甲板异常。

四、角化棘皮瘤

角化棘皮瘤（keratoacanthoma）是一种少见的、生长很快的皮肤良性肿瘤，具有自行消退的特征，但有时被认为是皮肤鳞状细胞癌的变异型。

（一）病因及发病机制

角化棘皮瘤的病因很多，不仅限于阳光照射和遗传，也可发生于放疗后的部位，如瘢痕处或化学物品暴露处，人乳头瘤病毒感染和吸烟也可能与此病的发生有关。

（二）临床表现

好发于阳光暴露、毛发生长的部位。初发时为较小的红色丘疹，1～2个月内迅速增大为坚硬、圆形的肿瘤，一般直径可达2cm。病损多为圆顶形或火山形，核心被角质材料填充（图2-1-6）。此期被认为是成熟期病损阶段。一些学者认为，此肿瘤源自毛囊的上皮细胞。该病损会自行消退，消退时间不一，消退后会遗留瘢痕。但因其与鳞状细胞癌类似，故大多数病损未等消退就已被切除。

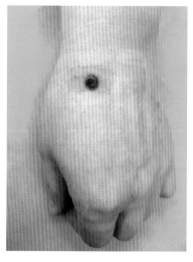
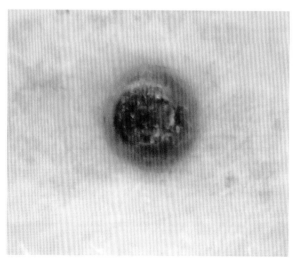

A　　　　　　　　　　　　　　B

图2-1-6　手背角化棘皮瘤

A. 左手背角化棘皮瘤　B. 放大可见瘤体中间的角化栓

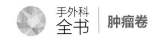

（三）诊断及鉴别诊断

在临床上，该病极易与皮肤鳞状细胞癌相混淆，有如下两点可供鉴别：

1. 角化棘皮瘤的核心为角化栓，且范围较大，甚至充满整个病损区；而鳞状细胞癌仅中央部位为坏死组织。

2. 角化棘皮瘤生长迅速，而鳞状细胞癌生长隐匿且缓慢。

（四）治疗

因角化棘皮瘤与皮肤鳞状细胞癌极其相似，有学者甚至认为角化棘皮瘤是鳞状细胞癌的亚型，故在治疗上早期应予切除，并进行病理学检查以明确诊断。

（蒋子平）

五、黑色素细胞痣

黑色素细胞痣（melanocytic nevus）也称黑痣、色素痣，是黑色素细胞中痣细胞（nevus cell）的良性增生性病变。与皮肤基底层的黑色素细胞不同，痣细胞（除了蓝痣细胞）没有树突样进程，而且通常是聚集在一起，不是分散存在的。在日常应用中，人们习惯用"痣"作为黑色素细胞痣的代名词。黑色素细胞痣的主要特征是黑色素细胞呈巢状排列，而在太田痣（nevus of Ota）、单纯性雀斑样痣（simple lentigo）中，黑色素细胞虽然增多，但都是散在分布的，未聚集成巢状。所有这些细胞都可以造成黑色素沉着。黑色素细胞痣可以是先天的，也可以是后天获得的；可以是常见型，也可以是不规则型。

（一）病因及发病机制

大多数黑色素细胞痣在出生后2～6年出现，其经历出现、增多、增黑、消退的完整过程，无明显遗传倾向。

（二）临床表现

1. 普通获得性黑色素细胞痣（common acquired melanocytic nevus） 普通获得性黑色素细胞痣具有独特的时间进程，通常出现在6月龄、儿童期和青春期，其大小和数量逐渐增加，在青春期达到最大，而后随着年龄增大逐渐消退。伴随这个过程，痣逐渐隆起，但颜色逐渐变淡。随着病变进展，由初期的交界痣（junctional nevus）发展为混合痣（mixed nevus），最终发展为皮内痣（intradermal nevus）。交界痣通常为平坦、边界清晰、色素沉着均匀的病变，这种病变直径很少超过6mm。混合痣一般突出于皮肤表面，色素沉着均匀，界线清晰。皮内痣突出于皮肤表面，边界尚清，色素沉着逐渐消退（图2-1-7）。

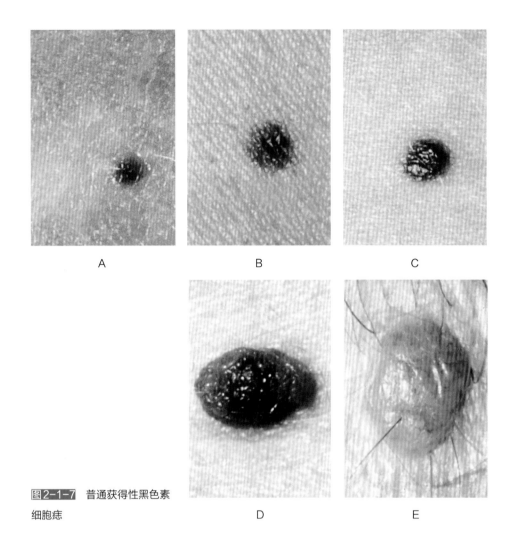

A   B   C

图 2-1-7 普通获得性黑色素
细胞痣

D   E

2. 先天性黑色素细胞痣（congenital melanocytic nevus，CMN） 先天性黑色素细胞痣通常比获得性黑色素细胞痣大，出生时即出现。按照其大小可以分为三类：小（直径小于 1.5cm）、中（直径大于 1.5cm 且小于 20cm）、大或巨大（直径超过 20cm）。巨大的先天性黑色素细胞痣（简称先天性巨痣）周围通常有数个"卫星痣"（图 2-1-8）。

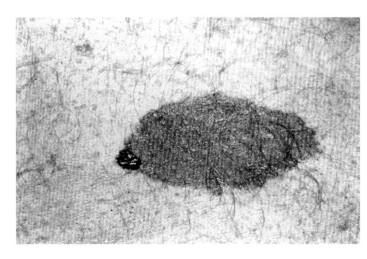

图 2-1-8 先天性黑色素
细胞痣

先天性黑色素细胞痣会随着儿童的生长而增大，最终病变会从平坦、色素沉着变为突出于皮肤的杂色病变。其表面会变成结节样或疣状，伴有粗糙的、逐渐增密的毛发。

（三）皮肤镜表现

多数小至中等大小的先天性黑色素细胞痣都表现得非常均一，但大的先天性黑色素细胞痣通常不均一，表现为多种色素岛及不规则外观。虽然同一皮损在皮肤镜下可见多种形态，但各种色素岛倾向于均一化。皮肤镜模式可以是网格状、球状以及弥漫均质性色素沉着，其他特征还包括毛囊周围色素减少或增加，以及粟粒样囊肿。

（四）组织病理学表现

1. 普通获得性黑色素细胞痣　痣细胞初期位于真皮-表皮层，随后痣细胞从真皮-表皮交界处迁移到真皮层，痣在整个发展过程中的不同时期具有特殊的病理学特点。交界痣通常为平坦、边界清晰、色素沉着均匀的病变，病损直径很少超过6mm。这种痣是整个发展过程中最早期的病变，此时的痣细胞聚集在真皮-表皮交界的部位（图2-1-9）。随着痣细胞向深层的真皮层迁移，细胞可同时位于真皮-表皮层和真皮层，交界痣可以发展为混合痣。混合痣一般突出于皮肤表面，色素沉着均匀，界线清晰。当痣细胞巢完全迁移至真皮层，它就完全演变为皮内痣。皮内痣突出于皮肤表面，边线尚清，但由于真皮层痣细胞失去了分泌黑色素的能力，故色素沉着逐渐消退。

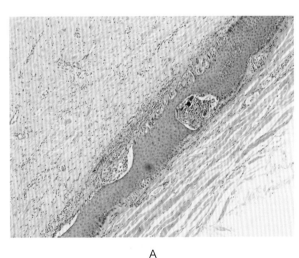
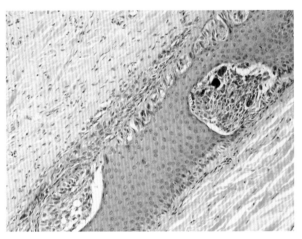

A　　　　　　　　　　　　　　　　　B

图2-1-9　普通获得性黑色素细胞痣的组织病理学表现

A. 100倍镜下　B. 200倍镜下

肢端痣通常分布于手掌和足底，多为交界痣或混合痣，但有清晰的色素沉着界线。病理切片可以确定混合痣或交界痣。甲黑线是一种褐色、棕色或黑色指甲斑纹线，是黑色素沉积在甲板造成的。肢端痣侵犯甲基质时会引起该病变。在黑色人种中，甲黑线较常见，这是由于其正常甲基质会产生较多黑色素所致。如果颜色较深的斑纹出现在老年人中，随着时间延长斑纹发生改变，或者引起指甲营养障碍或甲黑线超过了甲襞，需要排除恶性黑色素瘤（malignant melanoma，MM）的可能。如果黑色素细胞痣没有正常发展，可能发展成非典型性病变，甚至癌变。非典型性病变的重要临床征象简单概括为"ABCD"：①不对称（asymmetry，A）；②边界不规则（border irregularity，B）；

③颜色变异（color variation，C）；④直径＞6mm（diameter greater than 6mm，D）。大部分获得性黑色素细胞痣终身都是良性的，但也有报告获得性黑色素细胞痣增多的患者患恶性黑色素瘤的概率是正常人的2倍。因此，任何新的色素沉着病变的发生，尤其是在中老年患者中出现的，均应该仔细检查，排除恶性的可能。

2. 先天性黑色素细胞痣　一项系统性回顾性研究提示，巨大的先天性黑色素细胞痣发展成黑色素瘤的概率低于9%。然而，在所有发生恶性黑色素瘤并伴有巨大的先天性黑色素细胞痣的患者中，50%的患者发生恶变的时间在出生后的前3年，到儿童期为60%，至青春期为70%。在中等大小的黑色素细胞痣中，发生恶性改变的比例约为1%。

患有先天性黑色素细胞痣的患者发生恶变的最危险因素包括发生在头皮或躯干后侧的黑色素细胞痣，尤其是伴有"卫星痣"的患者。这些患者发生其他并发症的可能性也很高，比如神经-皮肤黑色素沉着症。这种在中枢神经系统的黑色素细胞增殖导致的神经症状，通常在出生后第2年出现，应用钆造影剂、磁共振增强扫描可以诊断这种疾病。有症状的患者预后较差，无症状的患者预后不明。

（五）治疗

从防止恶变的安全角度考虑，对黑色素细胞痣最好行手术切除治疗，尤其是巨大的先天性黑色素细胞痣（即先天性巨痣），尽量采用手术治疗。小的先天性黑色素细胞痣容易切除，非常小的病变通常不需要手术切除；大的或者巨大的先天性黑色素细胞痣应该手术切除，因为它们具有恶变倾向。但单纯切除这种病变通常不可能直接闭合创口，切除后遗留的皮肤缺损及儿童期发生恶性黑色素瘤的手术创口需要复杂的重建过程来修复。因此，多次分期手术切除病变，每次手术切除后直接闭合创口，从而使周围的正常皮肤代替病损是目前的常规方法。如果联合应用扩张器或者皮瓣转移的方法，可以一次性扩大切除病变。对于直径小于5mm的普通获得性黑色素细胞痣，出于美容需要或位于鼻翼、眼睑等手术困难的部位，可考虑用激光治疗。

六、皮肤纤维瘤

皮肤纤维瘤（dermatofibroma）是成纤维细胞或组织细胞灶性增生引起的一种真皮内良性结缔组织肿瘤。本病可发生于任何年龄，中青年多见，女性多于男性，可自然发生或外伤后引起。黄褐色或淡红色的皮内丘疹或结节是本病的临床特征。病损生长缓慢，长期存在，极少自行消退。病理学检查提示该肿瘤是由成纤维细胞、胶原和组织细胞构成。通常该肿瘤为孤立性、实质性、圆块样肿瘤，可以是不同的颜色，包括红色、棕色或更深的颜色，在白色人种中可以呈现粉红色或肉色。其形成可能与微小的创伤有关。在手术切除的同时进行病理学检查是治疗该肿瘤的唯一方法，可根据切除后边缘的阴性病理结果来确认手术切除是否彻底。

（一）病因及发病机制

本病的真正病因不明。其发生可能是反应性的，有人认为与皮肤局部轻微损伤有关，如昆虫叮咬或钝器损伤；也有人认为与病毒感染有一定的关系。但克隆性分析提示，本病是肿瘤性的。

（二）临床表现

多见于中青年，罕见于儿童，好发于女性。多见于四肢和躯干，少数发生于面部。皮损表现为单个圆形或卵圆形丘疹或结节，直径约1cm，通常不超过2cm，偶尔为2cm或更大。边界清楚，隆起，坚硬，基底可推动，但与表皮相连。表面皮肤光滑或粗糙，色泽深浅不一，可为正常肤色，也可为黄褐色、黑褐色或淡红色，挤压病灶时可出现"酒窝征"。皮损常持久存在，少数可在数年后自行消退。通常无自觉症状，偶有轻度疼痛感。一般为单发，偶尔多发。

（三）皮肤镜表现

典型表现为外周纤细的色素网格，中央为瘢痕样白色斑（图2-1-10）。这些色素网格通常为浅褐色，纤细，向外颜色逐渐减退。采用不同的皮肤镜检查，该病变具有不同的特征。

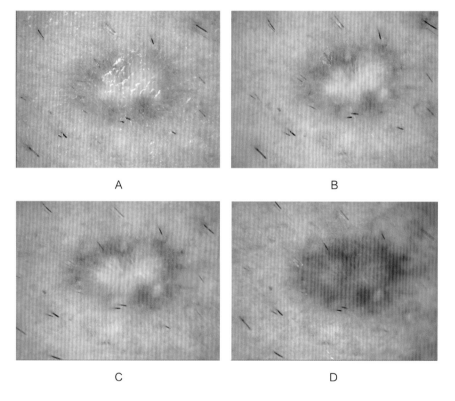

图2-1-10 使用不同方法获得的经典的皮肤纤维瘤图像

A. 特写放大的临床图像　B. 非偏振光接触皮肤镜图像　C. 偏振光接触皮肤镜图像　D. 偏振光非接触皮肤镜图像。注意，肿瘤中心部位在偏振光非接触皮肤镜下呈粉红色

1. **非偏振光表现**　白色瘢痕样区域。

2. **偏振光表现**　有或无亮白色线的亮白色区域，如蝶蛹样结构，宽表皮突周围的胶原呈白色网格状。由于胶原基质中混杂很多血管，因此在偏振光皮肤镜下的白色区域呈现粉红色外观。

（四）组织病理学表现

皮损组织病理学检查显示结节位于真皮内，无包膜，边界不清，与周围正常组织有明显的交错，下界清楚，上界与表皮之间常夹着一条"境界带"，但瘤组织有时也与表皮相连。病变组织可见致密的梭形纤维细胞和圆形巨噬细胞浸润，可见大量泡沫状胶质的噬脂细胞和多核巨细胞或异物巨细胞散布于粗大的编织状排列的胶原束间（图2-1-11）。

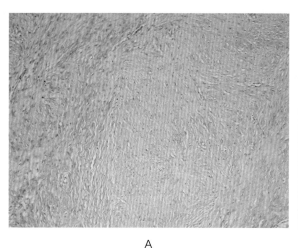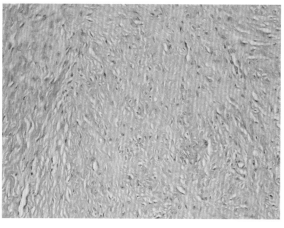

A　　　　　　　　　　　　　　　B

图2-1-11　皮肤纤维瘤的组织病理学表现

A. 100倍镜下　B. 200倍镜下

（五）诊断及鉴别诊断

根据临床表现和组织病理学检查可以作出诊断。

1. 局部有轻微外伤史。

2. 临床表现为黄褐色或淡红色的皮内丘疹或结节等，与深部组织不粘连。

3. 组织病理学检查符合皮肤纤维瘤的病理改变。

皮肤纤维瘤的鉴别诊断包括所有的肉瘤和恶性黑色素瘤，组织病理学检查是鉴别肿瘤性质的金标准。

（六）治疗

一般无须治疗，少数病损可在数年内消退。若单个损害有疼痛，可行手术切除。皮内注射类固醇皮质激素有一定的疗效。

七、雀斑样痣

雀斑样痣（lentigo）也称为日光性黑子，是增多聚集的表皮黑色素细胞导致的斑疹。边界清晰，色素均一，与雀斑（位于真皮层）外观相似。雀斑样痣是持续存在的，不会因为减少阳光暴露而逐渐消退。雀斑样痣有两个主要类型：单纯性雀斑样痣（simple lentigo）和日光性雀斑样痣（solar lentigo）。

（一）病因及发病机制

病因不清楚，可能与遗传有关。

（二）临床表现

单纯性雀斑样痣好发于儿童期，阳光暴露部位和非暴露部位均可形成。通常是棕色或棕黑色斑点，直径一般小于5mm，而且数量较少（图2-1-12）。日光性雀斑样痣也称光化性斑或老年斑，常见于中老年人的阳光暴露部位，好发于面部、躯干上部、四肢，尤其是前臂伸侧和手背。其随着年龄增大而逐渐增多，表现为边界清楚的斑片状局限性色素沉着（图2-1-13）。

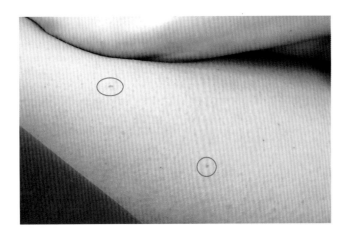

图2-1-12　单纯性雀斑样痣

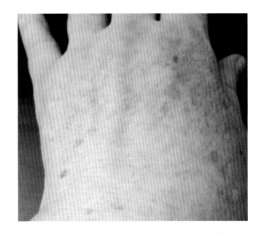

图2-1-13　日光性雀斑样痣

（三）皮肤镜表现

雀斑样痣的皮肤镜表现主要有以下几个特征：

1. 虫蚀样边缘　病灶边界清晰且边缘不规则是雀斑样痣的特征，通常可见边缘呈圆齿状或虫蚀状。

2. 均质的浅褐色色素沉着　很多皮损无结构或为网格模式，仅有浅褐色及无结构区域，这些色素犹如涂抹在皮肤上的果冻。

3. 色素网格　为模糊的网状结构区域，这些与表皮突内含有黑色素的角质形成细胞及黑色素细胞有关。

4. 指纹样区域　为浅褐色或深褐色纤细平行的区域，类似人的指纹。

5. 对称性毛囊色素沉着　毛囊周围的色素呈对称性分布，形成小褐色环。色素通常围绕毛囊对称分布。

（四）组织病理学表现

组织病理学检查显示上皮角向不同角度伸长，与邻近的上皮角相连，形成网状棘层增生（图2-1-14），可进一步发展为网状型脂溢性角化病（reticular seborrheic keratosis）；基底层色素沉积，偶见苔藓样带状炎性浸润，此时成为苔藓样角化病（lichenoid keratosis）。

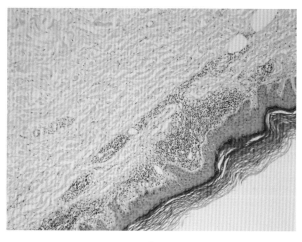 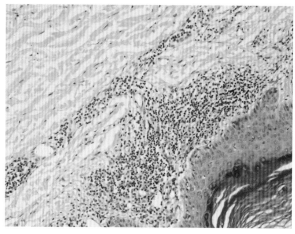

A   B

图2-1-14 雀斑样痣的组织病理学表现

A. 100倍镜下   B. 200倍镜下

（五）诊断及鉴别诊断

本病应与雀斑相鉴别。雀斑多在3～5岁时出现皮损，女性较多，其数目随年龄增长而逐渐增加；好发于面部，特别是鼻部和两颊，可累及颈部、肩部、手背等暴露部位，非暴露部位无皮疹。雀斑的病损为浅褐色或暗褐色的针头大小到绿豆大小的斑疹，呈圆形、卵圆形或不规则形，散在或群集分布，孤立不融合，无自觉症状。夏季经日晒后皮疹颜色加深、数目增多；冬季则减轻或消失，常有家族史。雀斑与雀斑样痣偶可同时存在，易造成诊断上的困难。

（六）治疗

一般无须治疗。需要时可行激光、冷冻或试用脱色剂如氢醌霜等治疗。

八、手指末节角化棘皮瘤

这是一种少见的、具有破坏性的角化棘皮瘤（keratoacanthoma），属于边缘离心性角化棘皮瘤（keratoacanthoma centrifugum marginatum）的一种。该肿瘤侵犯手指末节甲下组织或近端的甲襞（图2-1-15）。本病与真正意义上的角化棘皮瘤的不同之处是：①通常出现在无毛发附着的皮肤；②其表面及周围缺乏上皮组织；③与炎症反应关系不大；④具有向深层组织侵袭的趋势。

该肿瘤起源于甲床，疼痛明显。如果肿瘤生长在甲床远端，可导致甲板与甲床分离；如果肿瘤位于甲床近端，会引起类似甲沟炎的表现。与真正意义上的角化棘皮瘤相似的是，这

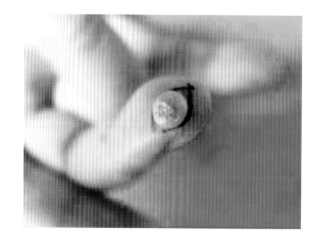

图2-1-15 手指末节角化棘皮瘤

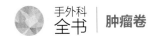
种肿瘤生长速度很快，这有助于将其与其他病损相鉴别。

（一）病因及发病机制

病因不明，但本病好发于日光照射部位，且发病与紫外线照射增加相关，因此认为长期日光损伤为本病的发病原因。另外，人乳头瘤病毒（HPV）感染也可能与本病有关。

（二）临床表现

手指末节角化棘皮瘤起初表现为指（趾）远端红肿疼痛，数周内迅速发展，类似甲沟炎，逐渐出现甲床与甲板分离，边缘出现结痂性小结节。一般不能自行消退，在甲下快速生长的病变可导致早期骨质破坏，类似鳞状细胞癌。

（三）影像学表现

影像学检查可以看到典型的"打孔样"骨质破坏区域，这种骨质破坏与鳞状细胞癌相关的骨质破坏不同，不会伴随着骨质硬化和骨膜反应的出现。由于该肿瘤具有骨侵袭的趋势，有学者将其视为低度恶性的癌病变。然而，其自发性消退的病例报告又符合角化棘皮瘤的特点。

（四）组织病理学表现

早期皮损表现为中央凹陷，呈火山口样，表皮基底部增生，表皮不规则地向真皮延伸，表皮突与周围间质分界不清，核分裂象多见，可见炎性细胞浸润。成熟期表皮凹陷大而不规则，充满角质，基底部表皮呈不规则增生，并见一定程度的非典型细胞。消退期表皮增生不明显，火山口样表皮凹陷逐渐变平，角质栓消失，基底部大多数细胞发生角化（图2-1-16）。

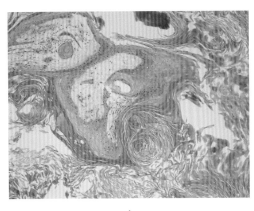
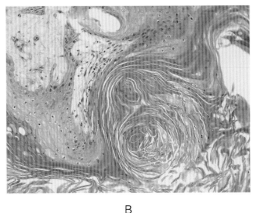

A   B

图2-1-16 角化棘皮瘤的组织病理学表现

A. 100倍镜下 B. 200倍镜下

（五）诊断及鉴别诊断

本病主要与鳞状细胞癌相鉴别。本病发展较鳞状细胞癌快，通常无破溃倾向，可以自愈；组织学上可以通过免疫组织化学（简称免疫组化）染色，如采用花生凝集素染色来进行鉴别，角化棘皮瘤可以被染色，而鳞状细胞癌由于含有唾液酸而无法被染色。

（六）治疗

治疗该肿瘤的第一步包括局部切除、刮除，同时进行病理学检查，以排除鳞状细胞癌的可能。在有些病例中，诊断不明确，骨质破坏范围广泛，病变复发，截指或者部分截指是必要的。Mohs（莫氏）显微外科技术提供了一种手术切除时可以明确病变界线的方法，但这种方法没有得到广泛应用。其他治疗方法，比如局部应用5-氟尿嘧啶、氨甲蝶呤、芳香维甲酸等，也都有成功的报告。

九、脂溢性角化病

脂溢性角化病（seborrheic keratosis，SK）又称脂溢性疣、老年疣、灰泥角化病、黑棘皮瘤、老年斑、基底细胞乳头瘤等，是临床上最常见的一种良性表皮肿瘤，多发于中老年人，是角质形成细胞增生所致的表皮良性增生。脂溢性角化病好发于头面部、背部及手背等部位（图2-1-17）。本病分布广泛，随着年龄的增大，数量逐渐增多，并逐渐增大。本病开始为伴有色素沉着的扁平样病变，随着病变发展，逐渐形成典型的柔软肉刺样外观。脂溢性角化病有时类似恶性黑色素瘤，需要进行病理切片检查以排除恶性肿瘤的可能。如果确认是良性肿瘤，可以通过多种方法治疗。手术切除、激光、冷冻都可以成功地治愈本病，通常没有必要进行扩大手术切除。

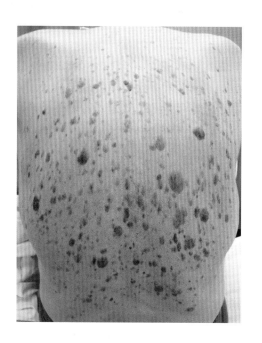

图2-1-17 脂溢性角化病

有报告称，脂溢性角化病具有明显的家族倾向，并推测本病可能是一种具有不完全外显率的常染色体显性遗传病。尽管本病在临床上常见，但是鲜有对其发病率、性别或种族倾向及地区分布的统计报告。本病在白色人种中最常见，男、女发病率相同，少见于40岁以下人群。

（一）病因及发病机制

病因不明，可能与遗传、日晒、病毒感染、慢性炎症刺激等有关，也可能是内脏恶性肿瘤的皮肤表现。

（二）临床表现

本病大多发生于40岁以后，男性多于女性，好发于头皮、面部、躯干、上肢、手背等部位，但不累及掌部和跖部。起初为淡褐色斑疹或扁平丘疹，表面光滑或略呈乳头瘤状，并随年龄增大而增大，数目增多，直径0.1～1cm或数厘米，边界清楚，表面有油腻性痂，痂容易刮除。有些病损部位色素沉着非常显著，呈深棕色或黑色，陈旧性损害的颜色变异很大，可呈正常肤色、淡褐色、暗褐色或黑色。本病可单发，但通常多发，多无自觉症状，偶有痒感。皮损发展缓慢，极少恶变。根据组织学特点，可以分为9个亚型。

1. 刺激性脂溢性角化病（irritant seborrheic keratosis）　又称基底鳞状细胞棘皮瘤。发生于皮脂溢出部位或摩擦部位，皮损可因刺激而发生炎症，基底变红，表面呈不规则增生，可出现类似湿疹样改变。组织病理学特征为多数由嗜酸性扁平鳞状细胞组成的旋涡，有类似湿疹的炎症细胞浸润。

2. 普通型脂溢性角化病（common seborrheic keratosis）　也称实体型脂溢性角化病或基底细胞乳头瘤，具有典型的脂溢性角化病的特点。

3. 灰泥角化病（stucco keratosis）　也称角化过度型脂溢性角化病、棘层肥厚型脂溢性角化病、疣状脂溢性角化病，主要发生于老年人，好发于下肢，皮损为多发角化性丘疹，容易被剥去，并见点状渗血。

4. 网状型脂溢性角化病（reticular seborrheic keratosis）　又称腺样型脂溢性角化病，组织病理学特征为基底样细胞索包绕角质囊肿，纤细的胶原基质环绕于细胞索周围。

5. 菌落型脂溢性角化病（colony seborrheic keratosis）　表皮内出现由非致密性角质形成细胞组成的大小不等的圆形细胞巢，黑色素细胞增多。

6. 脂溢性角化病伴鳞状上皮异型性（seborrheic keratosis with squamous epithelial atypia）　较少见，主要特征为角质形成细胞异型性伴角化不良，类似鳞状细胞癌的表现。

7. 黑棘皮瘤（melanoacanthoma）　又名着色性脂溢性角化病，主要发生于老年人，好发于头颈部，单个直径0.5～10cm，呈乳头瘤样病变，褐色或黑色。组织学表现类似于脂溢性角化病，但黑色素细胞显著增多，可见巢状分布，周围角质形成细胞中黑色素含量减少。

8. 黑色丘疹性皮肤病（dermatosis papulosa nigra）　好发于黑色人种的头颈部，黑色或棕黑色，为直径1～5mm大小的丘疹，表面光滑，质地柔软。表皮呈分叶状，真皮乳头顶端纤维化。

9. Leser-Trélat综合征（Leser-Trélat syndrome）　短期内出现多发性脂溢性角化病改变，病变累及范围广泛，瘙痒明显，可伴有黑棘皮病（acanthosis nigricans）。常合并内脏恶性肿瘤、黑色素瘤、淋巴瘤，其中以胃肠道腺癌最常见。

（三）皮肤镜表现

1. 粟粒样囊肿　为白色或黄色圆形结构，色泽明亮，与周围暗褐色或黑色背景形成对比，多个囊肿在本病中呈现星空样结构。

2. 粉刺样开口　为具有黑色或褐色粉刺样角栓的圆形或卵圆形凹坑。

3. 皮沟或皮嵴　皮沟是一种线状结构，在皮损内表现为深褐色或黑色的线形或曲线形结构。

4. 网格模式　交错的皮沟与皮嵴可形成网格模式，其网格比黑色素细胞痣的网格要大得多。

5. 脑回状结构　多条皮沟与皮嵴可形成脑回状结构。

6. 胖手指样结构　为皮嵴形成的较宽的线状模式，常为黄褐色、褐色或蓝色的短腊肠形。

（四）组织病理学表现

基本特点为向外生长，角化过度，棘层肥厚，呈乳头瘤样增生，有假性角囊肿，有的损害在增生的角质形成细胞中有许多黑色颗粒。表皮内上皮细胞显著增生，增生细胞可呈内生、外生或扁平形，有7种主要类型。

1. 棘细胞型（普通型）脂溢性角化病[acanthotic（common）seborrheic keratosis]　实体状、宽柱状、片状基底细胞或鳞状细胞增生，可有角化囊肿，有不同程度的角化过度、乳头瘤样病变和棘层增生（图2-1-18）。

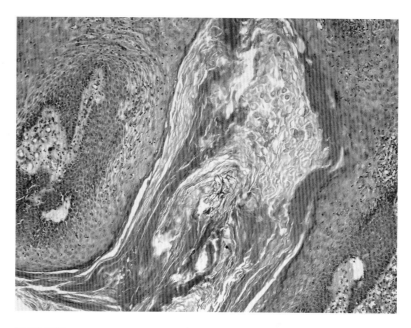

图2-1-18　棘细胞型（普通型）脂溢性角化病（100倍镜下）

2. 网状型脂溢性角化病（reticular seborrheic keratosis）　常见明显的色素沉积，棘层增生形成网状形态。

3. 色素型脂溢性角化病（pigmented seborrheic keratosis）　该型的形态改变与棘细胞型（普通型）脂溢性角化病相似，伴有明显的表皮内黑色素沉积。

4. 克隆型脂溢性角化病（clonal seborrheic keratosis）　为少见的亚型，增厚的表皮内上皮细胞呈旋涡状、巢状排列，与原位癌类似，但瘤细胞缺少恶性肿瘤的非典型性。

5. 激惹型脂溢性角化病（irritate seborrheic keratosis）　真皮浅层可见大量苔藓样炎性细胞浸润。常见细胞凋亡，也可见角化过度型的特征，表皮中常见鳞状上皮旋涡。

6. 角化过度型脂溢性角化病（hyperkeratotic seborrheic keratosis）　显示不同程度的角化过度、乳头瘤样病变和棘层增生。有些病例类似于激惹型的炎性特征。

7. 扁平型脂溢性角化病（flat seborrheic keratosis）　角化过度、基底部色素沉积和棘层增生均为轻度，比正常表皮的细胞排列得更为紧密。

（五）诊断及鉴别诊断

1. 扁平疣　扁平疣是由人乳头瘤病毒（HPV）感染引起的略微隆起的、顶端扁平的良性光滑丘疹，儿童、青少年最常受累，与HPV3、HPV10感染有关。多见于手背、前臂远端、小腿和面部，为直径1～4mm的小圆形或卵圆形表皮丘疹，数目从一个至数百个不等，不对称分布，通常持续数年。病理学表现：松散的网篮状，角化过度，多呈盘状特征的表皮增生，表皮浅层可见挖空细胞，颗粒细胞层增生。

2. **光线性角化病**　这是由于阳光损害导致的一种常见的、以上皮细胞不同程度非典型性增生为特征的表皮内肿瘤。多见于老年人，常累及阳光暴露的颜面部、头皮、手背、前臂和颈部皮肤。表现为多发、持续性、无症状红斑病变，直径多小于1cm，伴有角化过度。病理学表现：多数病变显示角化不全，颗粒层缺失，上皮细胞成熟紊乱，细胞呈非典型性改变；细胞核增大，深染，多型性，核仁突出，核分裂象多见，角化不良。

3. **炎症或受刺激的损害**　类似于基底细胞癌、鳞状细胞癌或恶性黑色素瘤，可做组织病理学检查来鉴别。

（六）治疗

本病一般不需要治疗。对诊断不明确的病例，应取局部皮损做组织病理学检查。由于美容原因需治疗时，可采用二氧化碳激光、液氮冷冻、铒激光、刮除术或手术切除。

十、蓝痣

蓝痣（blue nevus）又称良性间叶黑色素瘤、蓝神经痣、色素细胞瘤、黑素纤维瘤、良性间充质黑瘤等，是由蓝痣细胞组成的一种良性瘤。蓝痣有四型：普通型蓝痣、细胞型蓝痣、联合型蓝痣和恶性蓝痣。普通型蓝痣可生来就有，也可后来出现，除常见于皮肤外，也可发生于口腔黏膜、子宫颈、阴道、精索、前列腺和淋巴结。细胞型蓝痣有恶变可能，普通型蓝痣一般不会恶变。

（一）病因及发病机制

由于真皮内黑色素细胞异常聚集，细胞活性增加，分泌大量的黑色素，从而形成了蓝痣。蓝痣的蓝灰色外观主要为真皮黑色素经覆盖表皮产生的视觉作用，可见光的长波穿过深部真皮组织被色素细胞吸收，而短波（蓝色）穿透力较弱，被皮肤折射回皮肤表面，进而反射至视者眼中而呈蓝色，这种现象被称为丁铎尔现象（Tyndall phenomenon）。

（二）临床表现

女性多见，常自幼发生，好发于面部、四肢伸侧的皮肤，特别是手足背面、腰部以及臀部等，偶见于结膜、口腔黏膜、前列腺和子宫颈等处。蓝痣常出现在青春期或成年早期，通常单个发病，直径1～10mm，为蓝色、蓝灰色、蓝黑色丘疹、结节或斑片（图2-1-19）。多个蓝痣的出现与一种少见的综合征——卡尼综合征（Carney complex，即Carney综合征）有关，表现为多个蓝痣、心脏黏液瘤、内分泌系统功能亢进等。

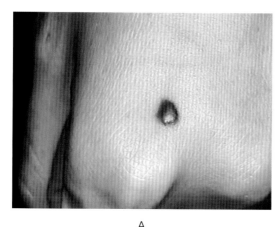 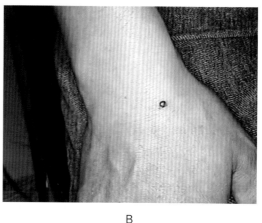

A   B

图 2-1-19 蓝痣的外观

A. 手背第2掌骨头背侧蓝痣 B. 腕背蓝痣

1. **普通型蓝痣** 较小，直径一般为3～10mm，为蓝色、蓝灰色或蓝黑色丘疹或结节，顶圆，表面光滑。黑色素细胞分布在真皮下1/3处，好发于手臂和足背，面部、四肢侧面、腰部、臀部等处也可发生。本型蓝痣不发生恶变，终身不退。

2. **细胞型蓝痣** 为大的蓝色或蓝黑色、质地相当坚实的结节，直径通常为1～3cm或更大。表面光滑或呈多叶状，皮损好发于骶尾区及臀区，可以发生恶变。

3. **联合型蓝痣** 蓝痣可与黑色素细胞痣联合存在，组织病理学检查可以分辨出两种痣细胞。

4. **恶性蓝痣** 在细胞型蓝痣的基础上发生的恶性黑色素瘤称为恶性蓝痣。

（三）皮肤镜表现

可以是蓝色或蓝白色（图2-1-20）以及蓝灰色或蓝黑色的均质无结构模式，也可以是棕色或多色的无结构模式，也可见到由于纤维化而形成的白色区域。病变的着色通常弥漫整个病损区，在边缘逐渐消退。皮损边缘可见局部蓝色突起。蓝痣没有典型的血管模式、条纹、点状或球状、网状结构等皮肤镜模式，这对于区别其他黑色素细胞病损具有重要意义。

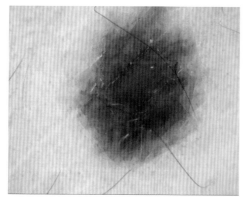 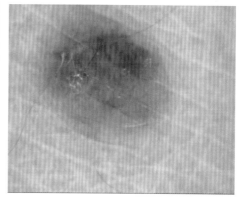

A   B

图 2-1-20 蓝痣的皮肤镜表现

(四) 组织病理学表现

一般位于真皮深层的网状层，偶尔扩展至真皮乳头层或皮下，表现为边界不清的梭形或树突状黑色素细胞增生，细胞内及细胞外均可见到丰富的黑色颗粒，间质伴有一定程度的胶原纤维增生（图2-1-21）。

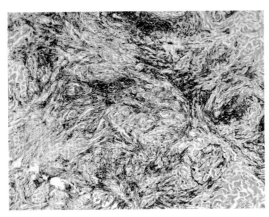
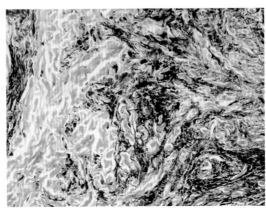

A   B

图 2-1-21 蓝痣的组织病理学表现

A. 100 倍镜下   B. 200 倍镜下

(五) 诊断及鉴别诊断

1. 皮肤纤维瘤   无黑色素细胞，3，4-二羟苯丙氨酸（3，4-dihydroxy phenylalanine，DOPA，简称多巴）反应阳性。

2. 蓝痣恶变   除黑色素细胞不典型外，常见坏死灶，并见残留的黑色素细胞。

3. 蒙古斑（Mongolian spot）   出生时即有，几年内可自行消退或颜色变浅。

4. 太田痣（nevus of Ota）   病变一般限于单侧三叉神经第1、2支分布区域，斑片中央色深，边缘逐渐变浅。

5. 伊藤痣（Ito nevus）   为发生于一侧肩颈、锁骨上区、上臂部等后锁骨上神经分布区及臂外侧皮神经分布区的一种色素病变。

(六) 治疗

蓝痣的直径一般小于1cm，稳定多年无变化者，通常不需要治疗。

对直径大于1cm，近期突然出现蓝色结节，或原有蓝色结节扩大者，应手术切除；对突然扩散的结节性蓝痣，需做组织病理学检查。切除的深度应包括皮下脂肪，以保证能完全去除异常的黑色素细胞。如病理学检查证实已有恶变，应按恶性黑色素瘤的治疗原则进行处理。斑块状蓝痣如有可疑改变，需定期检查并考虑切除。细胞型蓝痣因有恶变可能，一般应进行切除。因细胞型蓝痣常达皮下组织，故在皮损切除时应达皮下脂肪，以保证切除彻底。

（宋良松）

■ 第二节
皮肤的恶前瘤

一、光线性角化病

光线性角化病（actinic keratosis）又称日光性角化病、老年性角化病，是长期日光暴晒损伤皮肤所引起的一种癌前病变，是临床最常见的病变之一。老年人、浅肤色人种和长期日光暴露者容易受累。多见于头部、颈部、躯干上部和上肢日光损伤部位。有些数年后可发展为鳞状细胞癌或基底细胞癌，有些则自行消退。

（一）病因及发病机制

病因尚不清楚，紫外线照射、电离辐射和接触化学致癌物（如杀虫剂、沥青、煤焦油）等均可诱发本病。好发于老年人，可能与脱氧核糖核酸（deoxyribonucleic acid，DNA）损伤积累及修复功能低下有关。

（二）临床表现

原发损害表现为粗糙的红色丘疹上伴有白色或黄色的鳞屑，最早也可表现为无鳞屑的轻度红斑，或仅有轻微、边界不清的鳞屑而无明显可见的红斑。日光暴露的病史有助于诊断。后期则表现为典型的肥厚，伴角化过度和红斑。可有硬痂固着于基底，不易剥离，强行去除可见轻度出血。病变可单发或多发，重度日光暴露的个体皮损也可融合成斑片状（图2-2-1）。一般呈慢性经过，无自觉症状或轻度瘙痒、疼痛。少数病例炎症显著，或形成糜烂、溃疡而继发皮角或鳞状细胞癌。如果光损害严重，身体任何部位均可受累。临床视诊结合触诊可避免遗漏病变，有触痛提示可能发生癌变。

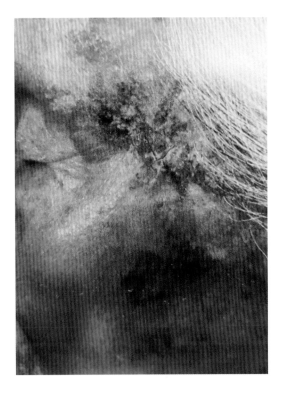

图 2-2-1 位于面部的光线性角化病

（三）组织病理学表现

均以局限于表皮内的非典型性角质形成细胞增生为特征。镜下改变包括有核异型的非典型性角质形成细胞部分肥厚。皮损可呈棘刺状，常有突起伸向真皮乳头，或有萎缩导致网状嵴消失。基底层有较多的嗜碱性细胞，导致非典型性角质形成细胞聚集。角质层可见嗜酸性和嗜碱性色彩交替出现，出现"旗子征"。往往伴有真皮日光弹力纤维变性。根据组织细胞学表现，可分为如下几型：

1. 肥厚型或角化过度型　临床表现为在红斑基础上伴有鳞屑或鳞屑结痂的丘疹和斑块。与鳞状细胞癌鉴别较困难，常需要病理活检。组织学检查有显著的角化过度伴角化不全。严重者可致皮角形成。颗粒层灶性增厚或消失，棘层肥厚，排列紊乱，间或有一些角化不良的细胞。基底细胞的细胞核紧密聚集，表皮嵴不规则向下延伸。

2. 苔藓型　此型皮损基底部周围红斑更明显。组织学检查除上述变化外，表皮下致密的带状炎性浸润是其特征。

3. 萎缩型　外观改变常较轻微，可见红斑和轻微鳞屑。组织学检查可见表皮萎缩，轻度角化过度；基底层有核大、深染、排列紧密的非典型性细胞，可向真皮内呈带状或管状增生，或围绕毛囊及汗腺导管上部。

4. 原位癌型　与皮肤原位癌相似，但一般不侵犯末端毛囊和汗腺导管。

5. 色素型　外观常缺乏红斑，有过度色素沉着或网状表现，触诊可及角化过度。组织学检查显示表皮内色素明显增多，类似于日光性雀斑样痣。

6. 棘层松解型　在表皮基底层中，非典型性细胞上方见裂隙或腔隙，其中有少数棘层松解细胞（acantholytic cell）。裂隙上方有不同程度的非典型性细胞，但较基底层少。在真皮上部毛囊和汗腺导管的基底层内，也可见棘层松解现象。

（四）诊断及鉴别诊断

1. **脂溢性角化病** 表现为褐色丘疹或斑片，周围无红晕，表面可有油腻性鳞屑似薄膜状，易剥离且无出血。皮疹常多发，非暴露部位也常见。病理变化主要是表皮呈乳头瘤样增生和角化过度，无角化不良和核分裂，真皮炎症反应轻。

2. **盘状红斑狼疮** 皮疹色较鲜红，鳞屑易剥落。病理变化特殊。

3. **鲍恩病** 轮廓更不规则，有明显的基底部红斑。

4. **萎缩性和色素性扁平苔藓** 病理表现中没有非典型性细胞。

5. **恶性雀斑样痣** 有非典型性黑色素细胞。

（五）治疗

对于单个病变，常采用冷冻、刮除手术，联合电干燥法治疗。对于日光暴露严重、皮损广泛等有危险的病变，需进行治疗，方法包括药物治疗、皮肤磨削术等。药物治疗包括外用5-氟尿嘧啶或咪喹莫特乳膏，效果好且瘢痕少，不良反应常局限于局部皮肤。外用维甲酸乳膏可预防皮肤癌，也可在皮损内注射干扰素α-2b。

冷冻治疗是光线性角化病的主要治疗手段，快速且可避免侵袭性手术，但会遗留肥厚性瘢痕和炎症后色素沉着，而且难以发现可能存在的复发癌。光动力学疗法可用于多发性病变的治疗。发现有恶变时应及早彻底切除。

二、砷角化病

砷角化病（arsenical keratosis）是慢性砷中毒的表现之一。由于近年来对环保的重视，其发病率明显下降，但仍可见于接触含砷染料、农药、皮革的人群中，因饮用高砷水而致病，应用含砷药物（如雄黄）也可致病。

（一）病因及发病机制

砷有三种氧化状态，其中三价砷最常见，也最危险。它在机体的毒性主要取决于其在靶组织中的积聚。肝病患者砷代谢和解毒功能异常，因此发生砷中毒的风险更大。砷进入人体后，与含巯基的蛋白质结合，由于表皮角蛋白含较多巯基，故含砷量高；同时，砷可抑制巯基的活性，使酪氨酸酶的活性增加，因而可产生较多的黑色素。砷诱导角化和恶性肿瘤的机制尚不明确，可能与砷影响细胞代谢有关。砷还可导致染色体突变、破坏等。有研究认为，砷可诱导癌基因信号转导及转录激活因子3（signal transduction and activator of transcription 3，STAT3）激活，进而干扰细胞增殖、分化及凋亡，从而引发肿瘤。

（二）临床表现

主要表现为掌跖部的角化损害，可表现为点状、鸡眼状、疣状、皮角样角化或角化的斑丘疹。其中鸡眼状角化为本病的典型病损，多对称分布于双侧掌跖部，为鸡眼样角化突起，中央略凹陷，并常融合成片（图2-2-2）。同一患者可存在多种角化病变。好发于大、小鱼际隆起部位及手掌远端、手指侧缘、指间关节背面、足底承重部位表面，罕见于躯干、四肢近端、眼睑、生殖器等，可融合成斑块状。除了角化皮损外，躯干、四肢还可见到色素异常改变，常为色素沉着，杂有色素脱失（白斑）。脐部的五彩纸屑样色素沉着是慢性砷中毒的典型表现。砷角化病可癌变为鲍恩病、鳞状细胞癌、基底细胞癌和梅克尔细胞癌（Merkel细胞癌，Merkel cell carcinoma，MCC）。恶变时可出现硬结、炎症和溃疡，砷剂所致鲍恩病还可合并内脏肿瘤。尿液、毛发、皮肤组织内含砷量均增高。

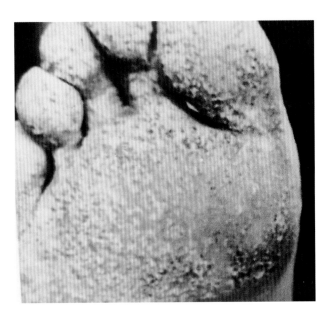

图 2-2-2　位于足底的砷角化病

（三）组织病理学表现

表皮角化过度，伴有轻至中度的角质形成细胞发育不良，表皮突向下，呈不规则延伸，真皮上部有慢性炎症细胞浸润，也可出现真皮的嗜碱性变性、角质形成细胞轻度异型性，核深染，有色素沉积。

（四）诊断及鉴别诊断

本病需与掌跖角化病相鉴别。掌跖角化病是一组以手掌和足跖部皮肤增厚、角化过度为特点的慢性皮肤病。大多为先天性，早期发病，常有家族史；也可为获得性疾病。其特征为掌跖部有过量角蛋白形成，可以单独存在，也可伴有其他疾病或作为某种综合征的一部分。详细询问病史和查体，进行血、尿、毛发的砷水平检测有助于确诊。

（五）治疗

对于慢性砷中毒，螯合剂（chelating agent）几乎无效；维甲酸类药物可抑制表皮过度角化和减少色素沉着，有报告称也可减少基底细胞癌的形成。手术切除、局部刮除、冷冻、电干燥法、局部外用化疗药物和光动力学治疗均有成功的报告。病变扩大或出现溃疡时，需要做病理活检。根据病理诊断采取相应的治疗方法，详见具体章节。

需要引起注意的是，由于慢性砷暴露可诱发各种肿瘤，但目前尚无评价潜在的内脏恶性肿瘤的标准，因此患有砷角化病的患者，要定期做全身的皮肤检查和全身性体格检查。

三、鲍恩病（Bowen病）

鲍恩病（Bowen病，Bowen disease）过去曾长期被认为是一种癌前病变，但其本质为真性癌变，是一种表皮内鳞状细胞癌，故又称为原位鳞状细胞癌、表皮内鳞状细胞癌、皮肤原位癌。病变主要局限于表皮，也可以侵犯深部的毛囊和皮脂腺。肿瘤细胞为角质形成细胞，有发展成侵袭性鳞状细胞癌的可能，一旦发生浸润，极易转移。

（一）病因及发病机制

该病的发生可能与日光照射、电离辐射、接触砷剂、人乳头瘤病毒（如HPV16）感染、免疫抑制（如应用免疫抑制剂、患艾滋病）、慢性皮肤病、遗传、创伤、接触化学致癌物和X射线等有关。

（二）临床表现

早期为淡红色或暗红色丘疹和小斑片，一般无自觉症状，表面有少许鳞屑或结痂；逐渐扩大后常融合成大小不一、形状不规则的斑块，呈圆形、多环形、匍匐形或不规则形；皮损表面平坦，以角化过度和结痂多见，可见白色和淡黄色鳞屑，或棕色、灰色结痂。强行将痂皮剥离后露出湿润的糜烂面，潮红，呈红色颗粒状或肉芽状，高低不平，一般不易出血。损害边缘清楚，稍隆起，边缘和底部较硬，边界明显，表面呈扁平状或不规则的隆起，或呈结节状，底部少有浸润。手的任何部位均可发生，但手掌少见。甲下的鲍恩病不常见，可能是一种色素变异型。临床诊断十分困难，需要活检。如出现溃疡，常意味着侵袭性生长，应提高警惕。但发生于手掌的持久性浅表溃疡，也可为本病的早期表现。多为单发，也可多发甚至广泛分布（图2-2-3）。病程缓慢，可迁延数年或数十年，其转变为浸润性癌的概率是3%～5%。

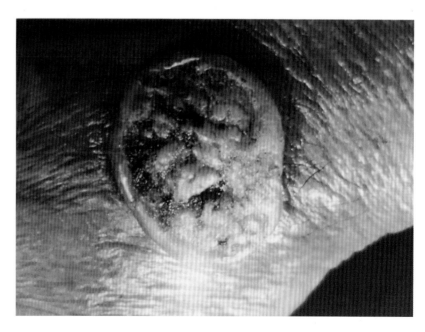

图 2-2-3 手部鲍恩病恶变为鳞状细胞癌

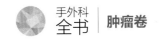

（三）组织病理学表现

较宽范围内出现全层不典型的表皮角质形成细胞，表皮各层细胞排列紊乱，核异型及凋亡比光线性角化病更明显。大部分细胞形态、大小不一致，核大而深染，可形成瘤巨细胞，核仁常较明显，细胞质可呈空泡状。通常比光线性角化病更常向下延伸到附属器。基底细胞层仍完整，表皮与真皮界线清楚。可见表皮角化过度、角化不全或伴有浅表结痂。个别细胞角化不良，有些可形成角珠。本病的基底膜带完整，若有基底膜破溃，则形成侵袭性生长的鳞状细胞癌。本病的癌变仅限于表皮时，一般不发生转移；一旦发生侵袭性生长，则可迅速发生转移，预后差。

（四）诊断及鉴别诊断

早期皮损需要与局限性神经性皮炎、银屑病以及其他丘疹鳞屑性病变相鉴别。但上述皮肤病无肿瘤性病变，通过活检可以鉴别。

此外，本病还应与光线性角化病、砷角化病及佩吉特病（Paget病）相区别。光线性角化病及砷角化病的皮损较小，而且基底层内有异型细胞。佩吉特病虽然也有空泡细胞，但角化不良少见，而且基底细胞往往被大的异常细胞（Paget细胞）挤压得很扁。此外，Paget细胞中含有过碘酸希夫反应（periodic acid Schiff reaction，PAS反应）阳性且耐淀粉酶的物质。浅表性基底细胞癌也能出现类似本病的临床外观，但其边缘隆起如荷叶边状，病理活检可鉴别。

（五）治疗

由于本病有恶变的风险，故需要治疗。治疗方法很多，但对照研究不多，需根据皮损的大小、部位、患者的年龄以及愈合能力选择合适的治疗方法。对浅表的、发展缓慢且不易愈合的病变应密切观察。5-氟尿嘧啶治疗有效，但有刺激性，不易耐受；冷冻治疗可以通过延长冷冻时间、增加冻融次数减少复发率，但也增加了难以愈合及冷冻后瘢痕明显的风险；放疗虽然有效，但应用在肢端可致延迟愈合、骨坏死和溃疡；光动力学治疗在治疗后12个月时复发率为0～11%。

一般认为，如果允许的话应首选手术切除，皮肤创面采用直接缝合、植皮或皮瓣修复。单纯切除术后5年复发率为4.9%～19%。扩大切除的复发率较局部切除的复发率明显降低。Mohs（莫氏）显微外科技术是皮肤科技术与特殊组织冰冻切片相结合的一种手术方法，可根据肿瘤组织在紫外线照射下发出的荧光来标记手术切线，再将肿瘤残留缘逐层切除做病理学检查，直至将其彻底切除，能最大限度地减少皮肤缺损面积，对一些特殊部位的病变（如甲下）具有优势。本病并发或以后发生恶性肿瘤的机会较多，此类患者确诊后，应做全身检查，并长期随访，以排除其他肿瘤存在的可能。

四、非典型性痣

非典型性痣（atypical naevus）以前被称为发育不良痣，被认为是黑色素瘤的前身。目前，黑色素瘤的风险评估主要依据痣的大体形态学参数，如皮肤上痣的总数、临床上非典型性痣的数量，同时结合个人或家族性黑色素瘤史等。一个非典型性痣可使罹患黑色素瘤的风险加倍，10个以上非典型性痣发生黑色素瘤的风险增加12倍。

（一）临床表现

非典型性痣可以单发或多发，其临床特征介于普通获得性黑色素细胞痣与皮肤黑色素瘤之间。

1. 不对称（asymmetry） 越不对称，越有可能出现非典型性。

2. 边界不规则（border irregularity） 边界不清楚，但没有典型的黑色素瘤的锯齿状或扇形边界。

3. 颜色变异（color variation） 往往色素均匀，可有多种颜色，如黄褐色、褐色和暗褐色，也可局部为肤色、粉红色或黑褐色。某些非典型性痣的颜色相当均匀，并呈红斑样外观。

4. 直径>6mm（diameter greater than 6mm） 可为任何大小，但一般超过6mm。直径大小和典型性之间呈正相关。

为便于记忆，这些特征可被归纳为"ABCD"。病变异常在临床上表现得越明显，组织学上证实为非典型性的可能性越大，但仍有例外（图2-2-4）。数量越多，发生恶性黑色素瘤的风险越大。绝大多数非典型性痣在临床上是稳定的，但也有证据显示，某些皮损最终发展为皮肤黑色素瘤。

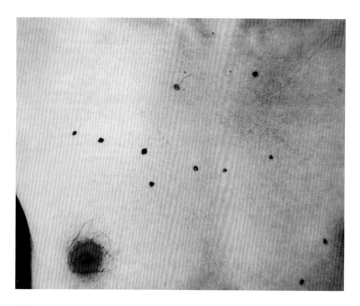

图2-2-4 胸部散在的非典型性痣

（二）组织病理学表现

显示有黑色素细胞非典型性增生，但尚未达到原位黑色素瘤的标准。一般有两种形式，可不同程度地同时出现。第一种形式是雀斑样黑色素细胞增生，几乎总是伴有表皮突的伸长，基底层黑色素细胞集中在表皮突的底部，可以是一个黑色素细胞对应一到两个角质形成细胞，也可以表现为黑色素细胞替代基底层全部角质形成细胞，呈融合、集簇或多层状分布。第二种形式表现为黑色素细胞巢不规则地排列于表皮突之间，与普通痣相比更加不规则，痣细胞巢的大小、形状不一，常为长形，一般其长轴平行于真皮、表皮交界处，所含细胞数不等。相连的黑色素细胞巢常融合或联结，常有黏聚不良。非典型性痣的表皮内黑色素细胞密度常较普通痣更高；非典型性痣的黑色素细胞常具有程度不等的非典型性，表现为细胞增大，细胞核增大、多形、深染，有时核仁明显。当细胞呈

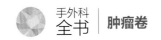

巢状时，有一定程度的黏聚不良。有研究显示，临床上的非典型性痣和其组织学中的非典型性痣相关性较差。

（三）诊断及鉴别诊断

虽然上述的任何一种表现（除细胞的异型性外）在普通痣中都可见到，但如果同时出现并持久存在异型性，则对非典型性痣的诊断非常重要，需要和其他痣样损害，如普通获得性黑色素细胞痣、皮肤黑色素瘤、先天性小痣（congenital small nevus，CSN）相鉴别。非典型性痣颜色不均匀，分布没有规律，形状不规则；而其他痣损害对称且（或）颜色均匀，即使颜色不均匀，变化也有规律。皮肤镜有助于评估非典型性痣与黑色素瘤。尽管非典型性痣在临床上与黑色素瘤非常相似，但大多数在皮肤镜下表现为良性。一些非典型性痣也可在皮肤镜下表现为恶性，呈多种颜色、非对称性分布且组织结构紊乱（指色素和结构分布不均匀），此时需要活检。对于皮肤镜下介于良性和恶性之间的某些非典型性痣，应严密观察或进行活检。

（四）治疗

治疗首先要看患者体表痣的多少、是否有黑色素瘤个人史、是否有非典型性痣和（或）黑色素瘤家族史，不同类型的患者发生黑色素瘤的风险明显不同。随着临床非典型性痣、个人和家族中出现非典型性痣和黑色素瘤的数量递增，风险也增加。

临床上针对非典型性痣应定期随访，进行全身皮肤和皮肤镜检查，并保留原始的图像资料。任何疑似黑色素瘤的色素性损害和长期存在的损害发生显著变化时，都应该沿其边缘外侧2mm完整切除，并进行病理学检查，避免取样造成的误诊。如果发现黑色素瘤，必须切除皮肤的全层，以便准确判断侵犯的深度。病理学检查应该描述黑色素细胞非典型性增生的程度（无、轻、中、重）以及边缘的情况。如果为"轻度"非典型性增生，临床上没有残余痣，则不需要重新切除；如果为"中度"非典型性增生并位于边缘，即使临床上没有明显残余皮损，也需要再次切除，以确保边缘干净；如果皮损有"重度"非典型性增生，因其病变与原位恶性黑色素瘤相似，建议重新扩大切缘切除。

五、不典型的结合部黑色素细胞增生

不典型的结合部黑色素细胞增生（atypical junctional melanocytic hyperplasia）指的是表皮-真皮结合部的黑色素细胞异常增生，是一种病理表现，而非一种独立的疾病。可见于非典型性痣和原位黑色素瘤，也可见于一些良性皮内痣。

如果病理报告显示不典型的结合部黑色素细胞增生，则需要临床医生和病理医生一起仔细评估该标本的生物学行为及风险。良性皮内痣一般不需要进一步治疗，而原位黑色素瘤需要扩大切除。

（许娅莉）

第三节
皮肤恶性肿瘤

一、黑色素瘤

黑色素瘤（melanoma）是临床上较常见的皮肤黏膜和色素膜恶性肿瘤。恶性黑色素瘤（malignant melanoma，MM）简称恶黑，来自能够产生黑色素的神经鞘细胞，多发生于体表皮肤，占皮肤恶性肿瘤的7%～20%。主要是由神经鞘细胞发生突变、酪氨酸代谢及色素生成异常引起，具有高侵袭、高转移、预后极差的特点。

亚洲和非洲地区黑色素瘤患者的原发病灶多位于足跟、手掌、指（趾）和甲下等接触紫外线极少的地方。手部恶性黑色素瘤发病率虽低，但在手部软组织的恶性肿瘤中最多见。常见于中老年人，多来源于黑色素细胞痣的恶变，在易受摩擦的手指多见。晚期恶性黑色素瘤通过淋巴结和血行途径转移到肝、脑等器官，5年成活率低。

（一）病因及发病机制

通常认为紫外线照射是造成黑色素瘤的危险因素，但手部的黑色素瘤和紫外线照射关系不大，因此病因仍不明确。不恰当地局部刺激色素痣可能诱发其恶变和迅速生长，如刀割、绳勒、盐腌、激光、冷冻等，内分泌激素、化学因素、物理因素对黑色素瘤的发生是否有影响还不得而知。

（二）临床表现

如果黑痣出现不对称、边缘不规则、颜色不均匀（又称临床三联征），就要高度警惕早期恶变的可能。颜色变化、黑痣快速增大、肿瘤破溃或肿瘤周围出现卫星灶，往往是黑痣恶变的象征，也要遵循临床常用的"A（asymmetry，不对称）、B（border irregularity，边界不规则）、C（color variation，颜色变异）、D（diameter greater than 6mm，直径＞6mm）、E（elevation，隆起）"早期诊断法则。如果老年人突然感觉指尖色斑异常，或刺痒，或灼痛，迅速增大，颜色加深或变浅，表面凹凸不平，或发红、破溃，均应怀疑为恶性黑色素瘤的可能。甲下的黑色素瘤常常侵犯拇指的甲基质，早期病变为纵向黑甲（图2-3-1）。

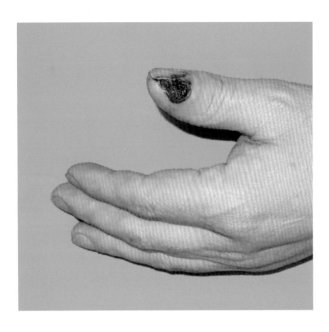

图 2-3-1 左拇指甲下恶性黑色素瘤，侵犯甲基质，早期表现为纵向黑甲

皮肤黑色素瘤的临床分期常用的是美国癌症联合委员会发布的《AJCC癌症分期手册（第七版）》的分期（TNM分期），通过临床表现、病理结果和分期检查（局部和区域淋巴结、影像学检查等）后最终确定。根据《中国黑色素瘤诊治指南（2015版）》，分期和预后有着密切的关系。

0期：原位癌。

ⅠA期：无危险因素（危险因素包括厚度≥0.75mm、有丝分裂率1/2mm、脉管浸润和Clark分级Ⅳ级）。

ⅠB期：有危险因素。

ⅠB～ⅡA期：中危。

ⅡB～ⅢA期：高危。

ⅢB～ⅢC期：极高危，区域淋巴结转移。

ⅢC期：极高危，移行转移。

Ⅳ期：远处转移。

（三）辅助检查

病理学检查是明确诊断黑色素瘤及其分期的最终标准。病理报告内容包括肿瘤厚度、有无溃疡、有丝分裂率、有无脉管浸润、切缘、有无卫星灶、Clark分级、免疫组化及基因突变情况。免疫组化染色是鉴别黑色素瘤的主要辅助手段，神经组织标志物S-100、抗黑色素瘤特异性单抗HMB-45和波形蛋白（vimentin，Vim）是诊断黑色素瘤较特异的指标。影像学检查可根据患者的经济情况而

定，必须检查的项目有区域淋巴结超声、胸部X线或CT、腹部超声或CT或MRI、全身骨扫描和头颅
CT（或MRI），有条件的可做PET-CT检查。

（四）组织病理学表现

黑色素瘤常见的病理类型有恶性雀斑型、浅表播散型、肢端雀斑型、结节型等，少见类型有上
皮样、促纤维增生性、恶性无色素痣、气球样细胞、梭形细胞、巨大色素痣黑色素瘤等。①恶性雀
斑型：常见于老年人长期日光照射部位，组织学上以异型黑色素细胞雀斑样增生为特点。一般用恶
性雀斑来表示原位病变，用恶性雀斑样黑色素瘤表示浸润性病变。②浅表播散型：是白色人种最常
见的皮肤黑色素瘤类型，常见于间断接受光照部位，如背部和小腿等。组织学上以明显的表皮内佩
吉特病样播散为特点，肿瘤性黑色素细胞常呈上皮样，异型性显著，可为水平生长期或垂直生长
期。③肢端雀斑型：为我国最常见的皮肤黑色素瘤类型，发生于无毛部位（手掌、足底）皮肤和甲
床。组织学上以基底层异型性黑色素细胞雀斑样或团巢状增生为特点，肿瘤细胞呈梭形或上皮样。
预后较差，可能与分期晚有关。④结节型：指垂直生长期皮肤黑色素瘤，周围伴或不伴水平期或原
位黑色素瘤成分。临床表现为快速生长的膨胀性丘疹或结节。组织学上表现为真皮内巢状、结节状
或弥漫性异型黑色素细胞增生，分裂活性高。有丝分裂率是肿瘤增殖的重要指标。

（五）诊断及鉴别诊断

临床上需要和其他皮肤色素性病变相鉴别，甲下黑色素瘤要与血管瘤、甲母痣（图2-3-2，图
2-3-3）等鉴别，不典型的肿瘤还需和鳞状上皮癌相鉴别。根据以下几个特点不难鉴别：①病史
中有无皮肤色素痣及色素痣的变化。②组织学检查。黑色素瘤细胞有丝分裂（包括异常的有丝分
裂）较良性色素痣更为常见，肿瘤细胞质（又称胞浆）中有色素颗粒。③免疫组化染色。肿瘤细胞
S-100阳性、HMB-45阳性及黑色素细胞分化标志物Melan-A阳性。

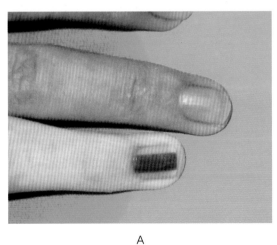
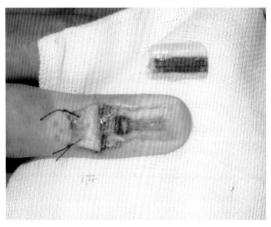

A   B

图2-3-2 右环指甲母痣
A. 右环指甲下可见纵向的黑色带 B. 拔除指甲后甲下表现

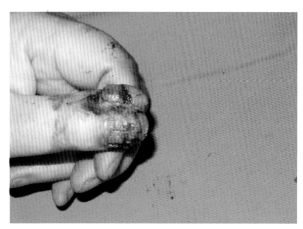
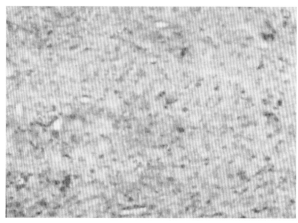

A   B

图2-3-3 左拇指甲下黑色素瘤

A. 左拇指外形：甲旁肿瘤、溃烂   B. 组织病理学表现

（六）治疗

到目前为止，国内外尚无专门针对手部黑色素瘤的治疗指南。治疗方案的选择和黑色素瘤的分期密切相关，根据《中国黑色素瘤诊治指南（2015版）》及国内外的相关资料，外科治疗是手部早期黑色素瘤首选的治疗手段，尤其是显微外科技术干预后，可提高患者的生存率和保肢率。

1. 活检是外科治疗中一个重要的环节　一般建议完整切除活检，不主张穿刺活检或局部切除。沿皮纹的走行方向切除，切缘距瘤体外3～5mm，完整切除色素病灶，以获得准确的分期。如果肿瘤已破溃或已明确发生转移，可进行病灶的穿刺活检。

2. 手术扩大切除是治疗原位癌的首选方法　手指的黑色素瘤以截指为主，部分拇指及手掌、手背的原位癌可扩大切除，术中快速病理学检查证实周边无肿瘤细胞后，可采用植皮或皮瓣修复。扩大切除的安全切缘与肿瘤的大小及浸润的深度有关。①如病灶厚度≤1mm，建议安全切缘为1cm；②如病灶厚度1～2mm，建议安全切缘为1～2cm；③如病灶厚度＞2mm，建议安全切缘为2cm；④如病灶厚度＞4mm，最新循证医学证据支持安全切缘仍为2cm。

3. 前哨淋巴结活检有助于决定是否联合淋巴结清扫术　ⅠA期的患者可考虑前哨淋巴结（sentinel lymph node）活检，不建议预防性区域淋巴结清扫术；Ⅲ期的患者需要做腋窝淋巴结清扫，而且淋巴结数目不少于15个。

术后需要配合相应的辅助治疗。根据肿瘤的分期联合化疗、放疗、免疫治疗、生物治疗、靶向治疗等。涉及远隔转移的Ⅳ期黑色素瘤，需要多学科联合，共同提供最佳的治疗方案。

二、鳞状细胞癌

鳞状细胞癌（squamous cell carcinoma，SCC）简称鳞癌，又称棘细胞癌。鳞状细胞癌是手部最常见的恶性肿瘤之一，为起源于表皮或附属器角质形成细胞的一种非黑色素性皮肤肿瘤，常首发于皮肤或黏膜，通常恶性程度较低。在肿瘤直径大于2cm、分化不良、免疫抑制、局部扩散、复发等高危因素下，可通过淋巴结和血行途径转移。

（一）病因及发病机制

紫外线照射是最常见的危险因素，放射线或热辐射损伤也是发生鳞状细胞癌的因素之一；其他病因包括病毒感染（如人乳头瘤病毒感染）、癌前皮肤病变、慢性溃疡等慢性皮肤病、化学致癌物、遗传因素等。在艾滋病患者中，恶性黑色素瘤和鳞状细胞癌是人类免疫缺陷病毒（human immunodeficiency virus，HIV）感染病程中皮肤恶性肿瘤的代表，且具有侵袭性。手部的鳞状细胞癌常见于反复感染后经久不愈的创面（图2-3-4）。

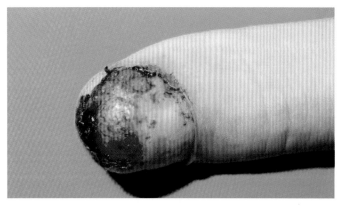

A

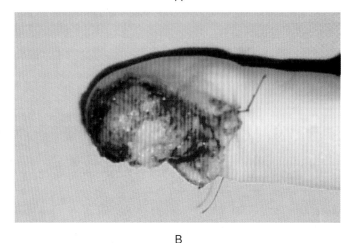

B

图2-3-4 左拇指甲下鳞状细胞癌

A. 左拇指甲沟炎反复拔甲后转变为甲床鳞状细胞癌
B. 术中拔除指甲后甲下表现

（二）临床表现

常见于50岁以上，好发于头面部及四肢等。起初为外生小结节，表面角化层脱落，露出渗出液或渗出血的溃疡面，形成浅黄色或深褐色痂皮。痂皮经常脱落，溃烂面则不断扩大，并向深部侵犯，周围有炎症反应，边缘呈显著隆起，较宽，质地坚实，外观呈菜花样，分泌物有异味。临床上根据鳞状细胞癌的皮损表现，常分为结节隆起型、深在浸润型和溃疡型，以结节隆起型最为常见，各型也可混合存在。

（三）辅助检查

影像学检查包括区域淋巴结超声，胸部X线或CT，腹部超声、CT或MRI等。鳞状细胞癌的典型MRI表现为等T1加权像、稍长T2加权像信号，扩散加权像（DWI）呈高信号，增强扫描病灶呈中重度强化。应用抗前角蛋白和抗角蛋白单抗进行免疫过氧化酶染色，或在电镜下观察到张力细丝，可以协助诊断。鳞癌抗原（SCC-Ag）的检测有助于早期诊断，并可作为皮肤鳞状上皮癌变及鳞状细胞癌复发风险预警的一种方法。

（四）组织病理学表现

表现为不规则肿瘤细胞团块构成癌巢，侵入真皮层或更深（图2-3-5）。鳞状细胞癌的组织学类型包括经典型和特殊型，其中特殊型包括透明细胞型、梭形细胞型、棘层松解型、疣状型等。经典型鳞状细胞癌的病理学分级按Broders分级法分为四级：①Ⅰ级，瘤团侵入深度不超过汗腺水平，瘤团周围基底层部分完整，部分排列紊乱或消失，与周围基质分界不清；大多数细胞间桥发育良好，角化珠数量多，真皮炎症反应明显。②Ⅱ级，瘤团一般与周围基质界线不清，仅有少量角化珠，有相当多的异型细胞。③Ⅲ级，瘤团与周围间质分界不清，许多部位角化现象消失，不见角化珠；大多数肿瘤细胞核呈非典型性，核分裂象明显。④Ⅳ级，瘤团中正常鳞状细胞少于25%，绝大多数为异型细胞，角化现象几乎完全缺乏，无细胞间桥。其中Ⅰ级和Ⅱ级为中高分化型，Ⅲ级和Ⅳ级属于低分化型。

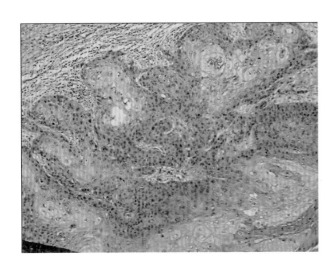

图2-3-5 鳞状细胞癌的组织病理学表现

（五）诊断及鉴别诊断

组织病理学表现是鉴别诊断的关键依据。鳞状细胞癌主要与以下几种皮肤肿瘤相鉴别：

1. **基底细胞癌** 基底细胞癌主要表现为浅表性皮疹，边缘呈珍珠状隆起，表面稍有角化，常伴有小而浅表的糜烂、结痂或溃疡。组织病理学表现为与表皮相连的基底样肿瘤细胞团块，团块四周的癌细胞呈栅栏状排列。细胞核有很高的屈光率，看起来偏暗，细胞质则比较亮。根据细胞角蛋白（cytokeratin，CK）表达的不同可以进行鉴别，鳞状细胞癌表达CK1、CK10，基底细胞癌表达CK8、CK17。

2. **光线性角化病** 一般为多发性的红色或棕黄色干燥、鳞屑样损害，皮损一般较小（直径＜1cm），周围皮肤常有萎缩、色素改变和血管扩张等日光性损害的特征。组织病理学表现为非典型性角质形成细胞增生，或伴有间质反应，向真皮浸润性生长。皮肤鳞状细胞癌作为恶性肿瘤，通常被认为是一种进展缓慢、持续发展的疾病，范围包括癌前病变光线性角化病、原位鳞状细胞癌、侵袭性鳞状细胞癌、转移性鳞状细胞癌。两者在手术后的结局相同，因此，区别两者无明显的临床意义。

3. **角化棘皮瘤**　皮疹表现为角化性的火山口样赘生物，可在几个月内迅速生长，之后开始消退。两者在病理学上很难区别，免疫组化染色有助于两者的区别。

4. **尖锐湿疣**　外生殖器鳞状细胞癌主要与尖锐湿疣相鉴别。疣状型鳞状细胞癌常难以与尖锐湿疣相鉴别，组织病理学检查是鉴别两者的关键。

(六) 治疗

1. **手术治疗**　对于手部局限性、浅表且直径小于2cm、组织学检查分化程度较高的肿瘤，可考虑肿瘤扩大切除后植皮或皮瓣移植术。截肢（指）术适用于肿瘤直径大于2cm、分化不良、免疫抑制、肿瘤向深部侵袭、累及周围神经和肿瘤复发的病变。出现淋巴结肿大的病例需联合淋巴结清扫术。

2. **典型病例**

患者，男性，46岁，2年前右环指远指间关节尺侧出现小结节，无明显诱因，经冷冻及药敷等治疗后，结节继续长大并伴有表面角质化，近2个月出现局部溃疡而入院治疗。入院后活检，诊断为"高分化鳞状细胞癌"，患者强烈要求保指。在充分的术前检查和准备下，术中扩大切除并证实切缘无肿瘤细胞后，采用指动脉指背支逆行岛状皮瓣修复肿瘤创面（图2-3-6）。术后5个月局部无复发，继续定期随访。

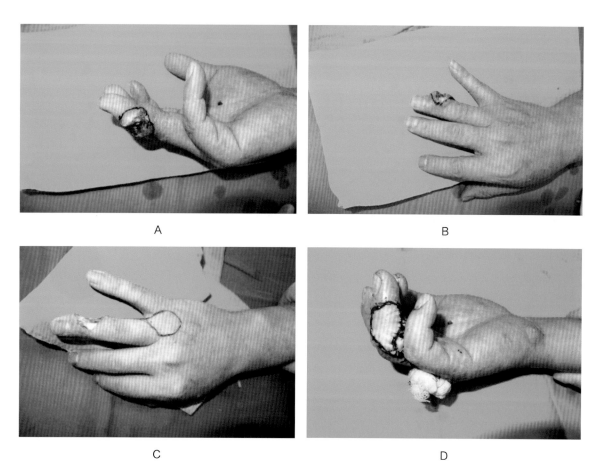

A　　　　　　　　　　　　　B

C　　　　　　　　　　　　　D

图2-3-6　右环指高分化鳞状细胞癌，患者强烈要求保指

A、B. 术前外观　C. 术中设计　D. 术后修复创面

三、基底细胞癌

基底细胞癌（basal cell carcinoma，BCC）又称基底细胞上皮瘤，是上皮基底层的恶性肿瘤，为最常见的皮肤恶性肿瘤之一，好发于颜面部，在手部较少见。病理上以基底细胞样细胞（生发细胞）呈小叶状、圆柱状、缎带状或条索状增生为特征，是可向鳞状细胞、皮脂腺、汗腺以及毛囊分化的一种恶性皮肤肿瘤，易与黑色素瘤、鳞状细胞癌、皮脂腺痣（sebaceous nevus）等混淆。其恶性程度较低，生长缓慢，有局部破坏性，少见转移。

（一）病因及发病机制

无明确病因，多见于肤色白且毛发较少的人，和日晒、遗传、射线等因素相关。有报告基底细胞癌在艾滋病患者中更为常见，但并非更具侵袭性。也有报告防病治病意识薄弱及环境污染的日益加重，可能是基底细胞癌患病人数增加的原因。

（二）临床表现

常发生于老年人的颜面部，可单发或多发。基底细胞癌在临床上分为结节溃疡型、色素型、硬斑病样型、浅表型。临床上以结节溃疡型基底细胞癌最常见，初期为硬质样结节，缓慢增大，继而出现溃疡，边缘向内卷曲隆起，边界不清。

（三）辅助检查

影像学检查包括区域淋巴结超声，胸部X线或CT，腹部超声、CT或MRI等。对怀疑有远隔转移且经济条件许可的患者，可做PET-CT检查。病理学检查是诊断的关键性依据。

（四）组织病理学表现

肿瘤为结节状，部分有皮损或浅表溃疡，可伴有黑褐色色素沉着；切面灰白色或灰黑色，癌细胞呈基底细胞样，核深染，细胞质少，核分裂象少见；基底层细胞呈栅栏状排列，间质可见黏液样变性。病理分型分为两大类，即单向分化型和多向分化型。前者又分为实质型、色素型、硬化型和浅表型，后者则分为囊性型、腺样型和角化型。临床上最为多见的是实质型，团块中央部细胞呈多边形或梭形，排列紊乱，周边瘤细胞呈栅栏状排列，与周围间质间有人工收缩裂隙；色素型、腺样型、浅表型的癌细胞之间有大量色素，其他类型中也可见少量不等的色素；硬化型的癌巢周围纤维组织增生，将癌细胞挤压成紧密排列的条索状。其余为各型的混合，其中有些向鳞状细胞、毛发、皮脂腺等方向分化，组织学上也要和鳞状细胞癌、皮脂腺癌（sebaceous carcinoma）等鉴别。

（五）诊断及鉴别诊断

本病应与黑色素细胞痣、黑色素瘤、钙质沉着症（calcinosis）、鲍恩病、皮肤淋巴细胞浸润、皮肤转移癌、鳞状细胞癌、血管角化瘤（angiokeratoma，图2-3-7）等皮肤肿瘤相鉴别，鉴别的关键是组织病理学检查。临床上主要和以下几种肿瘤相鉴别：

1. **皮脂腺癌** 病理学检查癌巢周围的基底样细胞越靠近中央，细胞越大，空泡状为皮脂腺分化细胞，癌巢之间的间质内常有炎症细胞浸润；而基底细胞癌不见皮脂腺的小叶结构。

2. **黑色素瘤** 为起源于表皮的黑色素细胞或原先存在的痣细胞的恶性病变，组织学上没有基

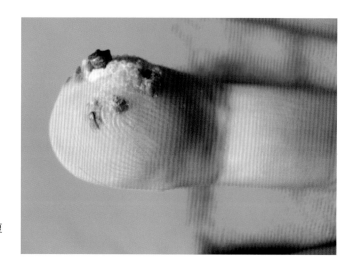

图2-3-7 中指指腹小结节多次复发,组织病理学检查为血管角化瘤

底细胞的栅栏状排列和人工收缩裂隙。

3. **鳞状细胞癌** 多表现为菜花样隆起肿块或形成一个凹陷的溃疡面,溃疡深浅不一,边缘外翻呈火山口样,溃疡的边缘很少含有色素,这是和基底细胞癌溃疡的不同之处。

4. **毛发上皮瘤**(trichoepithelioma) 临床表现多种多样,很容易误诊为基底细胞癌。鉴别的关键是基底细胞癌的细胞团和间质之间有特征性裂隙,无毛球或毛乳头样分化。

(六)治疗

尽管基底细胞癌恶性程度不高,治疗方法也多种多样,但从疾病的治愈、最大限度地保留手部功能和外观并阻止其进一步侵袭及远隔转移等方面考虑,手术切除无疑是首选的治疗方法。有报告,切缘的大小和分型有关,结节溃疡型及浅表型基底细胞癌采用3mm手术切缘可达到理想疗效,而硬斑病样型基底细胞癌则需要增大切缘。一般情况下,手部基底细胞癌直径小于2cm时,扩大切缘为4mm;直径大于2cm时,根据个体情况,需要切除更宽的正常皮肤,并切除更多的皮肤深层组织,以确保切除边缘为阴性。当切除肿瘤后的创面不能直接缝合时,需采用游离全厚皮片移植或局部转移皮瓣覆盖。

预防也是需要重视的环节,如尽量减少日光暴晒皮肤、避免辐射、对病毒进行隔离等。对于患者来说,非手术疗法并不是一线治疗手段,但在患者不能耐受手术及出现远隔转移等情况下,可以选择光动力学治疗、放疗、局部化疗、免疫治疗和分子靶向治疗等。

四、淋巴管肉瘤

淋巴管肉瘤(lymphangiosarcoma)一词最早于1948年由Stewart和Treves用于描述一种极为罕见的肿瘤,故又称为斯图尔特-特里夫斯综合征(Stewart-Treves综合征)。该肿瘤是来源于淋巴管内皮的极为罕见的恶性肿瘤,均发生在慢性淋巴水肿的基础上,绝大多数位于上肢,常与乳腺癌根治术后继发的上肢长期慢性淋巴水肿有关。后人发现该肿瘤实属血管内皮细胞起源的血管肉瘤,故将来源于血管内皮的血管肉瘤和来源于淋巴管内皮的淋巴管肉瘤统称为血管肉瘤(angiosarcoma)。2010年,美国密歇根大学报告研究了49例血管肉瘤,发现部分有淋巴管肉瘤的免疫表型分化。

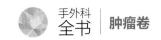

2011年，我国第四军医大学报告了1例起源于淋巴管内皮细胞的恶性肿瘤类型，即真正意义上的淋巴管肉瘤。因此，有学者建议该部分肿瘤应称为淋巴管肉瘤。

（一）病因及发病机制

长期的慢性淋巴水肿、电离辐射史、化学接触史、外伤史及慢性感染史等与淋巴管肉瘤的发病有关。长期的慢性淋巴水肿多见于乳腺癌根治术后的上肢，阴茎癌淋巴结清扫后的腹壁，先天性、特发性或外伤性淋巴水肿的四肢，以及丝虫病淋巴水肿的患者。由于长期的慢性水肿，淋巴管扩张，内皮细胞恶性增生，导致肿瘤的形成。肿瘤术后辅助放疗，尤其是长期大剂量的放疗，也可在照射野内形成淋巴管肉瘤，其致癌机制有人认为与抑癌基因（如p53基因）突变有关。

（二）临床表现

淋巴管肉瘤的临床表现多种多样，大体可分为结节型、弥漫型和溃疡型，可表现为单纯擦伤或在皮肤上出现多发的紫色丘疹，伴有局部水肿。早期表现为皮肤表面紫红色，逐渐形成紫红色小结节，结节相互融合，形成大的溃疡出血性肿块。肿瘤生长迅速，常沿皮下组织或深筋膜蔓延，可侵犯深部肌肉，也可经皮下淋巴管播散。

（三）辅助检查

淋巴管肉瘤非常罕见，可发生于全身各个部位，很难通过影像学检查来定性诊断。区域淋巴结超声，胸部X线，腹部超声、CT或MRI仍是常规检查项目，可以显示肿瘤的大小、位置、形状，有无包膜、远隔转移及与周围组织的关系等。免疫组化标志物瘤细胞膜D-40阳性。国内为数不多的相关报告中，免疫组化标志物中血管源性标志物CD34、Vim为阳性，肌源性标志物结蛋白（desmin，Des）、一般性标志物CK及S-100、HMB-45等均为阴性。

（四）组织病理学表现

镜下可见慢性淋巴水肿，瘤细胞多数呈梭形且肥大，核大而深染，有核仁，细胞质少，核分裂少。瘤体内可见不规则且相互吻合沟通的管腔或裂隙，管腔或裂隙内常空虚，含有少许淋巴液。部分区域有淋巴管腔样结构，内有淋巴细胞或淋巴液，这一点有别来源于血管内皮的血管肉瘤。

（五）诊断及鉴别诊断

病理学检查发现梭形、不规则的卵圆形或圆形肥大的内皮细胞，有不规则的管腔，腔内覆盖增生的内皮细胞，并伴有淋巴水肿、淋巴细胞或淋巴液，即可考虑淋巴管肉瘤的可能。免疫组化染色可以帮助确诊并鉴别，血管源性标志物FⅧ-RA、UEA-1、CD34等敏感性较高。淋巴管肉瘤与卡波西肉瘤（Kaposi肉瘤）有很多相似之处，但卡波西肉瘤发病以男性为多，无乳腺、阴茎手术史及淋巴水肿史。此外，在早期尚需与恶性黑色素瘤、化脓性肉芽肿及转移癌等疾病相鉴别。通过详细询问病史及组织学检查，鉴别并不难。

（六）治疗

预防淋巴管肉瘤的发生很重要。随着乳腺癌及阴茎癌患者的增多，需注意避免术后或放疗后淋巴管长期水肿，以降低淋巴管肉瘤的发病率。对于有机会接触电离辐射、化学物质（如聚氯乙烯、钍合剂、无机砷等）的人员，要避免在这样的环境中长时间停留。

淋巴管肉瘤恶性程度较高，一旦发病，常经淋巴结及血行转移至肺、骨骼、肾脏等，预后较差。手部或上肢部位一经确诊，极易侵犯深部肌肉，造成局部切除困难，因此截肢术是首选治疗方法。术后还需辅助放疗、化疗及免疫治疗等，以延缓肿瘤复发及远隔转移的风险。

五、梅克尔细胞癌（Merkel 细胞癌）

梅克尔细胞癌（Merkel 细胞癌，Merkel cell carcinoma，MCC）又称皮肤神经内分泌癌或皮肤小细胞未分化癌，是一种临床罕见的、原发于皮肤的、高度恶性的神经内分泌肿瘤，具有较强的侵袭性。1972 年，Toker 首次以皮肤梁状型癌报告，之后的大量研究证实了这种皮肤肿瘤来源于梅克尔（Merkel）细胞，并具有神经内分泌功能。该病以淋巴管扩散为主，恶性程度高，侵袭性强，病程发展迅速，局部切除后易复发，预后差，5 年生存率很低。

（一）病因及发病机制

梅克尔细胞癌的发病机制目前尚不清楚。因常见于头颈部及四肢等一些经常暴露于日光照射的部位，而且在器官移植、人类免疫缺陷病毒（HIV）感染、乳腺癌术后放化疗及伴随其他肿瘤的人群中发病率较高，因此普遍认为该病与紫外线照射和免疫抑制有关。尽管目前尚未发现导致该病的特异性基因，但有报告称 1 号染色体短臂（1p）缺失及 1 号染色体上的杂合性缺失导致抑癌基因的表达异常，可能是该病发生的一个重要原因。此外，p73 基因上 1p 缺失和 17 号染色体的基因 TP53 在该病的发病中也起了关键作用。美国匹兹堡大学医学院证实了导致梅克尔细胞癌的一种新型病毒，并将该病毒命名为梅克尔细胞多瘤病毒。

（二）临床表现

好发于中老年人，常见于面部、颈部等暴露部位，少见于四肢、胸壁及外阴等处皮肤。临床表现多为孤立的无痛性结节或肿块，皮损直径多为 0.5～5cm，突出于皮肤表面，呈紫色或暗红色丘疹状，也有报告呈蓝色或淡黄色，与表皮不粘连，溃疡少见。尽管肿瘤多位于真皮而不与表皮相连，但与表皮间有一薄层纤维组织相隔。

临床分期比较常用的是 MSKCC（Memorial Sloan-Kettering Cancer Center）分期系统：T1 期为肿瘤最大径≤2cm，T2 期为肿瘤最大径＞2cm；N0 期为没有局部淋巴结转移，N1 期为有淋巴结转移；M1 期为有远隔转移。Ⅰ期（T0N0M0），Ⅱ期（T2N0M0），Ⅲ期（任何 T，N1，M0），Ⅳ期（任何 T，任何 N，M1）。

另外，常用的临床分期是 AJCC 的皮肤肿瘤分期标准：T1 期为肿瘤最大径≤2cm，T2 期为肿瘤最大径 2～5cm，T3 期为肿瘤最大径＞5cm，T4 期为皮下深层组织（如肌肉、骨骼、软骨、下颌、眼眶等）受侵；N1a 期为微观淋巴结转移，N1b 期为宏观淋巴结转移，N2b 期为淋巴结途中转移；M1a 期为皮肤、切口下以及非局部结节，M1b 期为肺部转移，M1c 期为其他部位远隔转移。Ⅰ期（T1N0M0），ⅡA 期（T2-3pN0M0），ⅡB 期（T2-3cN0M0），ⅡC 期（T4N0M0），ⅢA 期（T1-4N1aM0），ⅢB 期（T1-4N1bM0），Ⅳ期（任何 T，任何 N，M1）。

（三）辅助检查

区域淋巴结超声，胸部 X 线或 CT，腹部超声、CT 或 MRI 是常规检查项目。近年有研究表明，PET-CT 对梅克尔细胞癌的诊断具有高达 90% 的敏感性。免疫组化染色中，绝大多数肿瘤细胞示神经元特异性烯醇化酶（NSE）强阳性，部分瘤细胞突触素（Syn）、CD蛋白99（CD99）、Vim阳性。细胞角蛋白20（CK20）在梅克尔细胞癌中呈现恒定阳性，且为细胞质中逗点状阳性颗粒，因此CK20在该肿瘤的诊断和鉴别上有极为重要的意义。前哨淋巴结活检在特异性诊断方面有明显的优势，可作为评价该病治疗和预后的常规检查。

（四）组织病理学表现

在组织病理学上，梅克尔细胞癌一般分为三型：梁状型、中间型和小细胞型，三种组织类型有时混合存在。

1. 梁状型　这种类型的瘤细胞从圆形到多边形，呈器官样排列或梁状排列，泡状核，核仁不明显，梁状型占所有病例的25%。

2. 中间型　为最常见的类型（>50%），最具特征性。瘤细胞由单一的细胞组成，实性，弥漫性生长，核浆比倒置，可见突出的细胞核及核仁，核分裂及核碎片多见。

3. 小细胞型　这一型较罕见，肿瘤呈实性，由一簇一簇的小细胞组成，细胞质极少，坏死多见。肿瘤细胞的突出特点是大小一致，细胞质少而细胞核突出，核分裂多见，可见点状坏死及核碎片。电镜下可见细胞质内较多神经分泌颗粒。

（五）诊断及鉴别诊断

本病的确诊主要依靠组织病理学检查及免疫组化染色。诊断时需要与手部大部分肿瘤（如基底细胞癌、尤因肉瘤、汗腺癌、低分化癌、转移性神经母细胞瘤等）相鉴别。临床上常与以下几种肿瘤相鉴别：

1. 小细胞肺癌（small cell lung cancer，SCLC）　CK20在梅克尔细胞癌中呈现恒定阳性，且为细胞质中逗点状阳性颗粒。小细胞肺癌也可呈CK20阳性，但多是弥漫性的。小细胞肺癌中甲状腺转录因子-1（TTF-1）阳性而梅克尔细胞癌阴性。

2. 小细胞性黑色素瘤（small cell melanoma）　皮肤梅克尔细胞癌与黑色素瘤在肿瘤发生、生物学行为、临床表现甚至治疗等方面都很相似，但黑色素瘤细胞形态多样，可无色素，常累及表皮。免疫组化染色中HMB-45、Melan-A、S-100等阳性，而神经内分泌标志物中嗜铬素A（CgA）、Syn、NSE、CK20阴性。

3. 恶性淋巴瘤（malignant lymphoma）　梅克尔细胞癌的组织学检查与淋巴瘤有相似之处，但梅克尔细胞癌一些区域出现巢团状、索状、梁状排列的瘤细胞；而淋巴瘤均匀一致，呈弥散状，无特殊排列方式，免疫组化染色淋巴瘤的神经内分泌标志物中CgA、Syn、NSE阴性。

4. 低分化癌（poorly differentiated carcinoma）　低分化癌形态学可与梅克尔细胞癌相似，但其免疫组化染色中神经内分泌标志物阴性。

5. 原始神经外胚叶肿瘤（primitive neuroectodermal tumor，PNET）　梅克尔细胞癌的细胞小而一致时，应与原始神经外胚叶肿瘤相鉴别。原始神经外胚叶肿瘤CD99、FLI-1呈阳性，CK20大多为阴性。

（六）治疗

早发现、早诊断、早切除是提高患者生存率的关键。皮肤原发的梅克尔细胞癌的治疗主要采用局部扩大切除加辅助性放疗及化疗。病灶扩大切除的范围应为肿瘤边缘2～5cm，大范围切除后可采用皮瓣移植或局部皮瓣旋转覆盖。发生在手指的梅克尔细胞癌可考虑截指手术。尽管有研究证明辅助放疗及化疗未见明显效果，但针对肿瘤无包膜、术后易复发的特点，对于 I 期患者，局部淋巴结清扫和放疗是非常重要的，放疗范围应为原发灶及淋巴结引流区域；对于 II 期和Ⅲ期患者，还需要联合辅助化疗；Ⅳ期患者应由多学科联合制订治疗方案。

（施海峰）

第四节

汗腺肿瘤

一、小汗腺汗孔瘤

　　小汗腺汗孔瘤（eccrine poroma）也称汗腺汗孔硬结，于1956年首先由Pinkus等描述。这是一种相当常见的皮肤肿瘤，常单发。小汗腺汗孔瘤被认为起源于盘绕表皮内小汗腺导管的外层细胞（顶端汗管）。

　　汗腺（图2-4-1）肿瘤约占所有皮肤肿瘤的1%。作为相对少见的肿瘤，小汗腺汗孔瘤约占汗腺肿瘤的10%，好发于中老年人，没有种族或性别差别。小汗腺汗孔瘤与长期辐射暴露有关，有文献报告，用电疗治疗蕈样肉芽肿（granuloma fungoides）和慢性放射性皮炎后，出现小汗腺汗孔瘤。此外，小汗腺汗孔瘤也出现于患其他皮肤病的患者，包括少汗性外胚层发育不良和鲍恩病。

（一）临床表现

　　小汗腺汗孔瘤可表现为单发圆顶状

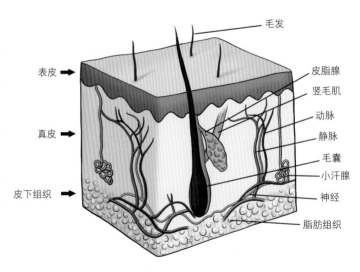

图2-4-1　汗腺模拟图

丘疹、斑块或结节，颜色上表现为正常肤色、粉色、红色、白色甚至蓝色；表面平滑或呈疣状，一些病例有溃烂和出血倾向。小汗腺汗孔瘤主要发生于肢端皮肤表面，最常见的位于手掌或足底，约2/3患者的皮损发生于足底或足两侧（图2-4-2），其次为手或手指，也可见于头部、颈部和胸部。小汗腺汗孔瘤起病缓慢，患者一般无症状，部分患者表现为疼痛及瘙痒。

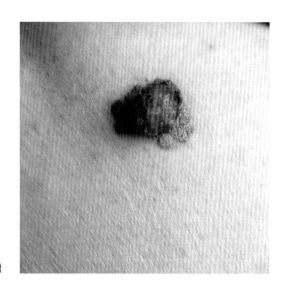

图2-4-2 小汗腺汗孔瘤

（二）辅助检查

1. 皮肤镜检查　皮肤镜检查主要用于色素性皮肤病的诊断。鉴于此，一些研究人员尝试通过皮肤镜检查小汗腺汗孔瘤。小汗腺汗孔瘤没有色素沉着，可以通过皮肤镜观察血管纹帮助诊断。常见的血管纹有多态形、肾小球形、线性不规则形、叶状、花状、环状或发夹状。尽管在黑色素瘤中可见多种血管纹形式，但叶状和花状图案仅见于小汗腺汗孔瘤。此外，与基底细胞癌的血管纹相比，小汗腺汗孔瘤的树枝状血管纹明显较少，这表明小汗腺汗孔瘤位于真皮深处，并提供了另一种鉴别病变的方法。Ferrari研究发现，在小汗腺汗孔瘤病例中最主要的特征是出现白粉色的晕轮，这被认为是肿瘤周围血管的纤维蛋白样水肿造成的。其他的皮肤镜特征包括血管变红（主要继发于肿瘤周围的血管扩张、血管的高灌注量、无结构的区域）以及交错的白线。小汗腺汗孔瘤中发现白线是非常特异的，仅在2例黑色素瘤中发现此现象。

2. 分子标记　以前人们可以通过p53蛋白的表达鉴别小汗腺汗孔瘤和汗孔癌（porocarcinoma）。2001年，Akalin等人通过免疫组化的方法研究了25例小汗腺汗孔瘤和11例汗孔癌样本中p53蛋白的表达，其中22例小汗腺汗孔瘤以及8例汗孔癌显示出了p53蛋白的表达。通过对p53反应的细胞百分比及染色程度进一步分类，将其分为低度（＜5%）、中度（5%～50%）和高度（＞50%）。他们得出的结论是，小汗腺汗孔瘤p53蛋白高表达与汗孔癌的数量相当。因此，他们认为尽管p53可能在致癌基因途径中发挥一定的作用，但不能作为恶性肿瘤的单独标记。Gu等通过研究p16、视网膜母细胞瘤蛋白的表达和免疫组化的关系，阐明了小汗腺汗孔瘤和汗孔癌的分子基础，结果表明，几乎所有汗孔癌在细胞核和细胞质中都表现出了p16的强烈免疫活性，而良性肿瘤反应则是非活性的。此外，汗孔癌中视网膜母细胞瘤蛋白的染色显示阴性结果，小汗腺汗孔瘤则显示阳性结果。他们得出结论，p16的过度表达及视网膜母细胞瘤蛋白的丧失，有可能在常规实验室筛查中作为一种有用的检测手段。

（三）组织病理学表现

根据与表皮的位置关系，将汗孔瘤分为四种类型：单纯性汗腺棘皮瘤、小汗腺汗孔瘤、真皮导管瘤和汗孔样汗腺瘤。单纯性汗腺棘皮瘤是汗孔细胞在表皮内增生，呈巢状排列；而真皮导管瘤和汗孔样汗腺瘤的汗孔细胞呈结节状、网状真皮增生，与表皮无连接。真皮导管瘤由多个汗孔细胞的多发性结节组成；而汗孔样汗腺瘤表现为单发的大结节，呈实性或囊性。典型的小汗腺汗孔瘤的特征是真皮增生，汗孔细胞呈小叶状生长，与表皮呈广泛性连接（图2-4-3）。肿瘤细胞大小均匀，为正方形，较表皮的角质形成细胞稍小，细胞质疏松，细胞核小，呈圆形或卵圆形，可见数量不等的有丝分裂象。表皮内的肿瘤细胞呈巢状，与邻近的角质形成细胞界线清楚，未见呈栅栏状排列的周边型核，鳞状细胞分化的病灶和透明细胞变化经常可见。多数情况下，角质层过碘酸希夫反应（PAS反应）呈阳性，嗜酸性细胞及导管内衬立方上皮癌胚抗原（carcinoembryonic antigen，CEA）呈弱阳性可明确诊断。肿瘤由间质组织所决定，它的特征是由密集血管形成，肿瘤被间质支撑，间质内特征性血管增多。

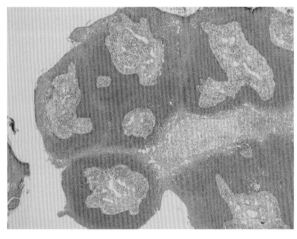
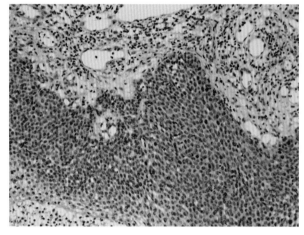

A   B

图2-4-3 小汗腺汗孔瘤的组织病理学特征

A. 100倍镜下   B. 200倍镜下

（四）诊断及鉴别诊断

小汗腺汗孔瘤需与罕见的恶性肿瘤相鉴别，也要和其他汗腺肿瘤，如圆柱瘤（cylindroma）、汗管瘤（syringoma）相鉴别。临床上主要与以下几种疾病相鉴别：

1. **基底细胞癌**　表现为太阳暴晒后出现珍珠丘疹和毛细血管扩张，边缘卷起，中央溃疡，以男性更为常见。组织学上表现为大而深染的基底样细胞，细胞核呈椭圆形，无细胞间桥。罕见有丝分裂和栅栏状细胞。

2. **脂溢性角化病**　表现为扁平、油腻、色素性鳞状上皮增生，角蛋白填充，好发于头部、颈部和老年人的四肢。基本病理特征为表皮角化过度、棘层肥厚以及乳头瘤样增生。在表皮、真皮交界处及表皮上部尚可见黑色素细胞。

3. 汗管瘤 表现为肉色、淡黄色或黄褐色隆起的斑块，最常见于中老年妇女头部、躯干和四肢。病理特征为皮内可见较多小导管，其壁由两排上皮细胞构成，大多扁平，但内排细胞偶有空泡化。导管腔含无定型物质，有些导管有小的逗点样上皮尾巴，呈蝌蚪状。此外，尚见与导管无联系的嗜碱性上皮细胞束。邻近表皮处可见囊样导管腔，其内充满角蛋白，囊壁衬以含透明角质颗粒的细胞。

4. 化脓性肉芽肿 表现为孤立的红色圆顶状结节，触碰易出血。最常见于儿童手部、足部、头部和颈部，也见于孕妇的口腔黏膜。病理特征为增生的毛细血管嵌入水肿的基质，广泛的淋巴细胞浸润肉芽组织，表皮侵蚀。

5. 圆柱瘤 单发的圆柱瘤表现为孤立生长的粉红色结节，多见于中年妇女。病理特征为真皮内肿瘤细胞被细胞膜包裹。

（五）治疗

手术切除是治疗小汗腺汗孔瘤的主要方法。对于单纯性汗腺棘皮瘤，可用电干燥法和二氧化碳激光消融术。

（刘志刚 贾晓燕）

二、软骨样汗管瘤

软骨样汗管瘤（chondroid syringoma，CS）是一种汗腺肿瘤，多为良性，于1982年由Nasse首次报告，又名皮肤混合瘤（mixed tumor of skin，MTS），在上皮肿瘤中占0.010%～0.098%。男性较女性多见，好发于头面部及颈部，病理中既有上皮成分又有间质成分。临床上具有皮损表现缺乏特异性、组织学表现多样、临床及病理易误诊的特点，治疗以手术切除为主，罕见复发，预后较好。

（一）病因及发病机制

软骨样汗管瘤的发病原因尚不清楚，无明显家族聚集发病倾向。

（二）临床表现

本病常有以下特点：①男性多见，男女发病比例约2∶1，20～40岁年龄段多发；②好发于头、面、颈部，常累及鼻部、颊部、上唇等，偶见于腋窝、躯干、四肢，阴囊罕见；③肿瘤生长缓慢，位于真皮或皮下脂肪内，多为孤立、质地坚实、边界清楚的无痛性结节，无明显自觉症状，直径多为1～3cm，有文献报告直径最大的可至11cm。

多为良性，极少发生恶变，但也有恶变的报告，可出现局部转移或转移至骨骼、淋巴结、内脏。恶性病例中男女发病比例约1∶2，好发于女性患者肢端，这与良性病例多发于男性头、面、颈部截然不同。如果病理发现细胞异型性、核分裂象增多、边缘浸润性生长、卫星灶及肿瘤坏死等改变，则提示有恶变的可能。

（三）影像学表现

放射线及CT检查对于软组织病变意义有限；B超检查对于囊性和实性病变的辨别有一定的意

义；MRI检查可以进行鉴别分析，表现为在T1加权像上的低信号，在T2加权像上则呈明显的高信号，但都不具备特异性，不能明确诊断。

（四）组织病理学表现

1. **肉眼观察** 肿瘤位于真皮或皮下，通常为单个无痛性结节；边界清楚，质地偏硬，表面肤色正常，偶见紫红色，少有破溃，无自觉症状。

2. **显微镜检查** 细针穿刺涂片显示，在黏液软骨样或透明变性间质背景上，可见松散黏附的细胞簇或分散的细胞。高倍镜下可见两种细胞：上皮细胞和肌上皮细胞。上皮细胞形态单一，呈圆形或卵圆形，细胞有中等量细胞质，细胞核居中，有细而分散的染色质；肌上皮细胞位于上皮细胞团中，较上皮细胞体积略小，核深染。

组织病理上既有汗腺上皮成分，如小汗腺、大汗腺、皮脂腺、毛发等，又有间质成分，如软骨样基质、纤维性基质或黏液性基质。根据其组织病理学表现，可分为大汗腺型和小汗腺型。大多数符合大汗腺型，以大小不等、形态不一的管状结构或囊腔状结构为特征，管壁覆有两层上皮细胞，有断头分泌现象，有时可见向毛囊、皮脂腺分化。少数为小汗腺型，为单层上皮细胞组成的管状结构，无断头分泌现象。

Sulochana等总结软骨样汗管瘤的组织病理学特点：①多边形或正方形细胞组成的细胞巢；②相互连通的管泡状结构，以两排或多排立方细胞为内衬；③由一至两排正方形细胞组成的导管结构；④偶见的角质囊肿；⑤成分多样的基质。软骨样汗管瘤可具备以上所有特点或其中绝大部分特点。大多数恶性软骨样汗管瘤与良性的软骨样汗管瘤组织病理学表现相似，但其多形性更为明显，核有丝分裂及异常核分裂增多，可向血管、淋巴结浸润或转移，邻近组织见多个卫星灶则更能明确诊断。

（五）诊断及鉴别诊断

1. **恶性软骨样汗管瘤** 与良性相反，恶性软骨样汗管瘤约78%发生于躯干和四肢，约22%发生于头颈部，男女发病比例约2∶3。恶性软骨样汗管瘤可以是良性软骨样汗管瘤恶变发展而来，也可以开始即为恶性。因此，恶性软骨样汗管瘤的诊断主要是根据肿瘤的双相性特点。软骨样汗管瘤组织学出现以下特点时需怀疑恶性：核分裂、核异型、细胞多形性、淋巴管侵犯、卫星灶结节、浸润性边界或累及深部组织、肿瘤坏死。恶性软骨样汗管瘤易转移至淋巴结、肺部、骨骼。当组织学上出现恶性形态学特点但又未证实有转移时，可以命名为非典型性软骨样汗管瘤。

2. **汗管瘤** 同样好发于头面部，但几乎均为多发性。汗管瘤同软骨样汗管瘤一样具有上皮性管状结构，管状结构具有一层腔面细胞和一至两层外层细胞，较大的细胞团形成特征性的蝌蚪状外观，但缺乏软骨样汗管瘤的黏液软骨样或透明变性间质。

3. **微囊/网状型神经鞘瘤** 软骨样汗管瘤与微囊/网状型神经鞘瘤都可出现明显的黏液背景，软骨样汗管瘤在黏液背景上互相交织的上皮条索类似微囊/网状型神经鞘瘤的网状结构，可能导致误诊。发生于皮肤的微囊/网状型神经鞘瘤罕见，且缺乏毛囊、皮脂腺分化，免疫组化显示S-100弥漫阳性而CK、CEA等阴性。

4. **良性转移性腮腺混合瘤** 原发性恶性腮腺混合瘤（癌肉瘤）、多形性腺瘤、良性转移性腮腺混合瘤都可以转移至皮下。前两者有恶性肿瘤的组织学表现，不难与软骨样汗管瘤鉴别。良性转移性腮腺混合瘤的原发灶和转移灶在组织学上都呈良性表现，表现为低度恶性的生物学特征。原发灶确诊后3～5年出现转移，常转移至骨骼、头颈、肺部、皮肤。如转移至皮肤、皮下时，转移灶的组织学形态与软骨样汗管瘤无法区分。鉴别两者主要依靠病史及临床表现，良性转移性腮腺混合瘤有腮腺手术史，转移前常有局部复发，转移至皮肤或皮下时表现为多结节、多部位转移。

（六）治疗

软骨样汗管瘤的治疗手段主要是手术切除。本病大多数为良性，但也有恶变的报告。对已诊断明确的软骨样汗管瘤，治疗上无须行扩大切除，仅单纯切除即可，术后复发的报告在国内极为罕见。部分学者认为，Mohs（莫氏）显微外科技术对于皮肤混合瘤的治疗更为安全。对于组织病理学检查有异常增生、怀疑恶变的软骨样汗管瘤应积极手术并完整地切除肿瘤，且肿瘤边缘应包含有正常组织。对于发生恶变且转移的软骨样汗管瘤，如果行姑息手术，则应广泛切除。即使是良性的软骨样汗管瘤，若切除不彻底，仍有可能导致复发及恶变，因此建议所有肿瘤均应完全切除，术后定期随访。如局部出现明显的细胞增生，虽未达到恶变，术后也应定期随访。若出现复发，需再次手术并完整切除肿瘤。

（刘志刚　潘月海）

三、汗管瘤

汗管瘤（syringoma）也称发疹性汗腺腺瘤、管状汗腺瘤、汗管汗腺瘤、汗管囊瘤、汗管囊腺瘤、汗腺腺瘤、小汗腺汗腺腺瘤。可发生于任何年龄，青年女性多见，50%以上的患者于20～30岁时发病。妊娠、月经前期或服用雌激素时，病变可增大肿胀。部分有家族史，以常染色体显性遗传方式遗传。

（一）病因及发病机制

本病是一种痣样肿瘤，有时有家族史，与遗传有关，可能与内分泌失调有关。

（二）临床表现

好发部位为下眼睑及颊部，颈、胸部也较为常见，部分发病于腰、背、四肢及生殖器等处。一般为肉色、淡黄色或褐黄色隆起性斑块，呈圆形、卵圆形或不规则形，表面光滑或附有油腻物，呈蜡样光泽，边界清楚，其上无毛发；也可呈疣状、乳头状增生或半球形、扁平丘疹。通常多发，直径一般为1～5mm，多数密集而不融合，常对称分布于下眼睑（图2-4-4），也可见于额部、两颊和阴部。增长缓慢，很少自行消退，通常无自觉症状。有时伴有瘙痒感，于女性阴部则偶有剧痒。

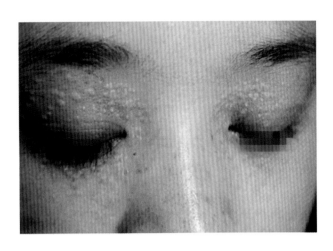

图2-4-4　汗管瘤

汗管瘤尚有以下几种亚型：

1. 透明细胞汗腺腺瘤（clear cell hidroadenoma）　该型与糖尿病伴发，除组织病理表现外两者无差别。

2. 发疹性汗腺腺瘤（eruptive hidroadenoma）　由Darier首先描述本病。皮损呈发疹性，对称分布于颈部、胸部、腋窝、上臂和脐周。皮损呈光泽性淡玫瑰色丘疹，似扁平苔藓和二期梅毒疹。

3. 其他亚类　个别病例在临床上表现为不寻常的汗腺腺瘤，如局限于头部可引起秃发，呈单侧线状或痣样分布。此外，还有局限于女性阴部或男性阴茎，局限于远端肢体，以及扁平苔藓样和粟丘疹样等型。

（三）组织病理学表现

真皮内可见很多小导管，其壁由两排上皮细胞构成，大多扁平，但内排细胞偶有空泡化。导管腔含无定型物质，有些导管有小的逗点样上皮尾巴，呈蝌蚪状。此外，尚见与导管无联系的嗜碱性上皮细胞束。邻近表皮处可见囊样导管腔，其内充满角蛋白，囊壁衬以含透明角质颗粒的细胞。青春发育期的皮损中，真皮内可见大量成熟或接近成熟的皮脂腺，无皮脂腺导管，直接与毛囊漏斗相连，其上方的表皮呈疣状或乳头瘤样增生。婴儿及儿童期的皮损仅有少许或无皮脂腺结构。透明细胞汗腺腺瘤中的瘤巢与透明毛玻璃样物质通常围绕小而暗色卵圆形核的细胞巢混合存在。免疫组化分析显示细胞角蛋白（CK）表达，证明其为传统性汗管瘤的一种代谢性亚型。

（四）诊断及鉴别诊断

根据临床特点，汗管瘤一般不难诊断。必要时取活检组织做免疫组化检查即可明确诊断。临床上需与睑黄瘤、扁平疣、丘疹性环状肉芽肿等区别。

1. 睑黄瘤（xathelasma）　又称睑黄疣，常见于上眼睑近内眦处，为黄色丘疹或斑块，常对称分布。多见于中年以上女性，常伴有高脂蛋白血症。

2. 毛发上皮瘤　好发于鼻唇沟处，丘疹较大，往往呈半球形，以常染色体显性遗传方式遗传，组织病理学检查可以确诊。

3. 乳头状汗管囊腺瘤（syringocystadenoma papilliferum）　多发于头皮，皮损为单个乳头瘤状结节、斑块，表面有渗出、结痂。组织病理学检查为表皮不同程度的乳头瘤样增生，并不规则地向真皮内陷，形成乳头状囊腔。

4. 扁平疣 为表面光滑，质硬，粉红色、淡黄色、浅褐色或正常肤色的芝麻至黄豆大小的扁平丘疹。常见于青少年，多发生在面部，但下眼睑非好发部位，除面部外，也可见于手背，散在或成群分布。一般无症状，偶有疼痛感，可自行消失。组织病理学检查可以确诊。

5. 疣状痣（verrucoid nevus） 皮损可发生于身体任何部位，为淡黄色或棕黑色疣状丘疹，表面角化过度，粗糙，多呈线状分布。组织病理学表现为表皮角化过度、乳头瘤样增生、棘层肥厚、基底层黑色素增多，但无疣细胞。

6. 毛囊瘤（trichofolliculoma） 皮损为多发的小圆形坚实的丘疹和小结节，面部多见，呈向心性分布，少数为单个丘疹。

7. 丘疹性环状肉芽肿（papular granuloma annulare） 活检呈渐进性坏死。

8. 丘疹性梅毒疹（papular syphilid） 梅毒血清反应阳性，皮疹可自行消退。

（五）治疗

可不予治疗。影响外观容貌时，可采用下列治疗方法：

1. 手术治疗。

2. 非手术治疗 可行电灼、二氧化碳激光消融和液氮冷冻等治疗。

（刘志刚 王爽）

四、恶性透明细胞汗腺腺瘤

许多良性汗腺肿瘤都有相对应的恶性肿瘤。手部的恶性汗腺肿瘤有汗孔癌（porocarcinoma）、恶性小汗腺螺旋腺瘤（malignant eccrine spiradenoma）、乳头状腺癌（papillary adenocarcinoma）、恶性透明细胞汗腺腺瘤（malignant clear cell hidroadenoma）。恶性透明细胞汗腺腺瘤非常罕见，治疗标准还没有形成，但是可以从个例报告中获得一些基本的知识。

（一）病因及发病机制

本病罕见，有些由良性汗腺肿瘤恶变而来，也有一开始即为恶性的，易发生转移。

（二）临床表现

恶性透明细胞汗腺腺瘤好发于老年人，症状为疼痛或压痛；发生溃疡时，疼痛和压痛明显。该肿瘤侵袭力强，容易发生局部侵袭、转移、复发，可转移到局部淋巴结，或经过血行途径转移到骨骼、皮肤、肺部、大脑和肾脏等。

其临床表现概括为：

1. 本病罕见，发生于老年人。

2. 病因不明，常为原发的恶性肿瘤或由小汗腺螺旋腺瘤恶变而来。

3. 好发于头面部、颈部以及肢端，因为手掌汗腺多，所以手掌最为常见。

4. 单发或多发。

5. 皮损为表面破溃的丘疹或结节。

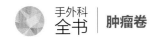

6. 易发生转移。

（三）组织病理学表现

重要病理改变包括：

1. 瘤细胞位于真皮层，主要由多角形透明细胞组成，瘤体内可见基底样细胞和鳞状细胞。

2. 形态学上可分为三型，三者可共同存在于同一皮损中。

3. 肿瘤外周呈侵袭性生长，边界不清。

4. 瘤内可见导管样、实质性或腺样结构，可见中心性自发性坏死。

5. 细胞异型性明显，有较多核分裂象，空泡化透明细胞大而圆，细胞核小而深染，位于边缘。

6. 息肉型：瘤细胞呈乳头瘤样增生，外观呈息肉状。

7. 硬化型：间质增生明显。

8. 粉刺型：瘤细胞呈小叶状分布，有中心性坏死。

（四）治疗

早期可手术切除治疗，采用局部扩大切除手术，切除深度达深筋膜以下。对于晚期肿瘤，建议对相应的淋巴结做活检，以便对肿瘤进行分期，指导治疗。有些学者建议切除局部淋巴结作为预防措施。放疗和化疗对于治疗这种肿瘤效果不肯定。

（刘志刚　王阳）

参考文献

［1］SHARMA H，SINHA A，SINGH B J. Sebaceous cyst presenting with necrotizing ulcerative infection over trochanteric area mimicking necrotizing fasciitis［J］. J Eur Acad Dermatol，2006，20（3）：345-346.

［2］BOSMAN W M，BREKELMANS W，VERDUIJN P S，et al. Necrotising fasciitis due to an infected sebaceous cyst［J］. BMJ Case Reports，2014：pii：bcr-2013-201905.

［3］BART R，ANDRADE R，KOPF A W. Cutaneous horns. A clinical and histopathologic study［J］. Acta Derm Venereol，1968，48（5）：507-515.

［4］MANTESE S A，DIOGO P M，ROCHA A，et al. Cutaneous horn：a retrospective histopathological study of 222 cases［J］. An Bras Dermatol，2010，85（2）：157-163.

［5］COPCU E，SIVRIOGLU N，CULHACI N. Cutaneous horns：are these lesions as innocent as they seem to be?［J］. World J Surg Oncol，2004，2：18.

［6］CRISTÓBAL M C，URBINA F，ESPINOZA A. Cutaneous horn malignant melanoma［J］. Dermatol Surg，2007，33（8）：997-999.

［7］ERMERTCAN A T，ESKIIZMIR G，GENCOĞLAN G，et al. Lentigo malignant melanoma presenting with cutaneous horn［J］. Dermatol Surg，2010，36（11）：1759-1762.

［8］YANG J H，KIM D H，LEE J S，et al. A case of cutaneous horn originating from keratoacanthoma［J］. Ann Dermatol，2011，23（1）：89-91.

［9］SOBANKO J F，DAGUM A B，DAVIS I C，et al. Soft tissue tumors of the hand. 1. Benign［J］. Dermatol Surg，2007，33（6）：651-667.

［10］TRUMBLE T E，BUDOFF J E. Hand surgery updates Ⅳ+CD［M］. Rosemont，IL：American Society for Surgery of the Hand，2007.

［11］HOTCHKISS R N，PEDERSON W C，WOLFE S W，et al. Green's operative hand surgery［M］. 6th ed. Philadelphia，PA：Elsevier Health，2011.

［12］NETSCHER D T，LEONG M，ORENGO I，et al. Cutaneous malignancies：melanoma and nonmelanoma types［J］. Plast Reconstr Surg，2011，127（3）：37-56.

［13］MISAGO N，INOUE T，KOBA S，et al. Keratoacanthoma and other types of squamous cell carcinoma with crateriform architecture：classification and identification［J］. J Dermatol，2013，40（6）：443-452.

［14］PATEL N P，CERVINO A L. Treatment of keratoacanthoma：Is intralesional methotrexate an option?［J］. Can J Plast Surg，2011，19（2）：15-18.

［15］KOVALYSHYN I，BRAUN R，MARGHOOB A. Congenital melanocytic naevi［J］. Australas J Dermatol，2009，50（4）：231-240；quiz 241-242.

［16］AGERO A，TALIERCIO S，DUSZA S W，et al. Conventional and polarized dermoscopy features of dermatofibroma［J］. Arch Dermatol，2006，142（11）：1431-1437.

［17］SCHAFFER J V，BOLOGNIA J L. The clinical spectrum of pigmented lesions［J］. Clin Plast Surg，2000，27（3）：391-408.

［18］MENZIES S，CROTTY K，INGVAR C，et al. Dermoscopy：an atlas［M］. 3rd ed. Sydney：McGraw-Hill Eduction，2009.

［19］STRICKLIN S M，STOECKER W V，OLIVIERO M C，et al. Cloudy and starry milia-like cysts：how well do they distinguish seborrheic keratosis from malignant melanomas?［J］. J Eur Acad Dermatol，2011，25（10）：1222-1224.

［20］GRANTER S R，MCKEE P H，CALONJE E，et al. Melanoma associated with blue nevus and melanoma mimicking cellular blue nevus：a clinicopathologic study of 10 cases on the spectrum of so-called "malignant blue nevus"［J］. Am J Surg Pathol，2001，25（3）：316-323.

［21］TSUNEMI Y，SAEKI H，TAMAKI K. Blue naevus with pigment network-like structure on dermoscopy［J］. Acta Derm Venereol，2008，88（4）：412-413.

［22］赵辨. 中国临床皮肤病学［M］. 南京：江苏科学技术出版社，2010.

［23］博洛格尼，乔伊佐，拉皮尼. 皮肤病学［M］. 朱学骏，王宝玺，孙建方，等译. 2版. 北京：北京大学医学出版社，2011.

［24］HONG C H，LEE C H，CHEN G S，et al. STAT3-dependent VEGF production from keratinocytes abrogates dendritic cell activation and migration by arsenic：a plausible regional mechanism of immunosuppression in arsenical cancers［J］. Chem Biol Interact，2015，227：96-103.

［25］COX N H，EEDY D J，MORTUN C A，et al. Guidelines for management of Bowen's disease：2006 update［J］. Br J Dermatol，2007，156（1）：11-21.

［26］JEMAL A，SIEGEL R，WARD E，et al. Cancer statistics，2008［J］. CA Cancer J Clin，2008，58（2）：71-96.

［27］黄东旭，王克利，路来金，等. 手部肿瘤518例的临床研究［J］. 中华手外科杂志，2013，29（3）：164-166.

［28］路来金，刘彬，宣昭鹏，等. 手部肿瘤2397例的临床研究［J］. 中华手外科杂志，2007，23（3）：132-134.

［29］王澍寰. 手外科学［M］. 2版. 北京：人民卫生出版社，2006：761-762.

［30］TURNER J B，RINKER B. Melanoma of the hand：current practice and new frontiers［J］. Healthcare（Basel），2014，2（1）：125-138.

［31］《中国黑色素瘤规范化病理诊断专家共识》编写组. 中国黑色素瘤规范化病理诊断专家共识（2017年版）［J］. 中华病理学杂志，2018，47（1）：7-13.

［32］THOMAS J M，NEWTON-BISHOP J，A'HERN R，et al. Excision margins in high-risk malignant melanoma［J］. N Engl J Med，2004，350（8）：757-766.

［33］沃尔夫，霍奇基斯，佩德森，等. 格林外科手术学［M］. 田光磊，蒋协远，陈山林，主译. 6版. 北京：人民军医出版社，2012：1979.

［34］GONZÁLEZ S，GILABERTE-CALZADA Y，GONZÁLEZ-RODRÍGUEZ A，et al. In vivo reflectance-mode confocal scanning laser microscopy in dermatology［J］. Adv Dermatol，2004，20：371-387.

［35］HUANG Y S，CHEN X X，YANG S X，et al. Preliminary exploration of the clinical features of Chinese patients with skin malignancies and premalignancies：a retrospective study of 1420 cases from Peking University First Hospital［J］. J Eur Acad Dermatol，2013，27（9）：1114-1119.

［36］VIARISIO D，DECKER K M，AENGENEYNDT B，et al. Human papillomavirus type 38 E6 and E7 act as tumour promoters during chemically induced skin carcinogenesis［J］. J Gen Virol，2013，94（Pt 4）：749-752.

［37］BERKING C，HAUSCHILD A，KÖLBL O，et al. Basal cell carcinoma-treatments for the commonest skin cancer［J］. Dtsch Arztebl Int，2014，111（22）：389-395.

［38］CHO E A，MOLONEY F J，CAI H，et al. Safety and tolerability of an intratumorally injected DNAzyme，Dz13，in patients with nodular basal-cell carcinoma：a phase l first-in-human trial（DISCOVER）［J］. Lancet，2013，381（9880）：1835-1843.

［39］YU L，YANG S J. Lymphangiosarcoma of the vocal cord：a rare entity defined by a D2-40 immunohistochemical and ultrastructural study［J］. J Clin Oncol，2011，29（3）：57-61.

［40］SWANSON M S，SINHA U K. Diagnosis and management of Merkel cell carcinoma of the head and neck：current trends and controversies［J］. Cancers（Basel），2014，6（3）：1256-1266.

［41］TSENG J，DHUNGEL B，MILLS J K，et al. Merkel cell carcinoma：what makes a difference？［J］. Am J Surg，2015，209（2）：342-346.

［42］GU L H，ICHIKI Y，KITAJIMA Y. Aberrant expression of p16 and RB protein in eccrine porocarcinoma［J］. J Cutan Pathol，2002，29（8）：473-479.

［43］KELTEN C，BOYACI C，TRABULUS D C，et al. Benign mixed tumour of the breast and breast skin，two cases with diagnostic difficulties［J］. BMJ Case Reports，2015，pii：bcr-2015210906.

［44］KRISHINAMURTHY A，AGGARWAL N，DEEN S，et al. Malignant chondroid syringoma of the pinna［J］. Indian J Nucl Med，2015，30（4）：334-337.

［45］BARNETT M D，WALLACK M K，ZURETTI A，et al. Recurrent malignant chondroid syringoma of the foot：a case report and review of the literature［J］. Am J Clin Oncol，2000，23（3）：227-232.

［46］SULOCHANA S，MANOHARAN M，ANITHA. Chondroid syringoma—an unusual presentation［J］. J Clin Diagn Res，2014，8（7）：FD13-FD14.

［47］ARAÚJO J L，DE AGUIAR G B，ULISSES D P A，et al. Malignant chondroid syringoma with central nervous system involvement［J］. J Craniofac Surg，2012，23（2）：514-515.

［48］GUNDUZ K，DEMIREL S，HEPER A O，et al. A rare case of atypical chondroid syringoma of the lower eyelid and review of the literature［J］. Surv Ophthalmol，2006，51（3）：280-285.

［49］SIRINOĞLU H，ERSOY B，TEZEL E．Benign chondroid syringoma：atypical presentation of a rare eccrine tumor ［J］．J Foot Ankle Surg，2011，50（3）：364-366．

［50］KOPF A W，BART R S，HENNESSEY P．Congenital nevocytic nevi and malignant melanomas ［J］．J Am Acad Dermatol，1979，1（2）：123-130．

［51］ELDER D，ELENITSAS R，JAWORSKY C，et al．Lever's histopathology of the skin ［M］．Philadelphia：Lippincott-Raven，1997：625-684．

［52］TUCKER M A，HALPERN A，HOLLY E A，et al．Clinically recognized dysplastic nevi：a central risk factor for cutaneous melanoma ［J］．JAMA，1997，277（18）：1439-1444．

［53］SARDANA K，CHAKRAVARTY P，GOEL K．Optimal management of common acquired melanocytic nevi （moles）：current perspectives ［J］．Clin Cosmet Investig Dermatol，2014，7：89-103．

［54］FLEEGLER E J．Tumors involving the skin of the upper extremity ［J］．Hand Clin，1987，3（2）：197-212．

［55］MENZIES S W，CROTTY K A，INGVAR C M，et al．Dermoscopy：an atlas ［M］．3rd ed．Sydney，Australia：McGraw-Hill Book Company，2009．

［56］BARAN R，MIKHAIL G，COSTINI B，et al．Distal digital keratoacanthoma: two cases with a review of the literature ［J］．Dermatol Surg，2001，27（6）：575-579．

［57］BARAN R，GOETTMANN S．Distal digital keratoacanthoma: a report of 12 cases and a review of the literature ［J］．Br J Dermatol，1998，139（3）：512-515．

［58］FISHER A A．Distinctive，destructive，digital disease ［J］．Arch Dermatol，1961，83：1030-1031．

［59］LOVETT J E，HAINES T A，BENTZ M L，et al．Subungual keratoacanthoma masquerading as a chronic paronychia ［J］．Ann Plast Surg，1995，34（1）：84-87．

第 三 章

软组织肿瘤

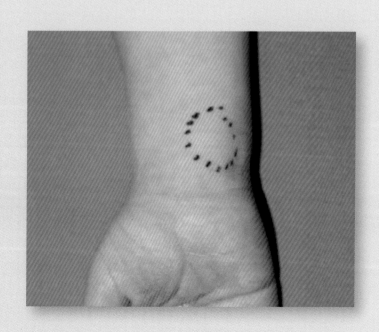

良性软组织肿瘤与类肿瘤

一、腱鞘囊肿

腱鞘囊肿（ganglion cyst）是手腕和足踝最常见的囊性肿块，最常见于腕部，尤其是腕背部。囊肿以单房多见，囊内含有无色透明或橙色、淡黄色的浓稠黏液，囊壁为致密硬韧的纤维结缔组织。大部分腱鞘囊肿有细的颈部与腕背侧或掌侧关节相通，有的是孤立的结节。患者多为青壮年，女性多见。起病缓慢，发病部位可见一圆形肿块，无症状或有轻微酸痛感，严重时会给患者造成一定的功能障碍。

（一）病因及发病机制

病因尚存在争议，多种学说都只能解释部分结果。目前广为接受的是创伤学说，可以是一次急性损伤造成的，也可以是慢性劳损（尤其是手及手指的慢性劳损）导致的。还有很多学者认为和邻近组织（如关节囊、韧带、腱鞘）的黏液样变性有关。另外，骨关节炎和一些系统性免疫疾病，甚至感染也可能是潜在病因。一些需要长期重复关节活动的职业人员，如长期使用电脑的人、搬运货物的作业人员等都容易诱发此病。

（二）临床表现

腱鞘囊肿可发生于任何年龄，多见于青年和中年，女性多于男性。发生于腕背者占60%～70%。囊肿生长缓慢，呈圆形，直径一般不超过2cm（图3-1-1），也有突然发现者。少数囊肿可自行消退，也可再复发。部分病例除局部肿块外，没有自觉不适，无痛性肿块是患者常见的主诉。很

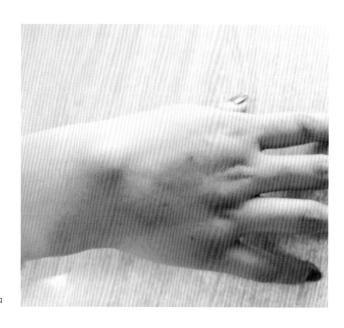

图3-1-1 腕背部腱鞘囊肿

多患者前来就诊是出于对外观的担心。多数患者有局部酸胀或轻度疼痛，影响活动。囊肿大小与症状轻重无直接关系，而与囊肿张力有关，张力越大，肿块越硬，症状越明显。如果刺激邻近神经，会产生相应支配区的感觉障碍。少见的情况是囊肿位于神经干内，比如位于尺神经，则出现尺神经功能障碍。

另外一种少见的情况是骨内腱鞘囊肿，又称邻关节骨囊肿、关节旁骨囊肿、骨内黏液囊肿，1972年世界卫生组织（World Health Organization，WHO）正式将其命名为骨内腱鞘囊肿。过去认为这是一种罕见病，近年来随着CT、MRI技术的发展和对本病认识的提高，文献报告病例数明显增多。该病的好发部位是月骨，常以疼痛为首发症状，呈间歇性，活动后加重。查体一般无明显阳性体征，有时局部轻压痛。检查时可以摸到一外形光滑、边界清楚的圆形肿块，压之有酸胀感，与表面皮肤无粘连，但基底固定。囊肿多数张力较大，触之硬韧，少数柔软，但都有囊性感。透光试验阳性。

腕部腱鞘囊肿多位于腕背，好发的部位是指总伸肌腱桡侧的腕背关节囊，其次是桡侧腕屈肌腱和拇长展肌之间。腕管内的指屈肌腱滑膜也可发生囊肿，压迫正中神经，诱发腕管综合征。少数腱鞘囊肿可发生于掌指关节以远的指屈肌腱鞘上，米粒样大小或稍大，触之硬韧。

（三）辅助检查

超声检查可以明确肿块的位置、大小及与邻近结构的关系，是临床常规采用的检查方法。X线摄片可以判断周围骨关节有无改变。一般不需要进行CT、MRI检查。

（四）诊断及鉴别诊断

根据病史、临床表现的一般症状和局部表现，一般可用超声检查明确诊断。需要鉴别的疾病包括：

1. 脂肪瘤（lipoma）　脂肪瘤表现为缓慢增长的皮下肿块，一般在增大到数厘米左右自限，发生于腕部者常不在腱鞘囊肿的典型部位。大多无症状，触之柔软，可呈分叶状，有活动性，无压痛。超声检查可以诊断。

2. 腕背隆突综合征（carpal boss syndrome）　该病为急性或慢性积累损伤所致的一种创伤

性骨关节病，位于第2、3腕掌关节处。由于桡侧腕长伸肌腱和腕短伸肌腱长期、持续、反复地在其上方牵拉摩擦，为缓冲需要逐渐形成一滑囊，产生临床症状。该病以男性多见，常有明确的职业性劳损史，症状常较腱鞘囊肿重，压痛明显。在有滑囊形成的情况下，其移动性较腱鞘囊肿大。手掌侧位X线片可见第2和第3掌骨基底背侧、小多角骨及头状骨远端背侧有骨质增生，关节间隙狭窄，不平整。

3. **腱鞘巨细胞瘤**（giant cell tumor of tendinous sheath） 腱鞘巨细胞瘤多发生于手指，肌腱、腱鞘、韧带及关节囊均可发生。一般为圆形或椭圆形，也可不规则，其大小、形状、硬度不一。质地较硬韧，疼痛及压痛不明显。可侵蚀邻近骨质，此时有相应的骨破坏表现。超声表现为指骨、关节或肌腱旁低回声实性肿块，部分可包绕肌腱，单发或多发，大部分回声均匀，与周围组织分界清楚，瘤体内血流信号丰富。

4. **腱鞘结核**（tuberculous tenosynovitis） 发病缓慢，早期有轻微疼痛，局部症状是沿腱鞘走向的肿胀，受累肌腱活动时，触之有摩擦感，患手力量减弱。X线片的早期表现仅见软组织肿胀，病程较长者可见骨质疏松。

（五）治疗

对没有症状和对外观影响不大的腱鞘囊肿，可以暂行观察，不予处理。少数腱鞘囊肿可自行消退。临床上腱鞘囊肿的处理方法可分为保守治疗和手术治疗。最常见的并发症是囊肿复发，Linden Head 等对大量临床资料的分析显示，保守治疗和手术治疗的复发率分别是59%和21%。

1. **保守治疗** 虽然保守治疗复发率较高，但此方法简单方便、创伤小，易于被患者接受，临床上可作为首选方法。可通过挤压或击打使囊肿破裂，逐渐自行吸收，但治疗后仍可能复发。与关节腔相通的囊肿不易破裂，可采用穿刺抽出囊液，然后加压按揉，或将囊液抽出后注入肾上腺皮质激素或透明质酸酶，局部加压包扎2天，有一定的疗效。还有学者采用十字缝合法，用粗丝线十字缝合囊肿，待囊液完全流出后，患处垫纱布，以四线固定，目的是以缝线作为异物，刺激囊壁结缔组织增生，从而达到闭合囊腔的目的。

2. **手术治疗** 保守治疗无效时，可选择手术切除。术中仔细分离，判断囊肿来源，并将邻近可疑病变的组织一并切除，但不应损坏关节重要结构。应仔细追踪囊肿蒂部，予以结扎。术后避免做剧烈的关节运动。手术治疗仍有较高的复发率，因此术前应全面评估，对有必要的患者可行MRI检查，以明确囊肿的位置、层次及与周围组织的关系，检查是否与关节相通、有无卫星灶及囊肿等。

其他手术并发症还有神经损伤，有时皮神经与囊肿粘连紧密，剥离困难，容易损伤，建议使用双极电凝和手术放大镜。感染不常见，开放手术不可避免地留有瘢痕，还有部分患者出现术后关节僵硬。由于腕掌侧解剖关系复杂，偶尔会有桡动脉损伤。在关节镜下切除腱鞘囊肿是近年出现的方法，据报告有损伤轻、复发率低、并发症少的优点，但尚缺乏大样本的数据分析。

二、表皮样囊肿

表皮样囊肿（epidermoid cyst）由 Critchey 于1928年正式命名。临床表现为无痛性肿块，类似肿瘤样病损，但不是真正的肿瘤。表皮样囊肿起源于异位胚胎残余组织的外胚层组织。如果异位组织发生在胚胎早期（即神经沟封闭期），囊肿多位于人体中线部；如果发生在晚期（中脑泡形成期），囊肿多位于侧方。少数表皮样囊肿由外伤引起，通过实验性损伤将上皮组织植入颅内，可形成表皮样囊肿。全身各处均可发生，发生于体表者多位于皮脂腺密度高且分泌活跃的部位，比如面部、颈部、头皮和躯干，少数可发生于骨内。

（一）病因及发病机制

目前对于表皮样囊肿的发病机制有比较一致的看法，一般认为在胚胎期第3~5周，即在神经沟形成神经管时，含上皮成分的包含物在神经管内滞留，该滞留物成为日后发生表皮样囊肿的病理基础。随着细胞不断角化、脱落，形成瘤内容物，肿瘤逐渐增大，出现临床症状。此外，还有创伤学说，对于四肢表皮样囊肿，认为创伤占优势。患者发病部位常有外伤史，从受伤到发病时间间隔一年至数年不等。另外，还有医源性因素，个别病例由于手术时将上皮组织植入而发病。

（二）临床表现

各年龄段均可发病，男性多于女性，以20~40岁多见。全身各处均可发病，发生于卵巢和睾丸者占80%，还可发生于中枢神经系统、脾脏、肝脏等处。发生于体表者多位于面颈部及躯干上部；发生于手部者多位于掌侧，可能与该处受伤机会较多有关，需注意询问患者局部外伤史。表皮样囊肿本身无特殊症状，发生于中枢神经系统和脏器者，其症状大多与局部压迫有关。手部表皮样囊肿常表现为无痛、缓慢增大、边界清楚的圆形或椭圆形肿块，表面皮肤正常，与周围组织无粘连，无压痛或有轻压痛。由于囊肿内容物的不同，肿块质地可以柔软、坚韧或有面团样手感。比较少见的情况是骨内表皮样囊肿，可累及全身多处骨骼，发生于手部的骨内表皮样囊肿多位于手指末节，常伴有疼痛，可见患指肿胀、甲床隆起和指甲畸形（图3-1-2）。

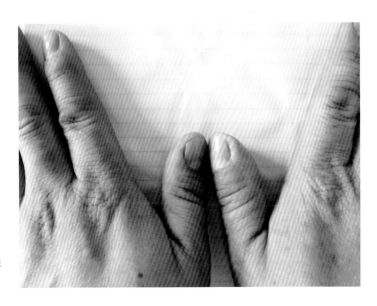

图3-1-2 右拇末节表皮样囊肿，右拇末节甲根肿胀，甲床隆起

（三）辅助检查

1. 血常规检查　患者血常规检查常无异常。

2. 超声检查　表皮样囊肿超声检查表现为囊性团块，壁完整，厚薄不一。由于内容物不同，内部回声可表现为无回声或低回声，均匀或浑浊，可见细弱光点，也可见较多光点和高回声团。

3. X线检查　X线片表现为局限性溶骨性骨质破坏。骨皮质变薄、膨胀，骨小梁消失，无骨硬化和反应性成骨，类似恶性肿瘤。

4. MRI检查　表皮样囊肿的MRI表现出在T1加权像为低信号，在T2加权像为高信号。

（四）组织病理学表现

在组织学上，表皮样囊肿的形态是色泽洁白带有珍珠光泽的圆形、椭圆形或结节状，表面光滑，包膜完整，可有钙化。其囊壁薄而半透明，囊内容物为干酪样物质，略带油腻，由脱落细胞堆积而成。由于含有大量胆固醇晶体，内容物呈现特殊光泽。瘤体与周围组织分界清楚。在显微镜下，可见囊壁由两层组织构成，外层为一薄层的纤维结缔组织，内层为复层鳞状上皮，上皮层面向囊腔，表面有很多角化细胞，不断脱落形成囊内容物，使肿瘤不断增大。表皮囊肿偶有恶变，呈浸润性生长，可恶变为鳞状细胞癌。显微镜下可见多边形赘生物，细胞核多形性，周边被成群坏死的、细胞核稀疏的基质细胞包绕，并有细胞质原纤维（cytoplasmic fibril）。电镜下可见赘生物细胞核形状、大小不一，核膜不规则，细胞质常含有电子密集的丝状体，偶尔嵌入桥粒（desmosome）。

（五）诊断及鉴别诊断

1. 手部表皮样囊肿需与手部常见软组织肿块相鉴别

（1）脂肪瘤：表现为缓慢增长的皮下肿块，一般在增大到数厘米左右自限。大多无症状，触之柔软，可呈分叶状，有活动性，无压痛。超声检查可以诊断。

（2）腱鞘巨细胞瘤：多发生在手指，肌腱、腱鞘、韧带及关节囊均可发生。一般为圆形或椭圆形，也可不规则，其大小、形状、硬度不一。质地较硬韧，疼痛及压痛不明显。可侵蚀邻近骨质，并有相应的骨破坏表现。超声表现为指骨、关节或肌腱旁低回声实性肿块，部分可包绕肌腱，单发或多发，大部分回声均匀，与周围组织分界清楚，瘤体内血流信号丰富。

（3）腱鞘囊肿：有典型的发病部位，发生于腕背者占60%～70%。囊肿生长缓慢，也有突然发现者。少数囊肿可自行消退，也可再长出。因与深层关节囊或腱鞘联系紧密，所以基底固定。囊性感明显，透光试验呈阳性。

2. 当表皮样囊肿发生于指骨末节时，需与以下疾病相鉴别

（1）内生软骨瘤（enchondroma）：是一种发生在髓腔内，由软骨内骨化形成的良性肿瘤，是手部最常见的原发性骨肿瘤。病变多位于干骺端和骨干，单发的手部内生软骨瘤以近节指骨最为多见。孤立的内生软骨瘤典型的X线片表现是骨干或干骺端圆形或卵圆形膨胀性低密度区，呈溶骨性破坏，边界清楚，骨皮质变薄，低密度区呈特征性斑点状或爆米花样钙化影。

（2）血管球瘤（glomus tumor）：单发的血管球瘤常发生于指（趾）部，女性多见。典型病例生长于甲下，在临床上有典型的三联征表现：自发性间歇性剧痛、难以忍受的触痛和冷敏感性。瘤体一般1～2mm，超过3mm者少见。甲下或皮下可见蓝色、紫红色斑点，异常敏感，用笔尖压迫可引起剧烈疼痛，并向整个肢体放射，持续数分钟或更长时间。位于甲下者可导致指甲畸形，出现纵向隆起或变形，瘤体较大时可出现局限性隆起，但不会出现整个末节肿胀。如瘤体较大压迫指骨，可引起局限性骨缺损。

（3）手部骨骼的转移癌：较少见。临床上常有红肿、疼痛的表现，容易被诊断为炎症性疾病。X线片表现通常是溶骨性破坏。

（六）治疗

表皮样囊肿没有有效的治疗药物，手术切除是治疗该病的唯一手段。手术方式是肿块切除，术中要完整地剥离和切除囊壁，以减少复发。对于发生在指骨末节的表皮样囊肿，可根据瘤体位置选择经甲床或侧方入路，背侧入路时注意保护和修复甲床。有时瘤体距末节基底较近，术中应保护远指间关节的完整性，以免影响功能。根据指骨末节的破坏程度，可以选择植骨或不植骨，如植骨可取自体骨或人工骨。

表皮样囊肿偶有癌变的可能，炎症等慢性刺激可能是癌变的诱发因素，病程长、肿块发硬变固定、破溃不愈、生长加速和出现疼痛可视为癌变的征象，术中可进行组织冰冻切片检查，根据病理结果决定手术方式。

三、皮脂腺囊肿

皮脂腺囊肿（sebaceous cyst）又称粉瘤或脂瘤，是一种皮脂分泌物淤积性疾病。由于皮脂腺排泄管阻塞，皮脂腺囊状上皮被逐渐增多的内容物膨胀而形成潴留性囊肿，囊内有白色豆腐渣样分泌物。青年人多见，以病损处黑头粉刺和囊肿感染为主要表现，偶尔发生癌变，治疗以抗感染和手术切除为主。

（一）病因及发病机制

皮脂腺囊肿是由于皮脂腺囊管开口闭塞或狭窄，皮脂腺排泄障碍，皮脂淤积而成，并非真正的肿瘤。皮脂腺导管阻塞多因灰尘、异物堵塞及细菌感染所致。

（二）临床表现

男性多见，多发生于面部、前胸、背部和阴囊等处，手部少见。因手掌无皮脂腺，故理论上只能发生于手背。局部表现为一个或多个皮下肿块，大小不等，小者如豆粒，大者直径可达7～8cm，中等硬度，有弹性，高出皮肤表面，常与表面皮肤粘连，基底可以活动。表面皮肤有时可见一个针头脐孔样开口，呈蓝黑色，如针头粉刺，挤压可见豆腐渣样或面泥样渗出物。此内容物为皮脂和破碎的皮脂腺细胞，常有腐臭味（图3-1-3）。囊肿可存在多年而没有自觉症状，癌变极为罕见。由于挤压、摩擦，囊肿经常合并感染，此时出现红、肿、热、痛等急性炎症表现，甚至有继发坏死性筋膜炎的报告。病变可以单发，偶有多发。数目特别多者称为多发性皮脂腺囊肿或皮脂腺囊肿病。囊肿在外力下可以破裂而暂时消退，但会形成瘢痕，且易复发。

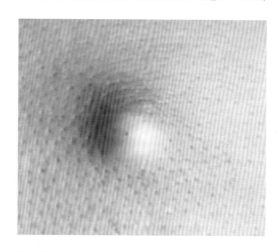

图3-1-3 皮脂腺囊肿，中心部位可见针头脐孔样开口，呈蓝黑色

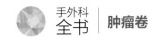

（三）辅助检查

皮脂腺囊肿非真性肿瘤，为皮脂腺排泄受阻而形成的潴留性囊样病变，好发于皮脂腺分布密集的部位，如头面部及背部。囊肿内为皮脂与表皮角化物聚集的油腻豆腐渣样内容物。根据病程长短，囊肿大小可数毫米至数厘米。部分患者有挤压排出豆腐渣样内容物病史。超声检查表现为边界清晰的圆形或椭圆形病变，多数有完整的包膜伴侧壁回声失落，内部为均匀的点状低回声区，后方回声增强。由于皮脂腺位于真皮层毛根旁，开口于毛囊，因此高频超声显示皮脂腺囊肿的位置有三种类型病变完全位于皮肤层，部分突向皮下脂肪层，病变主体位于脂肪层内，但有一蒂样结构与皮肤相连。探头勿加压，仔细扫查，多数皮脂腺囊肿浅层可见一纤细的低回声区延续至皮肤表面，代表毛根区。彩色多普勒血流图（color Doppler flow imaging，CDFI）显示皮脂腺囊肿内无血流信号，除非合并感染。

（四）组织病理学表现

皮脂腺囊肿外观为圆形或椭圆形，大小不等，小者不足1cm，大者可达数厘米。白色或灰白色，表面有一层薄的包膜，内容物为豆腐渣样，是潴留的皮脂。

（五）诊断及鉴别诊断

皮脂腺囊肿需与表皮样囊肿、脂肪瘤、腱鞘囊肿和植入性囊肿相鉴别。

1. **表皮样囊肿**　大都位于手或指的掌侧，而此处极少发生皮脂腺囊肿。其他部位的表皮样囊肿和皮脂腺囊肿鉴别较困难。一般来讲，表皮样囊肿的质地较皮脂腺囊肿为韧，且皮脂腺囊肿中央部常与皮肤粘连。

2. **脂肪瘤**　表现为缓慢增长的皮下肿块，一般增大到数厘米左右自限。大多无症状，触之柔软，可呈分叶状，有活动性。超声检查可以诊断。挤压表面皮肤，有时呈橘皮样外观。

3. **腱鞘囊肿**　有典型的发病部位，发生于腕背者占60%～70%。囊肿生长缓慢，也有突然发现者。少数囊肿可自行消退，也可再长出。因与深层关节囊或腱鞘联系紧密，所以基底固定，囊性感明显，透光试验呈阳性。

4. **植入性囊肿**　与皮脂腺囊肿的皮脂腺导管阻塞不同，植入性囊肿为外伤导致的角蛋白细胞进入皮下组织后分泌角蛋白所致，其囊壁厚且完整，内容物为角蛋白和胆固醇而非皮脂。植入性囊肿可发生于身体任何部位，手掌常见；而皮脂腺囊肿多发生于皮脂腺丰富的部位，手部仅发生于手背。

（六）治疗

对于外观影响不大和非功能部位的皮脂腺囊肿可以暂行观察，必要时行手术切除。手术切口与皮纹平行，务求完整切除囊壁，否则容易复发。手术可采用局部浸润麻醉，为减少出血，可在局麻药中加入肾上腺素。由于皮脂腺囊肿有窦口位于皮内，游离困难，因此常采用梭形切口，连窦口附近受累皮肤一同切下，皮缘可一期直接缝合。皮脂腺囊肿常见的并发症是囊肿感染，应积极治疗感染，待炎症控制后再行囊肿切除术。

四、黏液囊肿

黏液囊肿（mucocele，mucous cyst）又称为黏液样囊肿，是由于真皮内透明质酸等增加，胶原形成减少或消失而引起的。多见于50～70岁的中老年女性，好发于手指远指间关节和指甲皱襞之间的背侧皮下，并常伴远指间关节增生性关节炎。

（一）病因及发病机制

黏液囊肿为皮肤或皮下组织的黏液样变性，起自手指远指间关节的滑膜，可能与关节退变及外伤有关。

（二）临床表现

多见于中老年女性，位于手指远指间关节和指甲皱襞之间的背侧皮下。常见于中指，也可多发于单指或多指。囊肿一般较小，触之质地坚硬，无移动性，一般不痛，也无压痛和收缩性。若囊肿长大，表面皮肤菲薄呈半透明状，如水疱。若压迫甲床，指甲呈凹陷的沟状（图3-1-4）。

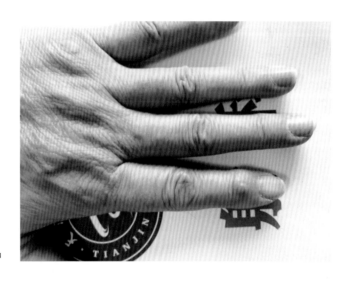

图3-1-4 左示指黏液囊肿

（三）影像学表现

典型的X线片表现为手指远指间关节的增生性关节炎及骨赘形成，指间关节间隙变窄。超声检查可见一低回声肿块。

（四）组织病理学表现

1. 肉眼观察　囊肿位于皮内，内容物为透明胶样液体，其蒂部在伸肌腱的侧方和外侧副韧带背侧缘之间进入远指间关节。

2. 显微镜检查　囊肿壁内无上皮衬里，在无定型黏液基质中散布梭形或星芒状成纤维细胞，无炎症反应。表皮可见角化过度、棘层肥厚，甚至溃疡和萎缩等继发性改变。

（五）治疗

1. 非手术治疗　可穿刺抽液后注入少量类固醇药物。

2. 手术治疗　手术切除囊肿是有效的治疗方法，但必须将表面的薄层皮肤连同囊肿一起切除，局部缺损采用游离植皮或局部皮瓣转移覆盖。切除囊肿表面的部分皮肤，分离后找出囊肿的蒂部，切除部分关节囊，切除滑膜及骨赘，修复并重建伸肌腱和韧带，应用局部皮瓣转移修复创面。若囊肿未进入关节，则可做游离植皮，术后伸直位固定3周。

3. 典型病例

患者，女性，61岁，因右中指末节肿块2个月为主诉而入院。2个月前，患者无意间发现右中指末节肿胀，指间关节疼痛，近1周肿块逐渐增大。临床查体：右中指远指间关节桡背侧发现一个0.5cm×0.6cm囊性肿块，表面皮肤菲薄，呈半透明状如水疱。肿块压迫甲床，使指甲凹陷（图3-1-5）。手部X线片显示右中指远指间关节的增生性关节炎，骨赘形成，指间关节间隙变窄。诊断：右中指黏液囊肿。在局部麻醉下，行右中指肿块切除、局部皮瓣转移修复创面。切除囊肿表面的部分皮肤，囊肿位于皮内，内容物为透明胶样液体，分离后找出肿块的蒂部，切除部分关节囊，切除滑膜及骨赘，修复并重建伸肌腱和韧带，应用局部皮瓣转移修复创面。术后铝板固定2周。2个月后随访，远指间关节疼痛减轻，皮肤无肿胀，外形满意。

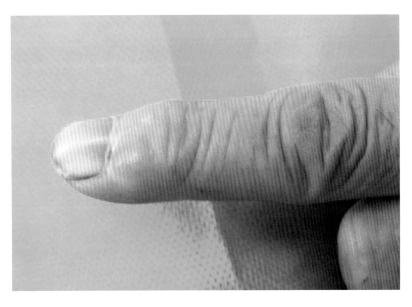

图3-1-5 右中指末节黏液囊肿

4. 术后并发症　主要是近指间关节或远指间关节伸展受限和指甲畸形，术前有指甲畸形者，术后60%可消失；还可能出现浅表性感染、关节积液、持续肿胀等，应予以注意，并在术前向患者交代清楚。

五、脂肪瘤

脂肪瘤（lipoma）是一种良性肿瘤，在手部皮下和肌肉之间多见，也有发生在腱鞘、腕管、尺管、手掌深部间隙的报告。脂肪瘤的肿块呈实性，无压痛，不透光，邻近重要神经或生长在掌深部间隙中，有神经压迫症状。病史往往达数年，生长缓慢。病灶在皮下，容易识别。X线片上表现为软组织阴影，MRI对诊断大有帮助，信号特征符合脂肪瘤特征。脂肪瘤边界清楚，术中与周围组织容易分离，但有时肿瘤邻近神经，分离就比较困难。物理诊断和X线片如果充分支持脂肪瘤的诊断，对较小的病变灶，可采取切除后活检；对深在的病灶，如腕管内脂肪瘤，术前先做MRI检查。如果信号特征支持脂肪瘤的诊断，可采用手术切取活检，术中避免损伤主要神经。对脂肪瘤采取边缘性切除便可治愈，但时有复发。

（一）病因及发病机制

脂肪瘤起源于脂肪组织，发生的原因尚不清楚。手部的脂肪瘤多生长在掌侧，常为单发，生长较慢。当肿瘤生长部位不良或瘤体过大时，可影响手的功能。

（二）临床表现

脂肪瘤在手部皮下和肌肉之间多见，发生在腱鞘、腕管、尺管、手掌深部间隙的报告也有。脂肪瘤的肿块呈实性，无压痛，不透光，邻近重要神经或生长在手掌深部间隙中，有神经压迫症状。肿块巨大时可影响手指屈曲和背伸。病史可长达数年，生长缓慢（图3-1-6）。

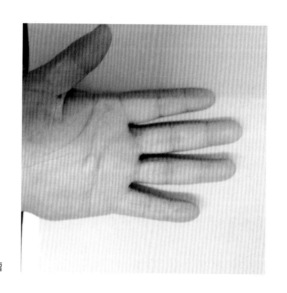

图3-1-6 手部脂肪瘤

（三）影像学表现

X线片上表现为软组织阴影。MRI检查具有特征性，呈短T1、中长T2信号，边界较清楚，内见纤维分隔影，压脂序列病灶呈低信号。

（四）组织病理学表现

1. 肉眼观察 脂肪瘤常有一层薄纤维包膜，淡黄色，质软，边界清楚。

2. 显微镜检查 切面为淡黄色，肿瘤由薄层纤维膜包裹成熟脂肪小叶而成，包膜菲薄、完整，脂肪细胞大小、形态一致，内有小梁分隔的脂肪小叶，小叶间具有分支纤维组织和毛细血管。组织中血管不多，毛细血管分布不均，可混杂少量散在泡沫细胞，有时也可见局灶性黏液变性、钙化、骨化、出血、坏死等纤维组织。

（五）诊断及鉴别诊断

1. 脂肪肉瘤（liposarcoma） 起源于脂肪母细胞，呈浸润性生长，MRI是有效的鉴别手段。

MRI对脂肪瘤具有特征性的信号改变，T1、T2均显示和皮下脂肪类似的高信号。脂肪肉瘤的MRI表现为在T1、T2可见条索状、片状强度类似皮下脂肪的信号，间以等信号区，信号不均匀。

2. 浸润性脂肪瘤（infiltrating lipoma） 又称为肌肉内脂肪瘤，是一种发生于横纹肌组织内的良性脂肪瘤，较罕见。1852年，Paget首次描述了肌肉内脂肪瘤，之所以称为浸润性脂肪瘤，是因为其浸润性生长的方式使得其累及深在的骨骼肌。如果病变组织内含有大量血管成分，则称为浸润性血管脂肪瘤。浸润性脂肪瘤可发生于任何年龄，男性较多见，下肢肌肉是好发部位，尤其是腓肠肌及股外侧肌；也可发生在肩部、上臂和胸壁肌肉内。少数病例同时有几处病灶。临床上常常表现为质地柔软的肿块，边界不清，肌肉收缩时比较明显。其生长缓慢，一般来说是无痛性肿块，不影响肌肉的功能。但也有报告指出，浸润广泛的病例会引起肌肉疼痛和无力。周围神经和肌肉筋膜受到压迫，是引起疼痛的原因。

（六）治疗

有效的治疗方法是手术切除，强调包膜外完整地摘除，避免术后复发，术中注意保护手掌部的重要血管、神经，避免影响手部功能。

1. 手术适应证 对于无症状或病变范围较小者，可定期复查；对于肿瘤病变较大、有压迫神经血管症状、影响手部功能或外观者，应及时手术切除。

2. 手术方法 根据脂肪瘤的大小、部位，可采用臂丛神经阻滞麻醉、局部麻醉、完全清醒无止血带局部麻醉下手术。手术切口应根据病变的部位和大小，以肿块为中心，按手外科原则设计切口。如果肿块位置较深，注意分离保护好神经、血管和肌腱，连同包膜完整地切除，并进行病理学检查。

3. 典型病例

患者，男性，42岁，因左手掌心肿块伴示、中、环、小指麻木2年入院。临床检查：左手掌可触及肿块（图3-1-7A），质软，无明显压痛，边界不清，无波动感；听诊未闻及血管杂音，示、中、环、小指掌侧感觉减退。X线片表现：左手掌、指骨骨质结构完整，鱼际肌及小鱼际肌间软组织内见大片状低密度影。MRI表现：左手掌内可见不规则的短T1、长T2信号，边界较清，内见纤维分隔影，压脂序列病灶呈低信号，考虑脂肪瘤（图3-1-7B）。术前诊断：左手掌脂肪瘤。在臂丛神经阻滞麻醉下，行左手掌脂肪瘤摘除术。沿左手掌纹设计弧形切口，逐层切开，解剖正中神经、尺神经、尺侧血管及其分支。探查见一椭圆形脂肪性肿块位于大、小鱼际肌之间，质软，包膜完整，边界清楚，深层有分叶达掌骨间隙，周围无明显粘连。仔细保护正中神经、尺神经、尺侧血管及其分支，分离显露瘤体并完整摘除（图3-1-7C），关闭切口。术后病理报告：左手掌脂肪瘤。

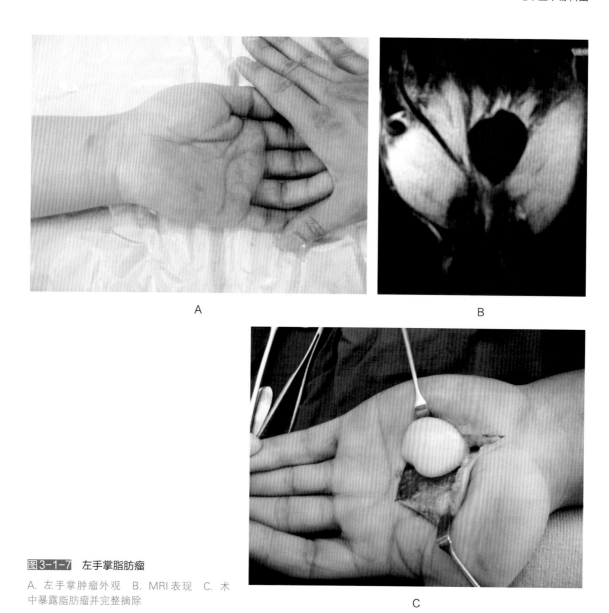

图3-1-7 左手掌脂肪瘤

A. 左手掌肿瘤外观 B. MRI 表现 C. 术中暴露脂肪瘤并完整摘除

（高燕新 宫可同）

六、异物病变

异物（foreign body）病变是一种创伤后反应性肿块，而非真正的肿瘤，是人体对植入异物的反应。组织对异物的反应与异物的性质、受伤部位、机体对异物有没有过敏反应等有关，这种反应是机体隔离外源性异物的能力。玻璃、木材、金属等异物最常见，这种病变一般比较浅表。确定病因很重要，一般有刺伤史，可采用X线片或超声检查寻找异物。术前需要与包涵体囊肿、异物反应、软组织肿瘤相鉴别。切除后进行病理诊断。术后应注射破伤风抗毒素（TAT）及抗感染治疗。

七、腱鞘巨细胞瘤

腱鞘巨细胞瘤（giant cell tumor of tendinous sheath）又称为良性滑膜瘤、黄色素瘤、结节性滑膜炎，由胶原层中多种多角形细胞组成，是一种起源于滑膜细胞或趋向于滑膜细胞分化的间叶组织，发生在关节的滑膜内或沿腱鞘生长，属于良性肿瘤。发生于手部和足部的病变通常称为腱鞘巨细胞瘤；而位于膝关节、肩关节、踝关节等处的病变称为色素沉着绒毛结节性滑膜炎，表现为一种局限性滑膜样单个核细胞增生、直径1～3cm的硬性病变，伴有数量不等的多核巨细胞、泡沫细胞、含铁血黄素细胞和炎症细胞，扩散型罕见。1852年，Chassaignac首先以"腱鞘癌"报告，直到1915年Beekman才确定腱鞘巨细胞瘤的概念。世界卫生组织于1994年将发生在这些部位的肿瘤统一命名为腱鞘巨细胞瘤。腱鞘巨细胞瘤是手部较常见的肿瘤，最常见的发病部位是手指和腕部的肌腱，手指以屈肌腱表面为主，20～50岁者常见，10岁以下或60岁以上者很难见到，女性略多。

（一）病因及发病机制

腱鞘巨细胞瘤病因不明确，创伤和手指类风湿关节炎可能是诱因。根据动物模型结果，创伤后的炎症反应过程导致细胞增生为最可能的诱因。一项X染色体灭活研究提示病变为多克隆性，最初认为腱鞘巨细胞瘤是一种炎症性病变，但某些病例为非整倍体核型，有克隆性染色体异常，以及病变能够自主生长，强烈提示本病为肿瘤性病变。遗传学研究发现，腱鞘巨细胞瘤有细胞遗传学改变。此外，代谢异常、感染、机体免疫功能异常和血管病变都可能是诱因。

（二）临床表现

腱鞘巨细胞瘤多发于手部小关节及腱周组织，大约85%发生在手指，右拇、示、中指好发（图3-1-8）。多见于青壮年，上肢以手指部多见，下肢以膝部多见。大多表现为无痛性肿块，多为孤立、实性，容易辨认，可移动或移动性差。靠近肌腱滑膜或指间关节，一般不侵犯或仅浸润邻近骨组织，累及皮肤者罕见。按肿瘤生长方式，可分为局限型和弥漫型，局限型又称为结节性滑膜炎，弥漫型又称为色素沉着绒毛结节性滑膜炎。有报告，该肿瘤可导致急性腕管综合征而产生相应症状。肿块缓慢生长，病程长，术前病程一般为数年。

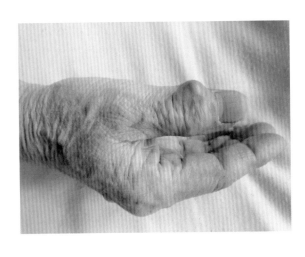

图3-1-8　右拇指指间关节腱鞘巨细胞瘤

（三）影像学表现

1. **X线检查** 部分病例可见软组织阴影，个别病例可发现骨性突起。对于伴有骨质破坏的病例，X线检查能够发现溶骨性破坏、骨质缺损。术前X线检查是很有必要的，可以判断肿块对骨质有无侵蚀。

2. **CT检查** 腱鞘巨细胞瘤在CT上可表现为关节周围骨旁或肌肉间隙内的局限性或弥漫性软组织肿块，均无明显钙化征象及骨膜反应。部分病例可见邻近骨质压迫吸收、侵蚀性改变。骨质压迫性受累以弥漫型腱鞘巨细胞瘤更为明显，而局限型腱鞘巨细胞瘤的骨质压迫性受累相对较轻，或骨质未见压迫性受累。CT检查虽大多如X线片所见，但能更清楚地观察病变周围的结构，对于肿块的内部密度和骨质受累的显示要优于X线检查。

3. **MRI检查** MRI对于发现特异性含铁血黄素信号和确定病变范围具有独特优势，是目前诊断局限型腱鞘巨细胞瘤的首选方法。其中大部分病变在T1加权像上呈等信号，在T2加权像上呈高低混杂信号，增强后明显强化。当MRI检查发现骨内的良性肿块，且在T2加权像上表现为特征性的低信号时，应考虑到腱鞘巨细胞瘤侵蚀骨质的可能。

4. **超声检查** 腱鞘巨细胞瘤表现为均质、低回声肿块，伴有丰富的血流信号，可有囊性或实性改变，部分病例可误诊为血管瘤或腱鞘囊肿。有部分学者提出，超声检查可作为诊断腱鞘巨细胞瘤的首选方法。

（四）组织病理学表现

1. **肉眼观察** 腱鞘巨细胞瘤大体呈结节、分叶状，非真性包膜，因含铁血黄素沉着而呈现黄褐色。

2. **显微镜检查** 显微镜下可见完整或不完整的纤维包膜，肿瘤组织主要由单核细胞组成，伴数量不等的多核巨细胞、泡沫细胞及炎症细胞，肿瘤间质伴有不同含量的胶原蛋白及含铁血黄素沉着，多数肿瘤可见数量不等的裂隙样血管通道。多数单核细胞体积小，为圆形或肾形，核常有槽；多核巨细胞含有数量不等的核，但在细胞数多的肿瘤中可不明显。黄色瘤细胞常见，易于在结节周围局部聚合，可见胆固醇裂隙、含铁血黄素沉着。间质有不同程度的玻璃样变，偶尔可见骨样组织（图3-1-9）。

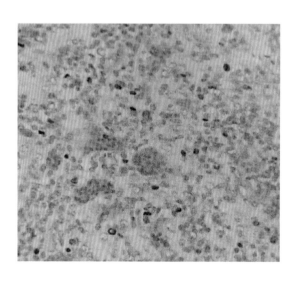

图3-1-9 腱鞘巨细胞瘤的组织病理学表现

（五）诊断及鉴别诊断

腱鞘巨细胞瘤结合病史、查体、流行病学、影像学及超声检查可以作出临床诊断，术中冰冻切片检查及术后病理学检查可最终确诊。临床上需与以下疾病相鉴别：

1. **痛风（gout）**　中老年男性多见，好发于第1跖趾关节，手指也可发生，呈穿凿样骨质缺损，相邻软组织内可见痛风石。临床病史及实验室检查有助于诊断。

2. **滑膜软骨瘤病（synovial chondromatosis）**　X线片诊断具有特征性，表现为关节周围大小不等的钙化、骨化影；MRI表现为与骨髓信号相似的突向关节腔内的游离体，伴有关节腔积液。

3. **硬纤维瘤（desmoid）**　好发于30~50岁的女性，肿瘤呈浸润性生长，多无包膜，边界不清，信号均匀，即使肿瘤巨大也基本无出血、坏死及钙化等特征。

4. **神经鞘瘤（neurilemmoma）**　以四肢屈侧较多，多伴有不同程度的神经症状，T1加权像上呈低信号或中等信号，T2加权像上呈明显高信号，囊变率高。

5. **滑膜肉瘤（synovial sarcoma）**　是一种来源不明的肉瘤，既不起自滑膜组织，也不向滑膜分化，具有特有的细胞遗传学改变和向上皮分化的倾向，但无组织细胞分化倾向。肿瘤有明确的梭形细胞肉瘤成分，并可呈双相分化，还可见滑膜裂隙和坏死。上皮和间叶免疫标志物均为阳性，显示间叶与上皮双向表达的特征，但组织细胞标志物呈阴性。

（六）治疗

局限型腱鞘巨细胞瘤是一种良性病变，可选择边缘切除，即在肿瘤的真包膜或假包膜外缘将肿瘤全部切除。手术切除全部肿瘤，随后进行放疗，仍然是标准的治疗模式。手术切除后可能复发，因此需要多次手术才能完全治愈。

1. **肿瘤复发相关因素**　据报告，局限型腱鞘巨细胞瘤的复发率为10%~20%，弥漫型腱鞘巨细胞瘤的复发率则达40%~50%。与肿瘤的生长位置或肿瘤的局部侵蚀性相比，肿瘤的内在生物学特性在术后肿瘤复发中扮演着更加重要的角色。肿瘤的复发与其内部细胞的高增殖活性有关。无明显包膜的肿瘤具有更高的内在增殖活性，复发率更高。还有学者提出，肿瘤复发与瘤体未能彻底切除、卫星灶残留、包膜是否完整等因素有关，避免术后复发的关键因素是术前准确定位、彻底切除病变组织、清扫周围卫星灶。然而，在肿瘤伴有骨质破坏是否预示术后肿瘤容易复发的问题上，尚无一致观点。部分文献报告，伴骨质破坏的腱鞘巨细胞瘤，其细胞增殖活性与无骨质破坏的腱鞘巨细胞瘤相当，术后复发率也相同，但术后并发症的发生率较不伴骨质破坏的腱鞘巨细胞瘤明显增高。笔者基于多年来对该肿瘤的治疗经验，认为伴有骨质破坏病例与不伴有骨质破坏病例的术后复发率之间无明显差异，只要术中仔细寻找、尽可能彻底切除可见的肿瘤组织，就能有效地避免术后复发。

2. **手术方法**　局部切除是治疗腱鞘巨细胞瘤的最佳方案。尽可能选择臂丛神经阻滞麻醉，以便充分显露、彻底切除及减少副损伤。对病理检测结果为生长活跃的肿瘤患者，应做局部扩大切除术。腱鞘巨细胞瘤分块切除组复发率并不高于整块切除组，彻底切除肿瘤是降低复发率的关键因素。对于骨内肿瘤刮除术后造成的骨质缺损无须处理。对多次复发、有恶变倾向者，应进行根治性手术。没有病例证明单纯放疗或化疗对本病有效。如发现肿瘤复发，对非重要功能的手指应进行截指手术；功能重要的手指，如拇指和示指，肿瘤复发时可考虑再次做彻底切除。如术后仍复发，则是做截指手术的最佳适应证。恶性腱鞘巨细胞瘤的诊断一旦成立，应按恶性肿瘤的原则做广泛切除。术前难以诊断者，术中应做冰冻切片活检，病理报告即使为良性腱鞘巨细胞瘤，术后也应密切观察并进行定期随访。

3. 典型病例

患者，男性，46岁，因右环指肿块7个月入院。7个月前，患者自觉右环指指背肿胀，未予特殊处理。2个月前，右手肿块增大明显，无压痛，环指屈伸活动无受限。临床查体：右环指近节背侧肿胀，累及尺、桡两侧（图3-1-10A）。皮肤无发红、发热，无压痛，感觉无异常，环指屈伸活动近于正常。手部X线片显示右环指指骨骨皮质正常，无压迫凹陷。手部B超示右环指背侧多个实性肿块。诊断：右环指腱鞘巨细胞瘤。在臂丛神经阻滞麻醉下，行右手肿块切除术。于右环指近节背侧做一纵向的弧形切口，见伸肌腱表面多个黄褐色肿瘤组织，呈结节、分叶状，与周围软组织边界尚清楚（图3-1-10B）。彻底切除伸肌腱表面及深面肿块，未见骨质破坏。伤口反复冲洗，仔细止血、缝合。术后2周拆线。术后3个月随访，右环指屈伸活动正常，手指无肿大。术后随访1年，肿瘤无复发。

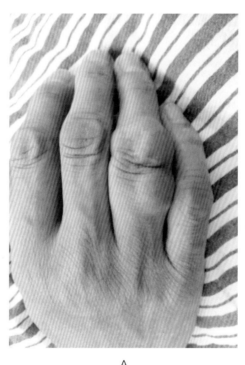
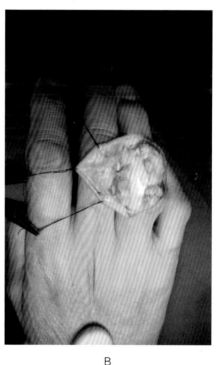

A   B

图3-1-10 右环指腱鞘巨细胞瘤

A. 右环指背侧腱鞘巨细胞瘤外观 B. 术中所见

4. 注意事项 建议瘤体小、位于手指远节、无明显血管神经粘连者除可在指神经干阻滞麻醉外，还应尽可能采用臂丛神经阻滞麻醉。这样一方面麻醉效果可靠，患者术中配合度高；另一方面有利于术中充分显露，保证手术顺利操作。注意手指皮肤切口的设计和术中保护性操作。可将肿瘤分成小块切除，必要时可在显微镜下进行；同时主张将邻近的腱鞘、腱膜、滑囊一并切除。如果肿

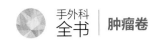

瘤与肌腱粘连，可切除部分肌腱，以减少复发率。对于有骨质破坏者，应彻底刮除病灶，磨钻扩大切除骨侵蚀部位。术后注意观察，预防并发症尤其是血管危象。

（七）预后

局限型腱鞘巨细胞瘤通过外科手术预后良好，但局部复发率较高。因此，如何有效地降低复发率，将是临床探讨的重要课题。

（韩力　宫可同）

八、纤维瘤病

纤维瘤病（fibromatosis）是指以纤维组织增生为主的系列性疾病，包括婴儿指（趾）纤维瘤病、青少年腱膜纤维瘤、结节性筋膜炎、纤维瘤、硬纤维瘤。

（一）婴儿指（趾）纤维瘤病

婴儿指（趾）纤维瘤病（infantile digital fibromatosis），也称为Reye肿瘤、儿童复发性指状纤维瘤、包涵体性纤维瘤病，是一种良性结节性纤维组织增生，鲜有疼痛和瘙痒，侵袭力很强，有可能会继续长大，需要及时治疗。病变常见于手指和脚趾，且多见于手指或脚趾的背部和侧面。1/3是先天性的，75%～80%的病例发病年龄在1岁以内，在年龄较大儿童和成人中较为罕见。Reye于1965年首次将本病描述为一种复发性婴儿指（趾）纤维瘤病。

1. 病因及发病机制　病因及发病机制不清。有学者认为与肌成纤维细胞中缺少肌动蛋白丝有关。正常骨形态发生蛋白（转化生长因子β家族的成员）介导凋亡途径的调控异常，可能与这些手指间隔部位的病变关系密切。转化生长因子β1也能介导成纤维细胞向肌成纤维细胞分化。

2. 临床表现　本病没有相关的系统症状，临床上常在指（趾）间关节可见单个或多个、坚硬、粉红色的缓慢生长的真皮结节，表面呈光滑的圆顶状，出现在指（趾）远端指骨的背外侧。病变小，直径可达几厘米，隆突状，没有疼痛，病程进展快者可致指间关节挛缩。根据病变发生的部位可导致指（趾）侧方偏斜、成角，甚至出现骨骼畸形，但很少引起功能障碍，可能导致有限的关节活动受限和手指畸形。病变在手指上比足趾上更为常见，少见于拇指和蹬趾，罕见于手指、足趾外。有报告皮肤病变可自愈，残留畸形；罕见有溃疡病例。有些病例自然消退，病变发展过程的特征是第1个月生长缓慢，随后在10～14个月内生长迅速，然后逐渐消退。Niamba等人描述了4名儿童，通过长期随访证明他们的病变是自发消退的。

3. 影像学表现　通过临床检查可见指（趾）结节状物，再依据皮肤活检才能确诊。皮肤活检为重要的诊断依据。

4. 组织病理学表现　独特的组织病理学特征是诊断婴儿指（趾）纤维瘤病的关键依据。真皮或皮下组织中可见均匀纺锤形肌成纤维细胞和胶原纤维交织成束（图3-1-11）。其特征是存在独特的核周嗜酸性细胞质包涵体，Masson Trichrome将这些特征性的核周包涵体染色为红色。免疫组化染色标志物Vim、CK20、Des、肌钙蛋白（troponin，Tn）和α-平滑肌肌动蛋白（α-smooth muscle actin，α-SMA）呈阳性。

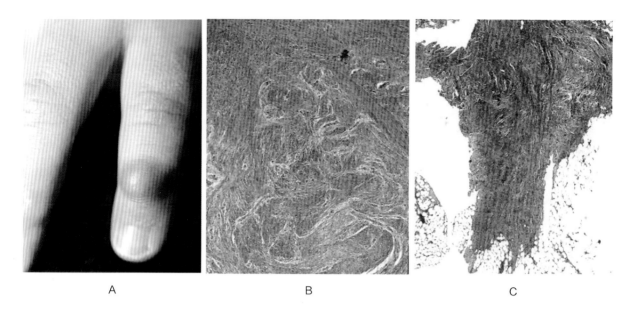

A   B   C

图3-1-11 婴儿指（趾）纤维瘤病

A. 17个月的患儿左小指有坚硬、非触痛、红色的结节　B. 真皮内肿瘤切片的镜下表现　C. 组织病理学表现为皮肤结节伸入皮下脂肪

病理学检查发现细胞质内有包涵体，可能与病毒及肌成纤维细胞有关。早期的婴儿指（趾）纤维瘤病更具炎性特征，而进展性病变显示更多的纤维增生和包涵体。

5. 诊断及鉴别诊断　婴儿指（趾）纤维瘤病应注意与获得性手指纤维角化瘤、结节病急性并发症、血管纤维瘤、皮肤纤维瘤、神经鞘瘤、纤维肉瘤、环状肉芽肿、瘢痕疙瘩和增生性瘢痕、关节垫、多中心网状细胞增生、结节性黄瘤等相鉴别。鉴别特征为包涵体，需区分婴儿手指纤维瘤病与皮肤纤维瘤病及增生性皮肤瘢痕。

6. 治疗　尚无有效的治疗规范，治疗包括观察、边缘性切除以及截指等。由于婴儿指（趾）纤维瘤病属良性性质，但手术后经常复发，并倾向于自发消退，因此建议持续观察。

目前没有远隔转移的报告，但局部复发率较高，可至60%～90%。可先行观察，直到自愈或者出现关节挛缩或畸形再行手术治疗。一般采用局部切除，只有在功能受损时才建议手术。纤维瘤宜早期手术切除，并适当切除相连的周围组织。硬纤维瘤更应行早期广泛切除，术后进行病理学检查以排除恶性情况，一般不需要药物治疗。扩大切除加游离植皮可能是获得局部控制和功能改善的有效方法。虽然局部注射皮质类固醇对婴儿指（趾）纤维瘤病效果有限，然而有报告称皮质类固醇或5-氟尿嘧啶被证明是有益的。

7. 预后　婴儿指（趾）纤维瘤病预后良好。婴儿指（趾）纤维瘤病属于良性，未见恶性转化或转移的报告。病变往往会自发消退而无瘢痕，很少能引起功能损伤或畸形。该病复发风险高，甚至可累及相邻手指。婴儿指（趾）纤维瘤病的病变往往在第1个月缓慢增长，在大约1年内迅速增长，随后在1～10年内自发消退（平均2～3年）。

（二）青少年腱膜纤维瘤

青少年腱膜纤维瘤（juvenile aponeurotic fibroma）又称钙化性腱膜纤维瘤，是一种良性侵袭性纤维病变，主要侵犯手掌，临床表现为无痛肿块。病变与肌腱及神经血管束关系密切，易与周围组织粘连，可造成运动功能障碍。多发于深筋膜，偶见于皮下。尽管容易出现局部复发，但常表现为非破坏性生长，并且随着时间的推移，病变的大小趋于稳定，甚至有缩小的趋势。

1. **组织病理学表现**　镜下表现为成束的成纤维细胞或肌成纤维细胞及胶原纤维。部分钙化的纤维软骨样结节有小的上皮样成纤维细胞及少量破骨样巨细胞。超微结构上显示成纤维细胞和软骨分化。

2. **影像学表现**　X线片常显示掌侧软组织肿块密度略高影，但仍需结合超声、MRI及组织病理学检查结果综合分析，进而提高诊断的准确性。腱膜纤维瘤为成纤维细胞或肌成纤维细胞增生性肿瘤，因此具有纤维瘤的影像学特征。超声常呈形态不规则、内部回声不均匀的实性低回声肿块。虽然超声具有一定的特殊性，但仍需与毛母质瘤及腱鞘纤维瘤等鉴别。有报告指出，MRI显示其病变多为皮下的一个或多个围绕肌腱、腱鞘的团状肿块，T1加权像常呈等信号，T2加权像呈高信号背景下低信号分隔或团块状低信号，肿瘤可向周围组织侵袭，呈不均匀中等强化的增强扫描，而T2加权像低信号区不强化。

3. **诊断及鉴别诊断**　青少年腱膜纤维瘤发病率较低，需与手部的一些软组织肿瘤相鉴别，比如婴儿指（趾）纤维瘤病、掌跖纤维瘤病、软组织软骨瘤及纤维肉瘤等。其发病部位及组织病理形态有一定的特点，鉴别诊断时需关注是否有钙化、圆形幼稚细胞、破骨细胞样多核巨细胞存在，以及是否有增生的成纤维细胞浸润周围组织等。

4. **治疗**　治疗方法为扩大切除，保留主要功能和重要结构。复发率大于50%，多发生于术后3年内，年龄越小者复发率越高。在个别情况下，为控制疾病迅速发展需进行截肢。文献报告有1例复发性青少年腱膜纤维瘤发生了全身转移，但转移瘤为纤维肉瘤。对这种患者需要进行局部和全身的监测。对复发瘤可进行观察，常首选外科治疗，尽可能保护手部功能，术后应密切随访。

（三）结节性筋膜炎

结节性筋膜炎（nodular fasciitis）是一种罕见的生长迅速、具有自限性的浅筋膜结节性成纤维细胞增生反应性病变，曾经使用过多个名称，如假肉瘤性筋膜炎、皮下假肉瘤样纤维瘤病、浸润性筋膜炎等。男女发病相差无几，平均发病年龄为40岁，20～30岁为发病高峰，儿童也可发生。

1. **病因及发病机制**　发病原因不明，可能与外伤或感染有关。

2. **临床表现**　患者年龄多在20～40岁，男女均可发病。可发生于身体任何部位，其中前臂掌侧最为多见，其次是头颈部、躯干的胸壁和后背，手掌和手指少见。发生在上肢的病例占45%，躯干占20%，头颈部占18%，下肢占15%，手部约占2%。临床上表现为短时间内快速生长的小结节，快速生长1～2周，呈坚实的单发性结节，直径1～2cm，有时有触痛，位于深筋膜并常扩展到皮下组织，也会伴有压痛、麻木及感觉异常等。一般无痛感，结节一般不扩散，为椭圆形或圆形，边缘不规则，外观与恶性肿瘤区别不大。病程多在1～2周，往往不超过3个月，近半数病例伴有酸胀、触痛或轻微疼痛感。病变与皮下可有粘连，周围红晕。有些既往有外伤史。手部的病变可侵及手的肌腱、神经和关节，甚至发生粘连。

3. **影像学表现**　本病诊断较为困难，因为它类似于一些恶性肿瘤，是非常罕见的病种，仅占所有肿瘤病例的0.025%，但有以下特点时应考虑本病：患者年龄在30～40岁，病程较短；大部分患者有外伤史；好发于四肢，尤其前臂多见；多表现为单发、迅速增大的皮下肿块，活动性较好，与皮肤无粘连，查体肿块边界不清，头颈、乳腺甚至外阴也可发生；肿块可能有局部疼痛或压痛。超声、MRI或CT检查有助于描述结节性筋膜炎的特征（图3-1-12），X线检查示与骨组织无关。细针穿刺细胞学（fine needle aspiration cytology，FNAC）和组织病理学分析有助于作出明确的诊断，有时直到手术切除后才能确诊。

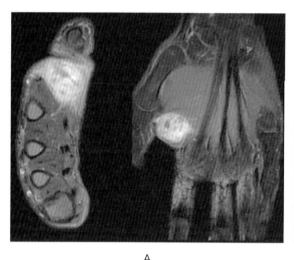 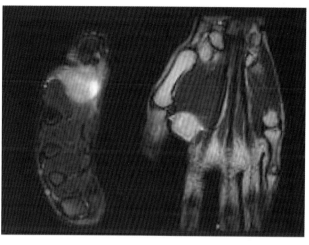

A   B

图3-1-12 结节性筋膜炎的MRI图像

4. 组织病理学表现　主要为成纤维细胞增生，位于浅筋膜，肉眼检查为灰白色、灰红色或黄褐色结节，病变可侵及皮下和肌肉，呈浸润性生长，周围无包膜。肿块为结节状，呈圆形或椭圆形，结节多与浅筋膜或深筋膜相连，无包膜，体积小。切片为淡红色或棕褐色，可见胶冻状或黏液样区域，部分含有脂肪组织或硬纤维索样条纹。有些结节性筋膜炎无炎症反应而巨细胞丰富，为破骨巨细胞型。

显微镜下，结节性筋膜炎组织中的细胞呈松散的束状排列，结缔组织中呈梭形肌成纤维细胞及成纤维细胞，在成纤维细胞和平滑肌组织之间呈现大的细胞。结节性筋膜炎组织的其他特征如下：细胞束在向周围移动时形成S形或C形，有时形成车轮形；细胞呈羽状外观，在组织中呈现空洞或撕裂状；细胞分裂时可见染色体，染色质精细、苍白；细胞形状不会改变；细胞分裂（有丝分裂）率很高（图3-1-13）。

5. 诊断及鉴别诊断　主要与纤维肉瘤、黏液性恶性纤维组织细胞瘤、平滑肌肉瘤、恶性纤维组织细胞瘤以及纤维瘤病等相鉴别。由于其诊断较为困难、容易误诊等原因，因此可造成过度治疗。临床上在术前很少被诊断为结节性筋膜炎，其病史上有自限性的特点。结节性筋膜炎即使切除不彻底也不会复发，因此行边缘性切除术后复发的，就应考虑诊断是否正确。对结节性筋膜炎与软组织肉瘤的鉴别最为重要，应避免引起不必要的过度治疗。有时可因细胞丰富、有轻度异型性、可见较多核分裂象以及短期内生长迅速，该病易被误诊为各种类型的软组织肉瘤，如恶性纤维组织细胞瘤和纤维肉瘤。

6. 治疗　由于结节性筋膜炎是一种非肿瘤性病变，治疗方案取决于肿块的大小和位置。通常的治疗方法是手术切除，可能全部或部分切除。手术切除后复发率低（低于1%～2%），少数病变

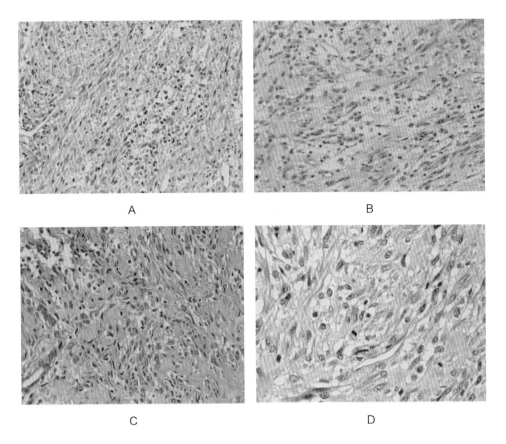

图3-1-13 结节性筋膜炎的组织病理学表现

A. 可见血管增生和炎性细胞浸润　B. 梭形细胞在高细胞区　C. 在细胞贫瘠的区域，纤维间质的透明化
区域有肥大的梭形细胞　D. 核的大小和形状变化不大

可自行消退；也可选择针孔模式下使用二氧化碳（CO_2）激光器消除肿块。如果结节性筋膜炎病变较大或在面部，在病变部位注射皮质类固醇可能有助于消除肿块。

7. 预后　结节性筋膜炎具有较好的预后，有时会在没有任何治疗的情况下自行消退；肿块也可通过手术（包括部分手术）而消退。有些肿块可以用皮质类固醇治疗，注射皮质类固醇是一种疗效确切的方法。虽然这些肿块对人体的损害较小，但它们与恶性肿瘤有许多共同的特点，因此明确诊断是非常重要的。

（四）纤维瘤

纤维瘤（fibroma）是典型的类癌纤维瘤，是由分化良好的皮下结缔组织或纤维组织构成的良性肿瘤。多发于40～50岁的中年人，瘤体生长缓慢，当肿瘤发展到一定程度后一般不再增长。很少发生恶变，治疗以手术切除为主。多见于皮下，一般较小，边缘清楚，表面光滑，质地较硬，可移动。若混有其他成分，则成为纤维肌瘤、纤维腺瘤、纤维脂肪瘤等。根据发病年龄和部位的不同，主要分为幼年性纤维瘤病、颈纤维瘤病、婴幼儿纤维瘤病、婴幼儿肌纤维瘤病、脂肪纤维瘤病等。含有许多纤维但细胞很少的良性肿瘤称为硬纤维瘤。那些通常出现在颈部、腋窝、眼睛和腹股沟者称为软纤维瘤，常发生在经常摩擦的部位。还有许多其他类型的纤维瘤，如血管纤维瘤经常影响年轻的男性，囊性纤维瘤为软化淋巴管，黏液纤维瘤是软组织液化的部位。这些肿瘤也可发生在口腔，被称为骨水泥化骨化性纤维瘤。

1. **病因及发病机制** 软纤维瘤的病因尚不清楚，摩擦和化学试剂刺激是可能的病因。通常开始于昆虫叮咬或微小外伤的部位，手上的皮肤瘙痒也可能是纤维瘤发展的间接原因。皮下纤维的基本情况没有变，但作为新生材料的胶原纤维遭到破坏和扩张，这是纤维瘤发展的原因之一。

硬纤维瘤由许多纤维和少量细胞组成，如在皮肤中称为皮肤纤维瘤（单纯纤维瘤或皮肤结节）。瘢痕疙瘩是一种特殊的形式，来源于瘢痕增生。软纤维瘤或有轴的纤维瘤（软垂疣、纤维瘤悬垂物）由许多松散连接的细胞和少量纤维样组织组成，主要出现在颈部、腋窝或腹股沟。软纤维瘤较为常见，男女都可发病，在肥胖患者中更为常见。关于这种疾病的遗传易感性，以及由于损伤和炎症性疾病而诱发的可能性，有不同的假设。

2. **临床表现** 纤维瘤是最常见的间质软组织和实质性软组织构成的结节，多见于间质部的致密纤维结构和筋膜面，表现为硬的或软的结节。可见于身体任何部位，常见于女性泌尿生殖系统，引起尿道纤维瘤、卵巢纤维瘤。纤维瘤发生于手部较为罕见，通常发生在手腕或手的侧面（图3-1-14A、B）。手指纤维瘤只有在极少数情况下才发生，有的会有疼痛。只有当瘤体变大并压迫末梢神经时，疼痛才会发展。肿瘤部位皮肤会变暗或保持原有的颜色，很少出现红肿。

纤维瘤常起于幼年，在短期内生长活跃，然后保持迟滞状态。一般无症状，只是偶尔被触碰到。婴儿多见于胸锁乳突肌，可引起所谓的"斜颈"，属于良性，偶尔会生长迅速。术中可见坚实、分散和包裹良好的结节或肿块，容易与周围正常组织剥离，包囊外无反应。切开病损，可见内部为致密的白色旋涡状或包裹良好的瘢痕组织。陈旧性病损可表现为软的、如蜂蜜填塞的局部退行性病变。

3. **影像学表现** 在临床查体时能观察到患者出现生长缓慢的无症状肉色或棕红色丘疹或有蒂息肉，大小为几毫米到几厘米不等，大多数是无症状的。X线片可见模糊的软组织肿块，无钙化。发生于盆腔者，作为盆腔检查的一部分进行触诊和通过超声、CT和MRI等成像进行诊断时，可检测到纤维瘤。

4. **组织病理学表现** 可见到规则的平行排列的、致密成熟的纤维细胞，无新生血管形成，只有少量脂肪（图3-1-14C）。有时可见小的黏液状退变灶，外周有大的泡沫状巨噬细胞环绕或浸润

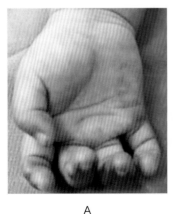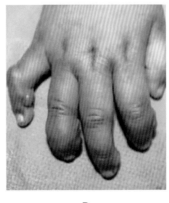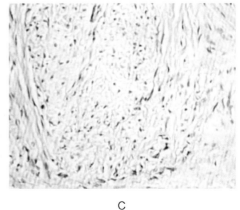

| A | B | C |

图3-1-14 右手指桡侧纤维瘤

A、B. 右手指桡侧半球形结节　C. 组织病理学表现

于病损内，边界清晰。一般可用冰冻切片检验诊断的正确性。活组织检查通常显示表皮乳头状瘤样和棘皮病状息肉样结构。真皮由胶原间质组成，中间常充满扩张的血管。脂肪细胞可出现在病变的核心部位。

5. 诊断及鉴别诊断　临床鉴别诊断包括皮肤或复合黑色素细胞痣、脂溢性角化病（为良性褐色丘疹，表面粘连，除手掌和脚底外任何部位出现疣状外观）、孤立性神经纤维瘤（柔软，可压缩的2～20mm粉白色丘疹和肿瘤）。

在组织学上，需与浅表脂肪瘤样痣（软的可压缩斑块或丘疹）、血管纤维瘤（面部1～3mm小圆顶状丘疹，最常见于鼻部）、脂溢性角化病（黏在丘疹和斑块上）、传染性软疣（单独或多个微凹圆顶状的丘疹，通常有白色的核，主要见于儿童）相鉴别。

6. 治疗　治疗取决于纤维瘤的大小、症状和其他因素。无症状的纤维瘤可能不需要治疗。有症状的纤维瘤宜早期手术切除，并适当切除周围组织，很少有复发。术后一般不需要放疗和化疗。

7. 预后　预后良好。

（五）硬纤维瘤

硬纤维瘤（desmoid）也称为纤维组织增生性纤维瘤、韧带样纤维瘤或成纤维性纤维瘤，是一种良性的、具有局部侵袭性的肿瘤。镜下由分化良好的成纤维细胞和其产生的大量致密胶原成分组成，细胞含量少，核呈卵圆形或椭圆形，镜下表现与软组织纤维瘤完全相同（图3-1-15）。硬纤维瘤生长在构成肌腱和韧带的纤维组织中。"desmoid"来自希腊单词"desmos"，意思是肌腱或带状物。世界卫生组织关于该病的定义为：是一种以肿瘤细胞产生丰富的胶原纤维为特征的良性肿瘤。Jeffe于1958年首次描述了5例组织学上与腹壁硬纤维瘤相似的纤维性肿瘤，并命名为"desmoplastic fibroma"，后得到世界卫生组织的认可。硬纤维瘤是发生在结缔组织的非癌性肿瘤，是一种极为少见的肿瘤，约占全部骨肿瘤的0.1%，绝大多数为个案报告，每年在百万人口中有3.7例新发病例，大宗病例报告很少。Mayo Clinic报告的11087例骨肿瘤患者中，硬纤维瘤仅为12例。本病可见于任何年龄，但多在30岁以前发病，占70%～80%。文献报告，该病平均发病年龄为24

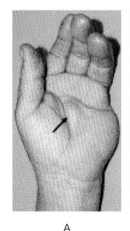
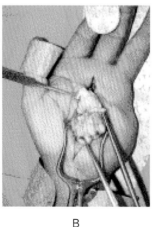
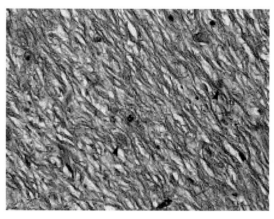

A　　　　　　　　　　　B　　　　　　　　　　　C

图3-1-15　手部硬纤维瘤

A. 左手硬纤维瘤　B. 术中所见　C. 组织病理学表现

岁，没有明显的性别差异。全身骨骼均可发病，好发于长骨和下颌骨，最常见的部位是下颌骨的下颌体，股骨、桡骨、胫骨和肱骨较为常见。发病于长骨时，通常见于干骺端，也可同时累及骨端。

1. **病因及发病机制** 硬纤维瘤病因不明，可能与外伤、妊娠、手术及全身结缔组织异常有关。妊娠过程中雌激素水平升高，加之生产过程中可能造成腹壁损伤，这或许是硬纤维瘤好发于成年女性的原因。硬纤维瘤也可作为加德纳综合征（Gardner综合征，Gardner syndrome）的一部分。

2. **临床表现** 多数患者病史较长，数月至数年不等；部分患者有外伤史，也有部分患者因病理性骨折而就诊。硬纤维瘤最常见于腹部、手臂和腿部，发生于手部的十分罕见。最常见的症状是局部疼痛和肿块，发生于肌肉、腱膜和深筋膜等处，十分坚硬，多为间歇性疼痛，活动时加剧，也可为持续性钝痛或无痛性肿胀。局部可扪及肿块，边缘多不清楚。发病于关节周围的肿瘤，可导致关节功能障碍；位于脊柱的肿瘤，可有相应的神经功能障碍。实验室检查，部分病例碱性磷酸酶轻度升高。因此，在良性肿瘤呈现碱性磷酸酶增高时，需注意本病发生的可能。

3. **影像学表现** 常见的X线片表现为溶骨性破坏，可见无钙化或骨化的软组织肿块。病变多发于长骨干骺端或骨端，肿瘤沿骨干发展，偶有超过骺板，累及骨骺。肿瘤发展到骨化阶段，少数病例可出现层状骨膜反应（图3-1-16）。有学者将其X线片表现归纳为四种类型：①囊样型。主要呈囊样膨胀性改变，皮质变薄，病变边界清晰，周围有不同程度的反应性骨硬化带，无骨膜反应；溶骨区可有残留的骨小梁，呈多房状，小梁分隔可粗可细，有的甚至不清晰，几乎呈单房透明区，一般不形成软组织肿块。②溶骨型。类似于溶骨性恶性肿瘤表现。病灶为完全溶骨性破坏，也可有蜂窝样或虫蚀样改变，密度减低，与正常骨界线不清，呈移行性；无反应性骨硬化，病灶内可见斑片状残留骨，可伴有软组织肿块。③小梁型。表现为粗糙的肿瘤性骨小梁形成，骨失去正常形态，呈树根状改变，且向软组织内延伸，呈根须状分布，并伴有软组织肿块，具有一定的特征性。④骨旁型。主要表现为边缘型压迫性骨侵蚀，常伴有软组织内密度增高的肿瘤影，需与软组织纤维瘤造成的骨继发性改变相鉴别。

CT和MRI有助于明确病变范围以及邻近结构的关系，有助于确定手术切除范围及手术计划的制订。

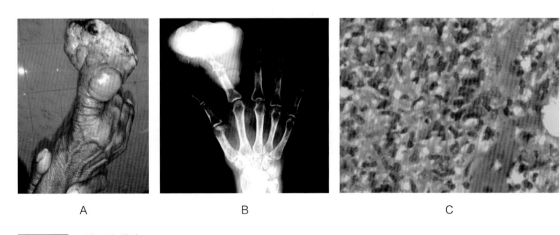

A B C

图3-1-16 手部硬纤维瘤

A. 右手硬纤维瘤 B. X线片 C. 组织病理学表现

4. **组织病理学表现** 大体标本无外膜，外观致密，呈白色或灰白色，质地坚实，有弹性，与软组织纤维瘤相似。镜下表现与软组织纤维瘤相似，由梭形成纤维细胞及大量致密的胶原纤维组成。肿瘤内无成骨，成纤维细胞比较成熟，体小，未见核深染或核增大及核分裂象。胶原纤维呈波纹状或束状，或形成胶原纤维玻璃样变。电镜下可见成熟的纤维细胞，细胞间有粗大的胶原纤维，可见类似于腱细胞的成纤维细胞，胞突呈薄翼状，伸向间质细胞。近年来的超微病理和免疫组化研究证实，该肿瘤有成肌纤维细胞分化。

5. **诊断及鉴别诊断** 由于硬纤维瘤临床表现及影像学表现不典型，因此术前诊断很困难。本病需与以下疾病相鉴别：低分化的纤维肉瘤、低分化的骨肉瘤、非骨化性纤维瘤、骨纤维结构不良、骨巨细胞瘤、单纯骨囊肿以及动脉瘤样骨囊肿。发生于腹壁的硬纤维瘤有一定的特征，腹壁良性肿瘤以硬纤维瘤、神经纤维瘤及脂肪瘤常见；恶性肿瘤以淋巴管肉瘤、软组织肉瘤及转移癌常见。脂肪瘤的CT表现较为典型，而借助MRI可区分硬纤维瘤和神经纤维瘤。尽管硬纤维瘤具有局部侵袭性，但大部分在CT上表现为边界清楚的软组织肿块，与典型的呈浸润性生长的恶性肿瘤不同，结合临床表现可加以区分。

6. **治疗** 硬纤维瘤具有局部侵袭性，术后容易复发，很少发生转移，手术治疗应力求彻底。早期文献表明，单纯刮除植骨后复发率高达40%，广泛切除是首选的治疗方案，但也有复发的报告。对于已经侵犯骨皮质并伴有软组织肿瘤的病例，选择广泛切除，能有效控制本病。切除后的骨缺损可行植骨、异体骨或人工关节置换术进行局部功能重建。鉴于该肿瘤有多次复发后恶变的报告，对于多次复发的病例应采用更积极的治疗方法，如截肢。

放疗可用于无法手术或术后复发的患者，但由于剂量较大，往往引起其他并发症。化疗对该肿瘤的治疗效果尚不确定。

7. **预后** Bohm等回顾191例患者后发现，首次复发的平均时间为31个月，故建议随访至少3年以上。

九、纤维脂肪瘤样错构瘤

纤维脂肪瘤样错构瘤（fibrolipomatous hamartoma，FLH）是主要发生在上肢周围神经的良性肿瘤，表现为神经脂肪和纤维组织过度生长，现已被世界卫生组织列入神经脂肪瘤病组中。瘤周被一层薄的结缔组织包囊，内有被结缔组织束分成叶状的成群的正常脂肪细胞。有的脂肪瘤在结构上除有大量脂肪组织外，还含有较多结缔组织或血管，形成复杂的脂肪瘤。如果脂肪瘤中纤维组织所占比例较多则称纤维脂肪瘤，是纤维结缔组织的良性肿瘤，脂肪细胞数量明显。错构瘤（hamartoma）是指多余组织的结节状、边界不清的病灶，这里考虑的是由纤维组织（胶原）形成的。错构瘤一词由Albrecht在1904年首先提出。多数学者一直认为错构瘤不是真性肿瘤，而是器官内正常组织的错误组合与排列，这种器官组织在数量、结构或成熟程度上的错乱改变将随着人体的发育而缓慢生长，极少恶变。错构瘤成分复杂，多数是正常组织不正常发育而形成的类瘤样畸形，少数属于间叶性肿瘤。脂肪和钙化是多数错构瘤的特征性表现。

纤维脂肪瘤样错构瘤也有几种其他名称，如纤维脂肪过度生长、神经脂肪浸润、神经内脂肪瘤、脂肪纤维瘤和神经纤维脂肪瘤等。

（一）病因及发病机制

纤维脂肪瘤样错构瘤的病因尚不清楚，以前被认为是先天性的，但目前认为与环境因素也有关。一些研究表明，慢性微创伤可能是最终导致该病发展的原因，类似于神经瘤的发生机制。然而，在许多情况下，肿瘤延伸到腕韧带甚至其他部位，而没有发现空间冲突。同时，通过一种尚未确认的营养因子，可以认为纤维脂肪瘤样错构瘤与神经纤维瘤病、脂肪瘤和血管瘤等其他疾病的发展有关。年龄在30～40岁多见，最高年龄75岁，有1/4～1/3的病例可能与脂肪瘤性严重营养不良有关，包括受影响肢体的所有组织，如骨骼、肌肉、皮肤组织的过度增生。该病在白色人种中更为常见，没有明显的性别差异。在巨指病例中，女性居多。

（二）临床表现

纤维脂肪瘤样错构瘤在临床上以无症状软组织肿胀或相关神经病变为主，是一种罕见的良性肿瘤。它影响周围神经，主要来自上肢，尤其是正中神经。它还可以影响尺神经、桡神经、臂丛神经、颅神经和足背神经，30岁以下青年人多见。此类肿瘤好发于肩、背、臀部及大腿内侧，头部也常见，有报告在手掌、腕掌和腕关节等处也有发生（图3-1-17）。位于皮下组织内的病变大小不一，大多呈扁圆形或分叶状，边界清楚。边界不清者要考虑恶性脂肪瘤的可能。临床上，纤维脂肪瘤样错构瘤常表现为受支配神经区域的无症状性（或无痛性）软组织肿胀，周围皮肤无改变；初期可伴有麻木、敏感度减低、疼痛，后期可导致运动损害。肿瘤质软、有弹性（注意与较大的囊肿区别），有的可有假性波动感。瘤体不与表皮粘连，皮肤表面完全正常，基底部较广泛。检查时以手紧压瘤体基底部，可见分叶形态，皮肤可出现橘皮状。该病发展甚缓慢，大多对机体无严重不良影响，恶性变者甚少。

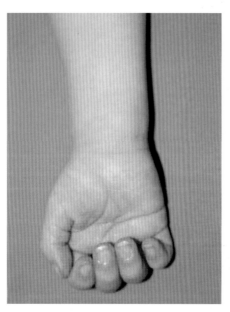 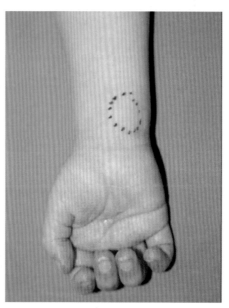

A	B

图3-1-17 腕部急性纤维脂肪瘤样错构瘤

A、B. 腕部可见直径4～5cm的局部隆起，光滑、柔软、轮廓模糊，伴有轻微的鱼际肌萎缩

此外，另有一类多发性圆形或卵圆形结节状脂肪瘤，常见于四肢、腰部、腹部皮下。肿瘤大小及数目不定，较一般脂肪瘤略硬，压迫时疼痛，因而被称为痛性脂肪瘤或多发性脂肪瘤。

患者多表现为前臂远端或手掌部缓慢生长的肿块，并有神经压迫症状。肿瘤通常在儿童期或青春期被发现，常常被认为是先天性或发育性的，因此在术前误诊比较常见。术中发现肿块通常为神经丛状弥漫性肿大，或是肿大的部位比较局限，与神经纤维联系密切，术中不易分离。对肿瘤行部分切除或者进行神经束间的分离，会对神经造成损伤而影响运动或感觉。进行手术的目的是松解卡压的神经，松解后有肿瘤自发性变小及神经功能改善的报告。如果肿瘤较大，必须进行切除。Houpt等报告了对儿童患者行神经切除后直接神经移植，或者对成人患者直接行肌腱移位手术，长期随访结果显示，肿瘤生长缓慢但有进行性神经功能障碍。

（三）影像学表现

肌电图和神经传导研究显示，运动和敏感神经支配者潜伏期延长，远端肌肉颤动，证实了为压迫性神经病变。超声检查表现为受累神经梭形增粗，低回声神经束增大，并被周围高回声组织包绕。MRI检查可显示因周围神经增厚而表现为边界清楚的软组织肿块，纵切面上呈管状或圆柱状，神经纤维被脂肪组织包绕，可有轻度强化。某16岁男性右手掌病变的MRI显示，前臂和手腕远端沿正中神经处有一个大的梭形肿块。T1和T2加权像自旋回波图像显示，管状低信号强度元件在脂肪抑制序列上散布着高信号强度组织和神经纤维高信号。在T2短时间反转恢复序列中，增厚的神经显示神经纤维周围脂肪组织的信号下降。MRI显示管状或圆柱形的低强度纵向结构，对应于纤维组织小于3mm的神经纤维，在脂肪组织对应的T1和T2序列中被高信号强度包围，在脂肪抑制序列中则表现为低强度。T1和T2的神经纤维信号强度均较低，有轻微的对比度增强（图3-1-18）。

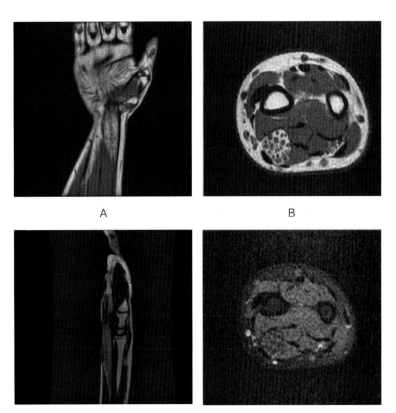

A

B

C

D

图3-1-18 纤维脂肪瘤样错构瘤的影像学表现

A. 冠状位 T1 自旋回波图像显示正中神经增粗，其内神经束呈波浪状走行 B. 轴位 T1 加权像可见增厚的束状低信号镶嵌在高信号的脂肪组织中 C. 矢状位 T2 自旋回波图像显示前臂远端和腕部正中神经呈梭形肿大 D. 轴位 T2 压脂像显示管束间脂肪组织抑制

（四）组织病理学表现

纤维脂肪瘤样错构瘤是较为少见的良性肿瘤，主要影响上肢周围神经。肉眼可见鞘内神经呈节段性、梭形、淡黄色增厚，表现为神经的节段性梭形增粗。组织病理学上表现为纤维组织增生，导致神经束膜和神经鞘膜增厚，伴随或不伴随轴突萎缩。正中神经受累最常见，约占80%，也可累及尺神经、桡神经、臂丛神经、颅神经等。由于纤维脂肪组织增生，伴随或不伴随轴突萎缩，神经外径和神经外膜扩张（图3-1-19），导致神经束之间更宽的间隔，使其具有典型的"洋葱假球"外观。

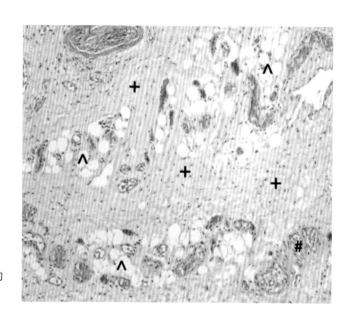

图3-1-19 弥漫性成纤维细胞增殖背景下，增厚扩大的神经束（＋）与成熟的脂肪细胞（∧）混合

（五）诊断及鉴别诊断

临床怀疑纤维脂肪瘤样错构瘤时，重要的是采用MRI检查进行相关性分析，以确认诊断结果，并评估邻近软组织，寻找与脂肪瘤性严重营养不良的相关性。经MRI检查，可与其他累及神经的肿瘤相鉴别，如神经纤维瘤、神经鞘瘤以及来源于神经纤维的转移性肿瘤，还可与血管畸形及腱鞘囊肿相鉴别。

在鉴别诊断中还要考虑如下因素：

1. 在T1加权序列上，神经内血管瘤表现为高信号强度，表明存在脂肪成分，而连续的低强度图像显示血流空洞伪影，在给予造影剂后，这些伪影决定了增强的特征模式。在T2加权序列中，与纤维脂肪瘤样错构瘤相比，血管瘤显示高信号强度。

2. 间质性神经炎显示周围组织轮廓模糊，脂肪组织缺失。

3. 外伤性神经瘤和丛状神经纤维瘤在T2表现为高强度，这使得它们能立即与在该序列中表现为低强度的纤维脂肪瘤样错构瘤区分开。

4. 神经内脂肪瘤在T1和T2表现为明显的高信号病变，脂肪饱和序列的信号强度显著降低，并与神经纤维完全分离。

（六）治疗

治疗的基础是减轻病变产生的症状。肿瘤的浸润性决定了手术切除的复杂情况，临床上根据肿瘤大小、神经损伤、患者年龄和外科团队的专业知识，可选择多种外科治疗方法，从切除屈肌支持

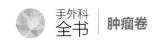

带的腕管减压术到有或无筋膜的肿瘤根治切除术，在外科治疗中还可采用一些微创技术。较小的脂肪瘤发展缓慢，无临床症状者一般无须处理。激光手术治疗脂肪瘤有多种方法，但对小的脂肪瘤可采用微切口激光切除，分叶取出。较大的脂肪纤维瘤建议采用手术切除治疗，根据部位按外科要求选择切开摘除、激光摘除都极为方便。除5岁以下儿童和手术技术不确定等因素外，其疗效较为确切。

十、肌纤维瘤

肌纤维瘤（myofibroma）是一种以肌成纤维细胞为主要成分的纤维组织异样增生，多见于2岁以下的婴幼儿，新生儿约占54%，故现称为婴儿肌纤维瘤病。它是一种良性疾病，表现为皮肤、软组织或骨的单发或多发性结节，可伴内脏受累。临床上可分为孤立型和多中心型，男性以孤立型多见，女性则以中心型多见。肿瘤切除后可复发，若无内脏侵犯，大多呈良性自限性病程。光镜下常有分带表现，电镜下主要为肌成纤维细胞增生。1991年，Eyden等人提出将全部由肌成纤维细胞组成的肿瘤命名为肌纤维母细胞瘤（恶性者称为肌纤维母细胞肉瘤），这样婴儿肌纤维瘤病实质是肌纤维母细胞瘤中的一种婴幼儿期疾病。

本病较罕见，损害以多发性结节为主，出生不久就出现，好发于躯干和四肢，可分为浅表型和泛发型。前者仅发生于皮肤、皮下组织、骨骼肌和骨骼，预后良好；后者可有内脏损害，最常见于肺、心肌、肝脏和肠道等部位，呈弥漫性纤维组织增生，特别是肺部被多发性结节挤压和阻塞，死亡率高达80%。结节常在出生时即有，或出生后发病，也可先为单发性皮肤结节，以后才泛发。若在患儿出生后数月内累及内脏，常导致死亡。

（一）病因及发病机制

本病发病原因尚不清楚，可能与外伤、激素水平和遗传因素有关。一些报告认为，其为常染色体显性遗传模式，而另一些报告则认为其为常染色体隐性遗传模式。研究表明，该病具有家族发病的倾向，但属于常染色体隐性遗传还是常染色体显性遗传仍存争议，至今仍未确定基因变异的具体位点。关于特异性遗传异常的研究受到限制，单体9q、三体16q和del（6）（q12，q15）是少数报告的细胞遗传学异常位点。子宫内雌激素水平与它的发生有关，在实验室动物中进行的雌激素致癌能力实验导致病变部位增殖，其组织学特征与婴儿肌纤维瘤病相似。

（二）临床表现

本病好发于头颈部、躯干、四肢的皮肤及皮下组织，临床常表现为无痛性孤立性肿块，通常呈橡胶状或坚硬瘢痕状，平均大小为0.5～1.5cm。它们通常无症状，若同时累及内脏（肺、心脏和胃肠道等）或骨骼（扁骨和长骨），可出现相应的器官功能受损表现，如疼痛、呼吸困难、呕吐、腹泻等。本病可单发或多发，根据临床特征不同可分为不同类型：①圆型（孤立型）。好发于皮肤、骨、软组织和肌肉，多见于男性，预后较好。②圆型（多中心型）。表现为多个部位的软组织和（或）骨内有病灶但不伴内脏累的病变。③圆型（全身型）。表现为除软组织外，同时伴累及肺、心脏、胃肠道等内脏的病变，偶见于中枢神经系统。常见于女性，成人少见。多为肢体和头颈部皮肤或腔内缓慢生长的无痕性肿块。手的病例少见，某出生20天的女孩，在右小指（轴后）有一个带蒂的皮肤损伤，新生儿体格检查中其他方面是正常的（图3-1-20）。病变主要被认为是复杂的肿块畸形。影像学检查有助于评估病变的范围、进展、消退及复发。据文献报告，可利用彩色超声进行产前辅助诊断。孤立性肌纤维瘤的确诊需靠活检或术后组织病理学诊断。

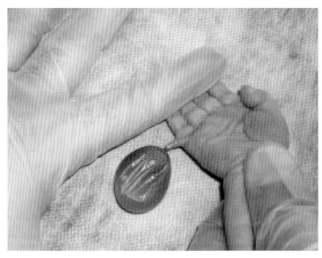 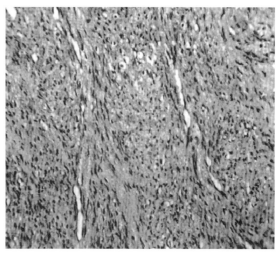

A　　　　　　　　　　　　　　　　　　　　B

图3-1-20　右小指肌纤维瘤

A. 右小指可见一个带蒂的皮肤损伤　B. 组织病理学表现

（三）影像学表现

根据临床表现、皮损特点、组织病理学特征即可作出诊断。

有报告指出，在MRI检查T1加权像上，肿瘤以高信号强度出现；在T2加权像上，信号强度增加。PET成像显示氟代脱氧葡萄糖（FDG）异常强烈聚集。

（四）组织病理学表现

真皮或皮下组织或更深处有边界清楚的长梭形细胞，形状类似成纤维细胞或平滑肌细胞，或见两者的中间型，群集细胞组成束状。胶原纤维不多的细胞较少，区内可见黏液样基质和毛细血管增生。电镜下显示结节内成纤维细胞均为成肌纤维细胞。由于细胞收缩，损害最后可消退。组织病理学表现为皮下结节在细胞区，显示有卵圆形或梭形核的成纤维细胞排列成束状或旋涡状，在细胞较少区，间质可呈黏液样和毛细血管增生。

低倍视野下的肌纤维瘤显示在深层真皮或皮下组织中出现清晰的多结节性肿瘤，肿瘤结节之间可以看到血管的分支呈鹿角状，通常可见钙化区域。肿瘤结节由增殖的梭形细胞和短而丰满的细胞核组成，在结节的纺锤状外围成分中出现明显的嗜碱性染色。肿瘤结节中心的硬化胶原使肿瘤呈双相形态。

（五）诊断及鉴别诊断

需注意与结节性筋膜炎、纤维组织细胞瘤、神经纤维瘤、肾小球旁细胞瘤和肌周细胞瘤、肌纤维母细胞瘤、成人血管外皮细胞瘤、婴儿纤维错构瘤、包涵体性纤维瘤、平滑肌瘤等相鉴别。本病还需要与肌周细胞瘤相鉴别：血管周围同心圆状细胞增生有利于肌周细胞瘤的诊断，而双相出现的

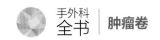

透明少细胞区有利于肌纤维瘤的诊断。

（六）治疗

目前国外主张采取暂行观察或单纯肿块切除手术。对于多发性病变，除非危及生命，一般不采取手术治疗。需加强支持治疗，并注意随访。该病具有浸润性生长的特点，术后可多次复发。多数文献主张治疗以广泛、彻底的切除为主，辅以放疗和化疗等。

（七）预后

如果仅皮肤及骨骼发生的肌纤维瘤，则预后良好。如无并发症，肌纤维瘤可望在1～2岁时自然消退。肌纤维瘤如造成广泛性损害，则死亡率较高，存活超过4个月的病变可自然消退。

（孙鸿斌）

第二节
恶性软组织肿瘤

一、上皮样肉瘤

上皮样肉瘤（epithelioid sarcoma，ES）是一种罕见的软组织低度恶性肿瘤，1970 年由 Enzinger 通过对 62 例患者的临床治疗及组织学研究后正式命名。传统的或经典的上皮样肉瘤主要指发生于四肢末端者，也称为远端型或普通型上皮样肉瘤，患者 5 年生存率约 70%，10 年生存率不足 50%。上皮样肉瘤局部复发率较高，文献报告可达 77%。近年发现有些上皮样肉瘤也可发生在头颈和躯干，称为近端型或近心型上皮样肉瘤。本病组织来源不明，多认为起源于具有多向分化潜能的原始间叶细胞。其可以向间叶细胞方向（肉瘤）分化，也可以向上皮细胞方向分化，以后者占优势。上皮样肉瘤是手部和前臂最常见的软组织肉瘤，几乎所有损害均发生于四肢，一半以上发生于手掌或腕部。该肿瘤具有以下特点：临床症状轻，常被误诊；易局部复发、局部淋巴结转移。常常表现为手指掌侧或手掌上无痛性结节，有的形成溃疡，易被误诊为感染、掌腱膜挛缩结节或其他肉瘤。该肿瘤具有沿着肌腱、淋巴系统、筋膜向近侧蔓延的特征，结节聚集的中央处坏死而周围呈栅栏状排列，瘤细胞均有不典型的细胞核。肿瘤主要发生于 20～40 岁的成年人，2/3 发生于男性。上皮样肉瘤恶性程度并不很高，但局部复发率较高，容易发生淋巴结和（或）远隔转移，预后不佳。手术治疗常常采用扩大切除、根治性切除或截肢。扩大切除巨大肿瘤后可使用常规放疗或短距放疗；对有淋巴结转移、远位转移或复发者，考虑化疗。

（一）病因及发病机制

上皮样肉瘤的发病原因和组织起源目前尚不清楚，仍被归为来源不明的软组织肿瘤。目前绝大多数学者认为，该肿瘤可能源自一种具有多向分化潜能的原始间叶细胞，因此既可以向上皮细胞方向分化，也可以向间叶细胞方向分化。

（二）临床表现

上皮样肉瘤主要发生于青年男性，好发于四肢远端，尤以手指屈侧、手掌、前臂屈侧及腕部多见，也可见于头部、颈部及会阴部。四肢和手部是最常见的发生部位，称为远端型。远端型好发于掌指的浅表部位，有时还集中发生于真皮的网状层，也见于皮下或深部的软组织，尤其是筋膜层、腱膜和腱鞘，表现为软组织内单个或多个无痛性硬结，有的与肌肉、筋膜或神经紧密相连，边界模糊，瘤体直径多在1～1.5cm，少有大于5cm的。可伴有皮损表现，初发皮损为真皮或皮下结节及斑块，呈褐红色或灰黑色，中央易发生溃疡而使其在形态上类似于鳞状细胞癌及良性肉芽肿的表现。四肢近侧皮损常沿筋膜或血管、神经向心性发展，临床表现类似于淋巴管型孢子丝菌病。深部损害附着于筋膜、腱鞘及骨膜，伴肢体肿胀、疼痛及活动障碍。本病发展缓慢，局部切除后常复发，早期有淋巴结转移，后期常转移至肺部。组织病理学显示肿瘤多位于真皮、皮下及深层组织，呈不规则结节状，中央常发生坏死，周边有上皮样细胞呈栅栏状排列，并混有多少不等的梭形细胞，两型细胞均可有异型性改变。

（三）影像学表现

1. X线检查 当病变较小、位于浅表部位时，一般不需要进行X线检查。病变位于深部，疑有骨质破坏时，X线片表现为深部软组织肿块，边缘不清，邻近骨皮质破坏，边缘不光整，骨膜增生少见。

2. CT检查 常为多分叶状肿块，病灶较大者中心常有液化、坏死，瘤内可有出血，可伴邻近软组织浸润及骨质破坏。增强CT显示肿瘤实质部分呈不均匀强化，中心坏死区无强化。

3. MRI检查 显示T1加权像病灶呈等信号或稍低信号，T2加权像病变呈不均匀高信号，瘤内出血时T1加权像上可见高信号影。增强扫描显示肿块明显强化，坏死及出血区无强化。MRI分辨率较高，可以更加清晰地显示病灶周围的结构及骨质破坏的范围（图3-2-1）。

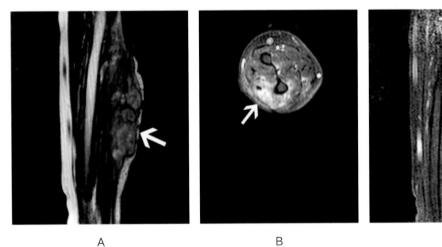
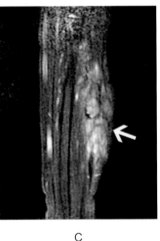

A　　　　　　　B　　　　　　　C

图3-2-1 上皮样肉瘤的MRI表现

尺骨后方皮层下及肌群软组织内可见一团块状异常信号影，边界欠清，大小约52mm×15mm，在T1加权像上以低信号为主，周围可见环形高信号；在T2加权像及短时间反转恢复序列（STIR）上呈混杂高信号，邻近骨皮质受包绕，但未见明显受侵，增强后病灶边缘呈环形明显强化，中间呈条索状不均匀强化

（四）组织病理学表现

1. **肉眼观察** 远端型上皮样肉瘤的特征为形成多个肉芽肿样结节（假肉芽肿），边界较清楚，形状不规则。结节中心常发生坏死，也常合并出血和囊性变（图3-2-2）。

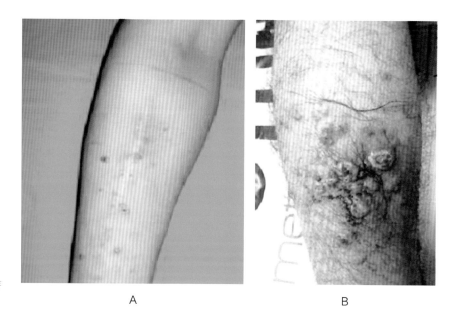

图 3-2-2 **上皮样肉瘤的外观**

A. 右前臂上皮样肉瘤 B. 肉芽肿样结节，呈囊性变，合并坏死

A

B

2. **显微镜检查** 肉芽肿性病变较多见，如结核结节、类风湿结节、环状肉芽肿等，中间有坏死，周围有上皮样细胞包绕，容易引起误诊。肉芽肿的上皮样细胞为组织细胞，并可形成多核巨细胞，但无异型性，免疫组化标志物组织细胞表达呈阳性。上皮样肉瘤的细胞体积较大，细胞质嗜酸性，边界清楚，有不同程度的异型性，瘤细胞表达上皮性标记（图3-2-3，图3-2-4）。

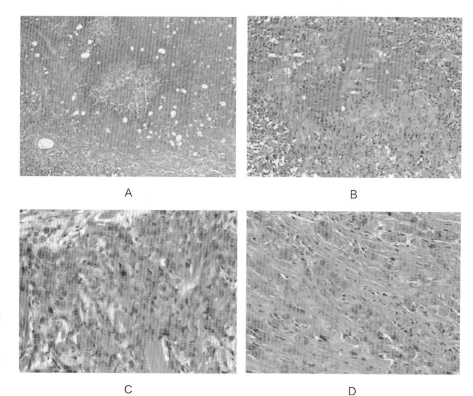

图 3-2-3 **上皮样肉瘤的镜下观**

A、B. 可见肉芽肿性病变坏死灶

C、D. 形成多核巨细胞

A

B

C

D

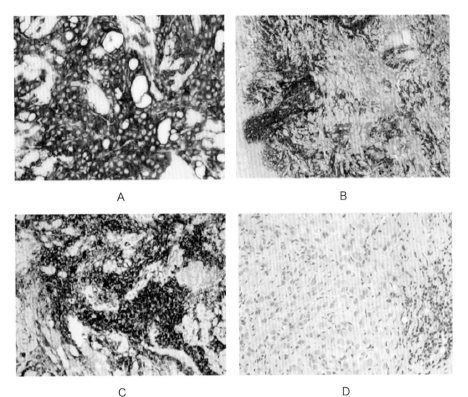

图3-2-4 上皮样肉瘤的病理特征

A. 几乎所有上皮样肉瘤均表达细胞角蛋白

B. 大部分上皮样肉瘤表达上皮细胞标记

C. 约50%上皮样肉瘤表现为CD34阳性

D. 约90%的上皮样肉瘤不表达INI-1（SMARCB1）

（五）诊断及鉴别诊断

1. **良性病变** 上皮样肉瘤病程长，生长缓慢，症状轻或无症状，有时伴有病变部位的皮肤溃疡。显微镜下显示为肉芽肿性病变，因此浅表的单结节或多结节病变易误诊为感染性肉芽肿、脂性渐进性坏死、类风湿结节等炎症性良性病变。但上皮样肉瘤的上皮样特征、典型的结节状排列及细胞角蛋白（CK）、上皮膜抗原（epithelial membrane antigen，EMA）染色阳性，有助于与良性病变相鉴别。

2. **上皮样血管肉瘤** 在组织学上，两者均由大的上皮样细胞组成，细胞质空泡，CD34阳性。上皮样肉瘤有时可表现为假动脉肉瘤形态，但上皮样肉瘤的CK阳性，内皮样特征的因子Ⅷ相关抗原（FⅧR：Ag）及CD31阴性；而上皮样血管肉瘤最具特征性的是单个瘤细胞内可含红细胞，无中心坏死，CK阴性，FⅧR：Ag及CD31阳性。

3. **滑膜肉瘤** 两者的免疫组化标志物CK及Vim均可为阳性。但滑膜肉瘤多见于膝关节及其他大关节附近，肿瘤表面的皮肤不发生溃疡，显微镜下一般不呈结节状分布，上皮样肉瘤细胞与梭形瘤细胞间有较明确的分解而形成双向分化形态，CD34阴性。上皮样肉瘤多见于前臂、手掌和手指，肿瘤表面的皮肤可产生溃疡，显微镜下可见梭形瘤细胞和上皮样肉瘤细胞之间有移行现象，多数患者CD34阳性。

4. **上皮样恶性周围神经鞘瘤** 有时可与上皮样肉瘤混淆，但前者S-100阳性，CK及EMA阴性；而上皮样肉瘤S-100阴性，CK及EMA阳性。

另外，上皮样肉瘤侵及皮肤伴溃疡形成者，有时需要与溃疡性鳞状细胞癌相鉴别。上皮样肉瘤缺乏角蛋白珠，而且在邻近上皮内角化不良。但转移性上皮样肉瘤的细胞学检查有时可误诊为鳞状细胞癌。

（六）治疗

早诊断、早治疗是本病的诊治关键，根治性手术或截肢依然是首选的治疗方法。治疗以局部扩大切除为主，如果病变累及整个手指或足趾，则宜完全切除病变手指或足趾。对复发病例也应尽可能扩大切除范围，或离断病变肢体。由于上皮样肉瘤位置大多较深且固定，尤其位于手部的病变多包绕肌腱并有很强的侵袭性，肉眼难以判定其界线，较小空间内复杂的结构多已受累，很难保证既彻底切除肿瘤又保留手的功能，因此大多数局部切除实际上仅为囊内切除。上皮样肉瘤易通过淋巴结转移，手术时还应尽量清扫病变附近的淋巴结，术后辅以化疗和放疗，但化疗和放疗的疗效尚不确切。对手术部位做大剂量放疗可能有辅助价值。

本病具有侵袭性，往往沿着筋膜、肌腱和神经鞘生长，易复发和转移，且复发常为多灶性，复发率为65%～77%，甚至达85%。是否会复发主要取决于首次切除的范围是否充分。45%～75%的病例可发生转移，最常见的首发转移部位是淋巴结（约占48%），其次为肺（约占25%），也可转移至头皮、骨骼和脑部等。

不利的预后因素包括诊断时年龄较大、肿瘤>5cm、累及深部组织、细胞核的多型性、高度的核分裂活性、瘤细胞的多倍体性、血管和（或）神经侵犯、多次复发、淋巴结转移等。本病的预后也与性别、部位等有关，女性5年生存率可达80%，而男性只有40%；远端型预后较好，而近端型更有侵袭性或转移较早，预后较差。

二、滑膜肉瘤

滑膜肉瘤（synovial sarcoma，SS）是一种高度恶性的软组织肉瘤，通常生长在关节、肌腱或滑囊的附近，最常见于腕部，手指则较为罕见，也可发生于前臂、大腿、腰背部的肌膜和筋膜上。滑膜非上皮组织，是一种特殊变化了的结缔组织，来自中胚叶，细胞呈梭形或圆形，可转化成软骨细胞或骨细胞。手部滑膜组织结构丰富，因此手部生长滑膜肉瘤的机会也较多。最常见的表现是手背或手掌生长缓慢的无痛性肿块，放射线检查显示20%～30%的患者有钙化，淋巴结侵犯风险很高。滑膜肉瘤的治疗以手术治疗为主，强力化疗或大剂量化疗对滑膜肉瘤，尤其是可切除的转移瘤具有良好的效果。

（一）病因及发病机制

滑膜发生肿瘤的原因尚不清楚，可能与外伤有关。慢性创伤性滑膜炎或毒力较低的细菌造成的感染性滑膜炎，也可能与肿瘤的发生有关。

（二）临床表现

滑膜肉瘤的命名是1936年由Knox提出的。多发于青壮年，男性多于女性，病程长短不一，病程越短，恶性程度越高。手部滑膜肉瘤可发生于手的任何部位，但多发生于手的掌侧，沿腱鞘生长。瘤体较硬韧，一般生长缓慢，常表现为深在部位的无痛性肿块，有时可伴有局部疼痛及压痛。多无自觉症状，肿瘤生长较大后可发生功能障碍，如关节附近的无痛性肿块，局部皮肤表面可有静脉怒张。肿瘤质地为中等，也可偏硬或偏软（图3-2-5）。后期可出现剧烈疼痛，夜间疼痛显著。局部复发和远隔转移是两个主要特点，尤以血行转移多见，最常见的转移部位是肺。

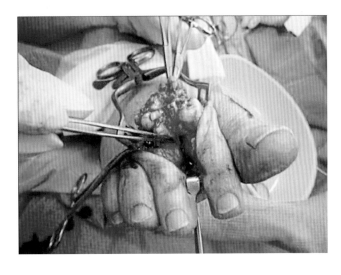

图3-2-5 发生在足趾部的滑膜肉瘤常伴水肿

（三）影像学表现

1. X线检查 临床所触及的肿块并非都能在X线片上显示出来，有的表现为局部软组织肿胀，有的出现软组织肿块。肿块密度较邻近软组织稍高，大小不等，大者有跨越关节生长的特点。30%的软组织肿块内可见不定型、不规则钙化影。钙化可能与出血、感染、坏死及软骨钙化等因素有关；钙化的程度与肿瘤的恶性度有关，钙化越少，恶性度越高。可出现不同程度的骨质压迫、缺损或溶骨性破坏，如骨质疏松、骨萎缩畸形、囊性骨缺损、骨质糜烂、溶骨性破坏、关节改变等。可出现平行状、花边状或针状骨膜反应，有些虽无明确的骨膜反应，但邻近骨皮质可见刺状突起，出现骨膜三角（又称Codman三角，Codman's triangle）。

2. CT检查 可见质地均匀的软组织肿块，密度与骨骼肌类似，肿瘤内高度钙化提示滑膜肉瘤。使用造影剂可使病变组织信号显著增强。

3. MRI检查 瘤体常邻近重要的神经血管束，在MRI图像上呈高信号。较大的病变信号强度不均匀，提示有出血和坏死区。因此这些结构有可能移位或者被包裹在肿瘤中（图3-2-6）。

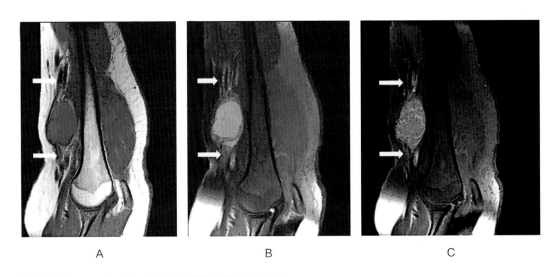

A   B   C

图3-2-6 起源于左上臂正中神经的滑膜肉瘤的MRI表现

A. T1加权像呈低信号 B. 脂肪抑制后T2加权像呈中等信号 C. 脂肪抑制后对比T1加权像呈不均匀高信号，可见瘤体邻近正中神经主干

4. **动脉造影** 造影可显示肿瘤附近新生毛细血管、血管湖及其他恶性肿瘤的特点，还可避免手术中损伤大血管，或进行动脉内化疗。

（四）组织病理学表现

1. **肉眼观察** 滑膜肉瘤多侵入周围组织，与周围组织无明显分界，无真包膜，一般质地较软，少数因钙化或骨化而出现沙砾样斑点。切面呈灰白色，鱼肉样，常杂有灰黄色和暗红色的坏死出血区。

2. **显微镜检查** 组织学上一般分为双相型和单相型。双相型一般上皮样细胞和梭形细胞的数量相当，分布均匀，有的上皮样细胞条索可形成脉管样的不典型的假腺腔或小的血窦样裂隙。单相型以上皮细胞或梭形细胞为主。在部分病例中，双相型细胞中可见到瘤组织由未分化的小圆形或卵圆形瘤细胞组成，此型也叫未分化型，恶性程度较高（图3-2-7）。

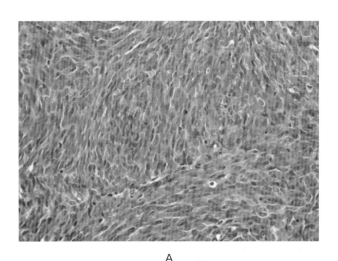

A

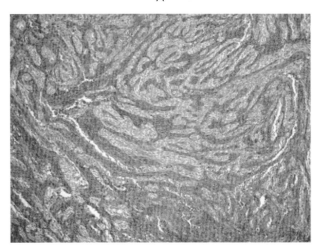

B

图3-2-7 两种类型的滑膜肉瘤镜下观

A. 单相型滑膜肉瘤 B. 双相型滑膜肉瘤

（五）诊断及鉴别诊断

X线检查为本病主要的辅助诊断方法，以病理学检查结果为确诊依据。但由于临床症状及X线片表现不典型，组织学多样，故误诊、漏诊较多。本病需与以下病变相鉴别：

1. **周围型骨纤维肉瘤** 骨纤维肉瘤是起源于非成骨性纤维结缔组织的一种少见的恶性骨肉

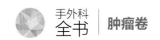

瘤，也是纤维源性恶性肿瘤。原发于骨膜的纤维组织者，称为周围型骨纤维肉瘤，较少见。好发于长骨干骺端及骨干，很少引起跨关节破坏，但骨质破坏较滑膜肉瘤明显，且出现的钙化率低。

2. **脂肪肉瘤**　脂肪肉瘤是成年人最常见的软组织肉瘤，也可见于青少年和儿童。脂肪肉瘤通常体积较大，一般为深在的、无痛性、逐渐长大的肿块，最常发生于下肢（如腘窝和大腿内侧）、腹膜后、肾周、肠系膜区以及肩部。在不同部位的发生率主要取决于该肿瘤的亚型，常有较大范围的钙化。

3. **关节结核**　为慢性进行性骨关节病，关节软组织及滑膜受累多呈弥漫性表现，而非肿瘤状影；关节腔积液常较明显，随病变进展将出现明显的关节骨质破坏、关节间隙变窄及纤维僵直。

4. **色素沉着绒毛结节性滑膜炎**　常呈分叶状或结节状肿块，但此病不易钙化，且有明显的关节积液。

（六）治疗

滑膜肉瘤的治疗以手术切除为主，争取广泛切除，如有血管受侵，则血管需一并切除。如切除不彻底，局部复发率较高。本病通过血行易向肺部转移，也有淋巴结转移者。凡区域淋巴结较大者，在肿瘤切除的同时施行淋巴结清扫术。本病5年生存率在20%～50%。局部切除不彻底者，可辅以放疗，目前化疗效果尚不确定。滑膜肉瘤是恶性程度很高的肿瘤，晚期因远隔转移，病情轻重不一，预后相对较差。药物对滑膜肉瘤无明显作用，化疗药物仅用于术后辅助治疗，术后应用抗生素以防感染。

1. **手术治疗**　如果没有辅助治疗或病变对辅助治疗没有反应，则需要进行根治性手术治疗。若病变对术前放疗和（或）术前化疗有反应，则局部切除后的复发率小于10%。对于深部的位于肢体近端和躯干周围的较大病变，即使对辅助治疗有满意的反应，行边缘切除后，局部复发率仍较高。位于肢体远端的小而浅表的病变，对辅助疗法反应满意者，复发风险较低。触诊若发现局部淋巴结异常，提示有转移的可能，应在术前行淋巴结活检。如果区域淋巴结已有转移，则病变属Ⅲ期，预后极差。

对Ⅰ期小肿瘤，以广泛切除为主，复发率较低，一旦复发，需跨关节截肢。如术前未确诊滑膜肉瘤，仅当作腱鞘囊肿行囊内切除或边缘切除，术后摸不到肿块，无法确定其分期，待病理诊断为滑膜肉瘤时，病变已扩大到伤口边缘，处理办法是等局部有了复发的证据后再设计手术方案。此方法的缺点是有转移的中等危险，且其复发也比原来广泛，治疗易被延误。对危险区行放疗以抑制复发，其缺点是不能肯定手术时播散的范围，且肿瘤细胞散落在缺氧的瘢痕之中，治疗效果更差。对手部或足部进行放疗后，其放疗瘢痕可造成手或足功能障碍。在可能发生播散的区域近侧行截肢术，虽然增加了残疾的可能，但对控制病变是有效的。Ⅱ期的肢体近侧较大的滑膜肉瘤需要进行彻底的外科处理，广泛切除或截肢有较高的复发率，在术前给予放疗，可使复发率明显降低。辅助治疗对此肿瘤效果较好，是因滑膜肉瘤对放疗敏感。滑膜肉瘤既可向区域淋巴结转移，也可向远处肺部转移。对于前者，做淋巴结肿瘤放疗后局部切除，可以为控制疾病争取时间。临床证实，进行化疗对于微小转移是有效的。

2. 化疗 辅助化疗偶尔可产生较好的效果，可使应截肢的患者得以施行保肢手术。术后化疗作为局部淋巴结和（或）远处部位转移灶的最终治疗方法，仅对部分患者有效，并不能对该病变达到即刻或长期的控制。

3. 放疗 辅助放疗对大部分滑膜肉瘤有满意的效果，当放疗作为最终或姑息的治疗方法时，通常可使病变获得缓解。

三、脂肪肉瘤

脂肪肉瘤（liposarcoma）是成年人最常见的软组织肉瘤，也可见于青少年和儿童，是最常见的软组织肉瘤之一，但在手部罕见。脂肪肉瘤通常体积较大，一般为深在的、无痛性、逐渐长大的肿块，最常发生于下肢（如腘窝和大腿内侧）、腹膜后、肾周、肠系膜区以及肩部，发生于上肢的报告较少。在临床上，脂肪肉瘤与脂肪瘤相似，但是较脂肪瘤疼痛更明显，生长更迅速。在不同部位的发生率主要取决于该肿瘤的亚型，包括非典型性脂肪瘤性肿瘤（ALT）/高分化（WD）脂肪肉瘤（即 ALT/WD 脂肪肉瘤）、去分化脂肪肉瘤、黏液样脂肪肉瘤、多形性脂肪肉瘤、混合型脂肪肉瘤（图3-2-8）。对巨大的脂肪肉瘤，采用扩大切除加辅助放疗；对脂肪肉瘤，特别是高度恶性的脂肪肉瘤，不能够扩大切除的就需要截肢；对特别巨大的脂肪肉瘤，初诊时已发现有全身转移者，可采取化疗。

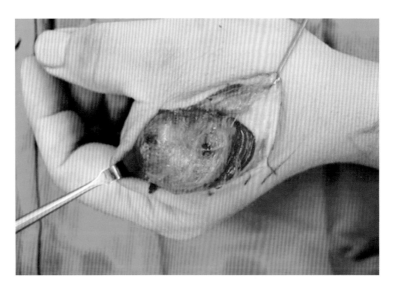

图3-2-8 手部混合型脂肪肉瘤

（一）病因及发病机制

脂肪肉瘤的发病原因尚不清楚。由于脂肪肉瘤是一种常见的恶性软组织肿瘤，起源于脂肪母细胞向脂肪细胞分化的间叶细胞，因此表现为不同分化程度的异型脂肪母细胞均含有脂质。根据肿瘤细胞的分化程度和类型可以分为四型：分化良好型、黏液样型、圆形细胞型及多形型，且通常是多型细胞混合存在。

（二）临床表现

脂肪肉瘤通常体积较大，一般为深在的、无痛性、逐渐长大的肿块，典型症状表现为无痛性硬实结节、单发性坚实性结节；多见于30～70岁的患者，以50岁左右发病最多。男性多于女性。

根据肿瘤发生的部位不同，可出现不同的表现：四肢，特别是大腿、臀部好发；上肢、腹膜后、头部、颈部次之；直径一般3～10cm，后腹膜巨大者直径可达20cm以上。肿瘤常为结节状或分叶状，质软或稍硬，发生于深部肌肉间软组织，表现为一大肿块，边缘不清。脂肪肉瘤可长得很大，质地坚硬，除非晚期患者，一般皮肤很少受累。脂肪肉瘤的危害在于压迫邻近器官而出现相应的症状，如压迫肠道造成肠梗阻、压迫胆道造成胆道梗阻、压迫血管造成血管受阻等，还有复发转移。组织学上分化不好者有30%～40%发生转移，而分化好的则较少转移，虽然也可转移到肝、骨髓、中枢神经系统，但以肺为常见转移部位。

（三）影像学表现

1. **高分化脂肪肉瘤**　分化良好的脂肪肉瘤在CT或MRI上具有诊断意义的表现，为一巨大的脂肪肿块（＞75%）和其内增厚的分隔或局灶性结节的非脂肪成分（图3-2-9）。

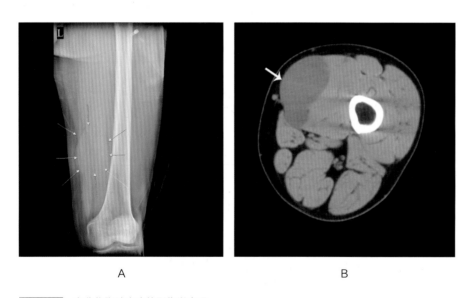

A   B

图3-2-9　高分化脂肪肉瘤的影像学表现

A. X线片显示股骨中下段内侧软组织内有一不规则稍低密度影，密度均匀
B. CT检查显示边界清楚，最大层面约34mm×63mm，累及16个层面，邻近肌肉受压

2. **去分化脂肪肉瘤**　脂肪肉瘤里有明显的结节（直径＞1cm）。

3. **黏液样脂肪肉瘤**　在超声上可见高含水量，但CT和MRI检查显示在分隔区有少量脂肪组织或者在黏液样脂肪瘤的背景上有小结节重叠，78%～95%的病例提示黏液样脂肪肉瘤的诊断（图3-2-10）。

4. 多形性脂肪肉瘤 高级别的脂肪肉瘤，典型的表现为非均匀性软组织肿块。但是62%～75%的病例在MRI上可见少量脂肪组织，提示脂肪肉瘤的诊断（图3-2-11）。

5. 混合型脂肪肉瘤 为其他类型的组合。

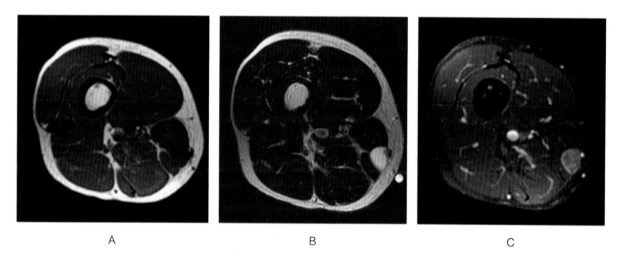

　A　　　　　　　　　　B　　　　　　　　　　C

图3-2-10 黏液样脂肪肉瘤的MRI表现

A. T1加权像为低信号　B. T2加权像为均匀高信号　C. 脂肪抑制后T1加权像为均匀高信号

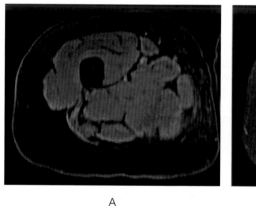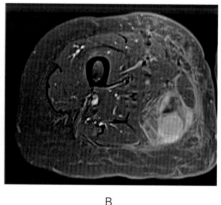

图3-2-11 注射增强剂前后，多形性脂肪肉瘤的MRI表现

A. 注射前与肌肉呈现相同信号　B. 注射后为不均匀增强信号

　A　　　　　　　　　　B

（四）组织病理学表现

1. 肉眼观察 ALT/WD脂肪肉瘤常为大的边界清楚的分叶状肿块。去分化脂肪肉瘤一般为大的多结节性黄色肿块，含有散在、实性、常为灰褐色的非脂肪区域，去分化区域常有坏死。黏液样脂肪肉瘤表现为四肢深部软组织内大的无痛性肿块，边界清楚，呈多结节性。低度恶性者切面呈褐色胶冻状；高度恶性的圆形细胞区域呈白色、肉质感，常无肉眼可见的坏死。多形性脂肪肉瘤质地坚硬，常为多结节状，切面白色至黄色。

2. 显微镜检查 ALT/WD脂肪肉瘤由相对成熟的增生的脂肪组织构成，与良性脂肪瘤相比，其细胞大小有显著性差异。脂肪细胞核有局灶异型性及核深染，有助于诊断，常见散在分布的核深染的间质细胞和多核间质细胞，可见数量不等的单泡或多泡脂肪母细胞，包括硬化性脂肪肉瘤、炎症性脂肪肉瘤、梭形细胞亚型，还可出现异源性分化。去分化脂肪肉瘤的组织学特征是有ALT/WD脂肪肉瘤向非脂肪性肉瘤（大多高度恶性）移行。5%～10%的去分化脂肪肉瘤可有异源性分化，但与临床预后无关，最常见的是肌性或骨（软骨）肉瘤性分化。低倍镜下，黏液样脂肪肉瘤呈分叶状结构，小叶周边部分细胞丰富；圆形和椭圆形的原始非脂肪性间叶细胞和小的印戒样脂肪母细胞混合存在，间质呈明显黏液样，有丰富的纤细芽枝状、网状毛细血管网，常见间质出血。黏液样脂肪肉瘤常可见黏液性区域与富细胞区或圆形细胞区域逐渐移行。多形性脂肪肉瘤大多由多形性梭形肿瘤细胞和束状排列的梭形、较小的圆形细胞构成，其中混杂多核巨细胞和多形性空泡状脂肪母细胞（图3-2-12）。

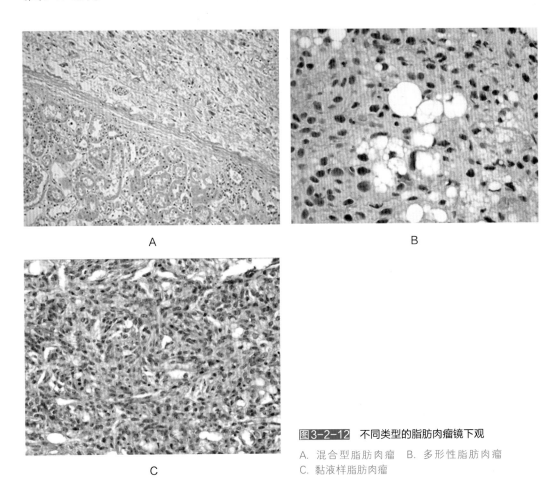

A

B

C

图3-2-12　不同类型的脂肪肉瘤镜下观

A. 混合型脂肪肉瘤　B. 多形性脂肪肉瘤
C. 黏液样脂肪肉瘤

（五）诊断及鉴别诊断

1. 脂肪瘤　脂肪瘤是一种常见的良性肿瘤，可发生于任何有脂肪的部位。部分病例发生在四肢，主要在皮下，也可见于肢体深部和肌腹之间。患者多年龄较大，儿童较少见。深部的脂肪瘤多沿肌肉生长，可深达骨膜，但很少侵犯邻近骨骼。脂肪瘤很少恶变，手术易切除。镜下可见肿瘤由分化成熟的脂肪细胞组成，瘤组织被纤维条索分割成大小不等的脂肪小叶。

2. 黄瘤　黄瘤是以皮肤损害为突出表现的脂质沉积性疾病。吞噬有脂质的细胞局限性地聚集于真皮和肌腱，临床上表现为黄色、橘黄色或棕红色丘疹、结节或斑块。常伴有全身性脂质代谢紊乱和心血管系统损害等，可原发，也可继发于其他系统性疾病。真皮内聚集了吞噬脂质的组织细胞（泡沫细胞），又称为黄瘤细胞。早期常伴有炎症细胞，退行期则有成纤维细胞增生。有时可见到核呈环状排列的多核巨细胞（图顿巨细胞，Touton giant cell）。冰冻切片用猩红或苏丹红染色，可显示泡沫细胞中存在的胆固醇和胆固醇酯。

3. **黏液瘤** 黏液瘤是一种良性肿瘤，通常形状不规则，呈果冻样，半数以上的原发性心脏肿瘤为黏液瘤。3/4的黏液瘤发生在左心房，左心房黏液瘤通常有蒂，在心房内像绳球一样随血液的流动而摆动。肿瘤深存于肺组织中，与正常肺组织分界清楚。大体标本可见肿瘤光滑，呈轻度分叶状，表面有极薄的包膜，切面见棕黄色胶冻样物质。镜检：肿瘤由致密的细胞质及突出的星状细胞构成，核呈卵圆形，有细小规则的染色体及核仁；星状细胞间含大量黏性、细颗粒状嗜碱性物质，极似黏蛋白，未见核分裂；肿瘤呈浸润性或膨胀性生长，但不转移。

4. **恶性纤维组织细胞瘤** 脂肪肉瘤的细胞多为空泡状脂肪母细胞，无畸形巨细胞；而恶性纤维组织细胞瘤的细胞主要为泡沫细胞，常见畸形巨细胞。

脂肪肉瘤最终要靠病理学诊断，主要与恶性纤维组织细胞瘤中的普通型和黏液型以及横纹肌肉瘤中的多形型相鉴别。低分化型黏液样脂肪肉瘤中的瘤细胞脂质极少，常需脂质染色以明确诊断。

（六）治疗

手术治疗是脂肪肉瘤的第一选择，局部的广泛切除是减少复发、转移的有效措施。其最重要的预后因素是肿瘤生长的部位，如果肿瘤生长的部位可进行完整的手术切除，则肿瘤边缘切除干净后不会复发。发生于深部组织的肿瘤有多次复发的倾向，常因肿瘤在局部无法控制地侵袭性生长或去分化和转移而导致死亡。其他治疗方法还有放疗、化疗等。

1. **手术治疗** 手术是脂肪肉瘤治疗中的第一选择。局部的广泛切除是减少复发、转移的有效措施。因为脂肪肉瘤罕见淋巴结转移，区域淋巴结清扫多无必要。

2. **放疗** 黏液样脂肪肉瘤对放疗较敏感，但总体来讲，放疗不是脂肪肉瘤的主要治疗手段。放疗多用于肿瘤边缘切除范围不够的患者，可防止局部复发。对于局部能行根治性切除或广泛切除的患者，术后放疗的意义不大。

3. **化疗** 由于高分化脂肪肉瘤的恶性程度较低，转移的可能性小，化疗意义不大。对于恶性程度较高的类型，为防止术后转移，可以进行化疗。由于目前尚无对脂肪肉瘤有特效的化疗药物，一般多采用联合化疗，常用的药物有阿霉素（adriamycin，ADM）、顺铂（cisplatin，DDP）、环磷酰胺（cyclophosphamide，CTX）、长春新碱（vincristine，VCR），对于发现临床转移以前的微小转移灶有治疗意义。近年也有分子靶向药物治疗的报告。

四、纤维肉瘤

纤维肉瘤（fibrosarcoma）是由成纤维细胞和胶原纤维形成的肿瘤，约占所有软组织肉瘤的10%，是结缔组织肿瘤中的少见类型，以往又称为黏液纤维肉瘤，是成纤维细胞的恶性肿瘤，可以产生网状纤维及胶原纤维。本病70%以上发生于四肢，表现为生长缓慢的、孤立的无痛性或痛性结节，常在突然生长加速后就诊（图3-2-13）。病程从数周至20年不等，平均3年余，其恶性程度取决于细胞分化程度及生长速度。本病可发生血行转移，最常见于肺、肝和骨骼，淋巴结转移非常罕见，患者5年生存率为39%～54%。治疗成人高度恶性纤维肉瘤的要点是准确的外科分期、扩大切除以及视情况采用放疗和化疗。

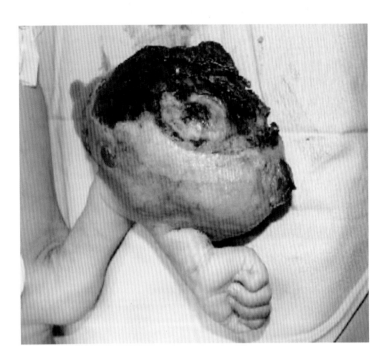

图3-2-13　纤维肉瘤伴部分坏死

（一）病因及发病机制

纤维肉瘤可发生在损伤或烧伤瘢痕、骨髓炎瘘管和窦道，以及放疗后（在放疗后至少3年）。近年来研究表明，瘤细胞表达Vim及CD34，电镜下观察瘤细胞既有成纤维细胞的特征，又有一些神经鞘膜细胞的特点，个别病例中发现含黑素小体的树突细胞，提示肿瘤可能起源于神经鞘膜细胞。

（二）临床表现

纤维肉瘤可发生于任何年龄，但以成人常见，男女之比为2：1。好发于四肢长骨的干骺或骨干部，以股骨和胫骨为多。纤维肉瘤主要症状为疼痛，由轻渐重。周围型早期可仅有局部肿块，以后才出现疼痛；中央型发生病理性骨折时症状加剧。中央型恶性程度较高，常发生血行转移；周围型恶性程度较低，很少转移。

（三）影像学表现

1．X线检查　纤维肉瘤侵袭骨组织时X线片可见虫蚀状溶骨表现，无肿瘤性成骨。其影像学表现变化大，无明显特征。溶骨范围较大，边界模糊，皮质骨断裂；侵入软组织中，骨膜反应少或无。在一些病例中，纤维肉瘤可穿透松质骨和皮质骨，产生虫蚀状影，溶骨区少且融合。

2．CT检查　软组织纤维肉瘤显示病变为密度均匀的肿块，其密度与邻近的肌肉组织相似；骨内纤维肉瘤表现为大片的溶骨，大小不一，边缘模糊，无明显增生硬化改变，肿瘤常突破皮质而形成软组织肿块，肿块密度一般较均匀。

3．MRI检查　T1加权像上为低信号，T2加权像上为较高信号。注射造影剂钆喷酸葡胺（Gd-DTPA）增强后，肿瘤内呈不均匀强化。MRI不仅能显示肿瘤及其范围，还能了解肿瘤与神经、血管的关系（图3-2-14）。

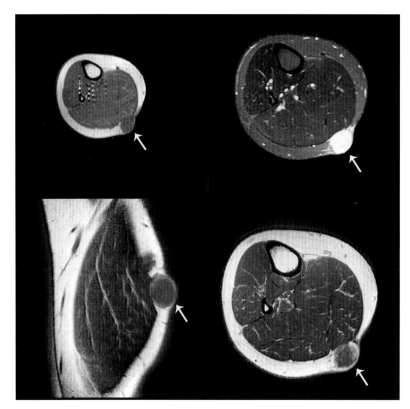

图3-2-14 纤维肉瘤的MRI表现

皮下软组织内可见两个T1低信号、T2稍高信号肿块，脂肪抑制呈明显高信号，与周围组织界线清楚，增强后可见不均匀强化，邻近骨质未见明显异常

（四）组织病理学表现

1. **肉眼观察** 分化较好的纤维肉瘤质地较硬，切面表现为灰白色，均匀一致。恶性者为黄褐色，质柔软，同时含有继发性囊性变、坏死或出血；生长缓慢的肿瘤中有钙化及骨化现象。纤维肉瘤也可表现为胶状或黏液样变化，故以往曾称为黏液纤维肉瘤。

2. **显微镜检查** 镜下可见肿瘤由梭形成纤维细胞组成，交织成旋涡状，这些细胞可产生丰富的网状纤维，有时也能产生粗胶原束。大多数皮肤的纤维肉瘤分化良好，可产生丰富的纤维组织，很少有丝分裂，未见明显旋涡状结构，且产生纤维少，这些现象表明有侵袭性，预后较差。分化不好的肿瘤细胞有明显的有丝分裂，但大而不规则的巨细胞或怪细胞并不常见，肿瘤细胞可侵入血管壁内。分化更差的梭形细胞肉瘤往往不能分清其组织来源。细胞的间变、有丝分裂指数以及胶原产生的多少和密度是评价纤维肉瘤恶性程度的重要指标。I级分化最好，表现为细胞少，比正常纤维细胞的核稍大，染色过深，有丝分裂不多，并含有丰富的胶原，与纤维瘤非常接近；Ⅳ级的分化最差，表现为细胞最多，高度间变，有时含有形状奇特的成分（图3-2-15），细胞分裂多而胶原纤维少，此型最像恶性纤维组织细胞瘤。

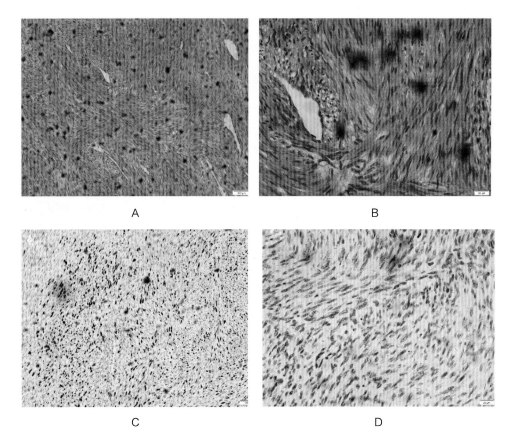

图3-2-15 纤维肉瘤镜下观

A、B. 瘤细胞呈束状、弥漫编织状排列，细胞梭形，有异型性，核分裂多见 C、D. 免疫病理：actin（部分+）、SMA（+）、Des（－）、CD34（+）、S-100（－）、Ki-67（约50%为+）、Vim（+）、CK（－）、Pgp9.5（－）

（五）诊断及鉴别诊断

1. **硬纤维瘤** 病因不明，是同为溶骨性改变的一种骨性疾病。发生于肌肉、腱膜和深筋膜等处，十分坚硬。本病可发生于全身各处，多见于腹壁，也可发生于腹内及骨骼肌内。硬纤维瘤多发生于30~50岁成年人，以女性多见，也可见于青少年。通常认为该病属于比较少见的良性腱膜过度增生性肿瘤，在临床上也叫韧带样瘤，由分化良好的皮下结缔组织构成。硬纤维瘤的瘤体生长缓慢，当肿瘤发展到一定程度后一般不再增长，属良性肿瘤，但临床复发率较高，有恶变为纤维肉瘤的可能。镜下可见肿瘤由丰富的胶原纤维和极少的纤维瘤细胞构成，平行排列；肿瘤细胞无异型性和核分裂象，肿瘤边缘常可见到被肿瘤组织包绕的横纹肌小岛。

2. **恶性纤维组织细胞瘤** 除具有纤维组织细胞瘤的特点外，恶性纤维组织细胞瘤患者发病年龄较大，多见于中老年人；细胞多形性非常明显，可出现单核或多核奇异性巨细胞、黄色瘤细胞、图顿巨细胞，炎症细胞（包括淋巴细胞、浆细胞和嗜酸性粒细胞）与瘤细胞混杂存在。特别是瘤细胞呈车辐状排列、奇异性巨细胞呈现和瘤细胞免疫表型的特点，在纤维肉瘤组织中是不会出现的。

3. **平滑肌肉瘤** 平滑肌肉瘤的细胞较肥胖，细胞质呈强嗜酸性，核呈长杆状，两端较钝，两端与中央部粗细近似，多形性明显，易见多核和异型瘤巨细胞；而纤维肉瘤的细胞多形性不明显，不出现多核和异型瘤巨细胞。胶原纤维染色（VG染色）平滑肌肉瘤细胞呈黄色，Masson三色染色肌细胞呈红色。免疫组化标志物结蛋白（Des）和肌动蛋白（actin）呈阳性反应，可以与纤维肉瘤相区别。

4. 恶性神经鞘瘤 瘤细胞常呈多形性，其排列多相互平行或较紊乱，但能见到栅栏状结构，无胶原纤维，免疫组化标志物S-100或NF阳性可作区别。

5. 单相纤维型滑膜肉瘤 这是滑膜肉瘤中较常见的类型。肿瘤以纤维肉瘤样梭形细胞为主，类似纤维肉瘤。滑膜肉瘤除梭形细胞外，总可以找到多少不等的早期分化的上皮细胞，并常伴有血管外皮瘤样结构，免疫组化标志物Vim和CK呈不同程度阳性反应，超微结构具有双向分化和瘤细胞表面易见短绒毛等特征。纤维肉瘤的瘤细胞不具有双相分化的特点。

6. 横纹肌肉瘤 胚胎性横纹肌肉瘤可由大量梭形细胞构成，与分化差的纤维肉瘤相似。但在胚胎性横纹肌肉瘤细胞中，总会找到一些不同分化程度的横纹肌母细胞，细胞质呈强嗜酸性，甚至可见横纹或纵纹。瘤细胞对抗肌红蛋白抗体和抗骨骼肌球蛋白抗体呈阳性反应，磷钨酸-苏木精染色（PTAH染色），有的瘤细胞可见横纹。电镜下可见粗细肌丝平行交错排列，形成肌节样结构，并可见Z带。纤维肉瘤则不具有上述特点。

7. 韧带样纤维瘤 本病发生的年龄与肿瘤组成极似分化好的纤维肉瘤。但与纤维肉瘤的不同之处是瘤细胞较少，胶原纤维丰富；瘤细胞不呈人字形排列；核分裂象更少，不出现病理性核分裂；Vim和actin呈阳性反应。

（六）治疗

1. 手术治疗 纤维肉瘤现在以手术治疗为主，依据肿瘤范围及临床生物学行为的不同，应采用局部彻底广泛切除。如有淋巴结转移，应行淋巴结清扫术。手术前后采用化疗，环磷酰胺600～800mg/m²，生理盐水40ml，静脉推注，每周1次。因局部可发生侵袭性生长，故应行扩大性切除，切除边缘要较正常皮肤宽2～3cm，深达筋膜。如肿瘤切除范围较大，则需要植皮或局部皮瓣移植。分化差的，局部手术治疗不能取得预期效果，可行截肢术，术后放疗效果不好。如属复发病例，则更应广泛切除。多次术后复发可发生转移，但少见。

2. 综合治疗 术前大剂量化疗，然后根据肿瘤浸润范围做根治性切除瘤段、灭活再植或植入假体的保肢手术或截肢术，术后继续大剂量化疗。纤维肉瘤肺转移的发生率极高，除上述治疗外，还可行手术切除转移灶。近年来由于早期诊断和化疗迅速发展，纤维肉瘤的5年存活率提高至50%以上。

3. 放疗 纤维肉瘤对放疗不敏感，所以放疗只能作为辅助性治疗，一般仅适用于对Ⅲ～Ⅳ级纤维肉瘤的治疗。

（闫合德）

五、隆突性皮肤纤维肉瘤

隆突性皮肤纤维肉瘤（dermatofibrosarcoma protuberans，DFSP）是一种较少见的低度恶性肿瘤，是中间型软组织肿瘤的代表之一，由Darier及Ferrand于1924年首次报告。临床多表现为皮肤的单结节或多结节状肿块，中青年人多见，好发于躯干（包括胸壁、腹壁、背部）、四肢近端和头颈部（特别是头皮），手及上肢少见。早期常无明显症状，表现为孤立的缓慢生长的小结节，往往在发病数月甚至数年后才就诊，常被误诊为皮肤良性肿瘤。临床发病率较低，总体发病率为0.8/100万～4.2/100万，约占所有肉瘤的1%，在恶性肿瘤中所占比例尚不足0.1%。本病具有较高的局部复发率，如切除不彻底或切缘小于2cm，局部复发率高达40%；仅局部扩大切除者，局部复发率为18%；经Mohs（莫氏）显微外科技术切除者，局部复发率为6%～7%。首次手术切除保证干净的切缘是降低术后复发的关键，但本病极少发生远隔转移。

（一）病因及发病机制

迄今为止，本病的发病机制尚不清楚，病因假说较多，包括皮肤损伤学说、遗传学说、接受过放疗等，据报告10.2%的患者有外伤史。其发病可能与17号染色体和22号染色体基因片段融合并产生融合蛋白COLIα1-PDGFβ有关，蛋白酪氨酸激酶（PTK）持续激活融合蛋白相关受体，使细胞异常增殖生长，从而导致本病的发生。关于损伤是否为诱发因素目前仍然有争论。

（二）临床表现

隆突性皮肤纤维肉瘤通常为单发，可发生于身体任何部位，但多发于躯干及四肢，少见于手部和上肢。10%～20%的患者主诉发病前曾有创伤史，多数患者的临床表现为持续缓慢生长的单个或多个无痛性结节。结节多质硬，无明显压痛，边界不清，活动度差，也可发展成多个结节融合成块状；中央可有明显的隆起，伴有皮肤萎缩性病变、瘢痕或斑块。肿块的颜色接近皮肤颜色，为淡红色、褐色或紫色。经过一段较长时间的静止期后，肿块可突然加快生长。由于生长缓慢，患者确诊通常延后至发病后的几个月甚至几年。该病呈局部侵袭，偶有广泛播散，但罕见转移。病期可长达40～50年。该肉瘤除隆起体表外，也可侵袭性生长，在一些病程较长的病例中，肿瘤可能与深面的骨及筋膜粘连，侵及皮下组织。如切除不干净，局部可复发。虽然隆突性皮肤纤维肉瘤也有转移到肺、脑、骨骼或附近淋巴结者，但不常见，而且仅出现于晚期，往往是局部多次复发的结果。

（三）影像学表现

因隆突性皮肤纤维肉瘤的影像学诊断较难且缺乏特异性，国内外对其影像学表现的报告较少见，临床医生对该病的诊断也基本不依赖影像学检查。影像学检查一般仅作为该病诊断的参考依据，因此将影像学检查与临床表现相结合，有助于该病的诊断及鉴别诊断。

1. **超声检查** 隆突性皮肤纤维肉瘤的超声表现为皮肤或皮下软组织中低回声肿块，内部回声较均质；肿瘤边界清晰而有规则，包膜完整；血流信号较少，动脉为低速低阻，呈局限性分叶状弱回声或不规则混合回声，总体上倾向于良性肿瘤的超声表现，在临床常常提示为良性肿瘤，不伴局部淋巴结肿大。

2. **CT检查** 肿瘤主要位于皮下脂肪层，与皮肤关系密切，并向体表隆起，表皮无增厚；肿瘤边缘清楚，CT平扫肿瘤密度较均匀。但肿瘤血供丰富，CT增强扫描显示肿瘤内强化明显。

3. **MRI检查** 肿瘤内部多结节征，肿瘤表面结节突起征，肿瘤突向体表外的悬吊征以及向周边脂肪层内浸润生长的树根征。

（四）组织病理学表现

1. **肉眼观察** 为单个或多个结节，切面灰白色，少数为灰黄色，黏液样半透明状。肿瘤无包膜，位于真皮，呈浸润性生长，少数侵袭横纹肌。偶见肿瘤坏死、囊性变。未形成溃疡时，不与筋膜和肌肉组织粘连，边界清晰，切面实性，呈细腻鱼肉状。

2. 显微镜检查 肿瘤细胞呈梭形，瘤细胞排列成规则的短束状，并围绕一个不明显的裂隙样血管，形成车辐状结构或席纹状结构。部分核肥胖，核染色质细，偶见核仁、核分裂象。在肿瘤周边的细胞密度降低，尤其是表皮下区域，在胶原基质内生长，缺乏车辐状或席纹状结构；而肿瘤中央区域瘤细胞密集，常见典型结构。除此之外，还有黏液型、颗粒细胞型、恶性纤维组织细胞瘤型、纤维肉瘤型、黑色素型、萎缩型6种组织学亚型。

（五）诊断及鉴别诊断

1. 真皮纤维瘤 发生于真皮，有不典型的旋涡状或席纹状结构，可侵袭皮下脂肪组织，与早期隆突性皮肤纤维肉瘤或浅表隆突性皮肤纤维肉瘤活检组织较难鉴别。但隆突性皮肤纤维肉瘤瘤体较小，表皮增生，无皮肤溃疡，瘤细胞间见粗细不等的胶原束，瘤细胞侵袭脂肪呈放射状；瘤内无胶原束，瘤细胞可沿皮肤附件、皮下脂肪小叶的纤维间隔浸润，分割脂肪组织而形成蜂房状结构。另外，真皮纤维瘤CD34阴性，Mac387、CD68阳性，与隆突性皮肤纤维肉瘤不同；真皮纤维瘤表达FⅧR:Ag，而隆突性皮肤纤维肉瘤不表达。

2. 神经纤维瘤 单发的神经纤维瘤位于皮下，肿瘤内富有胶原纤维和无定型基质，HE染色呈淡红色或无色，其间分布少量神经膜细胞和神经纤维及其髓鞘和轴索，瘤细胞呈波浪状排列，有时与细胞密度低的隆突性皮肤纤维肉瘤难鉴别。部分神经纤维瘤病例表达CD34，故用CD34、S-100并不能区分两者，需结合神经生长因子受体（nerve growth factor receptor，NGFR）、髓鞘碱性蛋白质（myelin basic protein，MBP）等神经标志来帮助诊断。

3. 黏液样脂肪肉瘤 发病年龄为40～60岁，可发生于全身各处，位于深部软组织，多位于肌内，偶可浸润皮肤。瘤细胞呈星形或梭形，常疏散分布在黏液样基质内，间质含丰富的丛状或枝芽状毛细血管网。仔细寻找可见脂肪母细胞，脂肪染色阳性、S-10阳性可与隆突性皮肤纤维肉瘤及巨细胞成纤维细胞瘤相区别。

（六）治疗

1. 手术适应证 隆突性皮肤纤维肉瘤是一种不常见的、局部侵犯的梭形细胞皮肤肿瘤，手术扩大切除是目前首选的治疗方法，能明显降低术后复发率。对于已经确诊的患者，在全身状态允许的情况下均需手术治疗。由于误诊或对本病的认识不足常导致首次手术切除范围不足，术后复发率高，且随着复发次数的增多，肿瘤恶性程度及侵袭性增加，不易彻底切除，复发率及远隔转移率都随着增加。因此，首次手术彻底切除肿瘤是降低术后复发率的关键。

2. 手术方法 手术扩大切除是目前治疗隆突性皮肤纤维肉瘤的主要方法。据文献报告，单纯肿瘤切除后复发率可达50%～70%。目前隆突性皮肤纤维肉瘤的手术切除范围没有明确的规定，美国国家综合癌症网络（National Comprehensive Cancer Network，NCCN）推荐的扩大切除范围为2～4cm。在临床上治疗隆突性皮肤纤维肉瘤多采取扩大切除的手术方式，不仅要在肿瘤边缘扩大切除，也要在肿瘤基底部扩大切除。一般认为，满意的手术切除范围要切除距肿瘤边缘3cm以上的正常组织和基底部深筋膜及受累的肌肉组织，对于复发肿瘤的切除范围要更大一些。由于肿瘤呈浸润性生长，边界不清，手术扩大切除的范围必须足够才能保证达到"干净"的切缘。通过扩大切除，复发率较前降低。尽管在广泛切除后复发率较低，但是对"广泛切除"的定义不明，对广泛切除的范围仍有争议。大多数学者认为，切缘越宽，复发率越小。但术后遗留的创面面积呈几何级增加，创面修复难度大大增加，因此许多学者建议扩大切除范围应控制在适宜范围内。该病罕见淋巴结转移，一般不需要行淋巴结清扫术。同时，越来越多的文献支持Mohs（莫氏）显微描记技术，已成为一种新的有吸引力的选择。其优点是能够即刻在显微镜下提供精确的肿瘤范围和确定切缘，理论上来说能提供更完全的切缘清除率，很多文献已经用极小的复发率证明了其效果。由于对肿瘤的根治性切除需要很宽的切缘，这在很多病例中不可能实现，特别是发生在头部或颈部的病例，而应用显微描记技术可以精确地描绘肿瘤的边缘，切除肿瘤潜行生长的部分，保留正常组织，对病变发生在头颈部的患者尤其重要。

3. 典型病例

患者，女性，37岁，以"左前臂肿块4年"为主诉入院。患者于4年前无意中发现左前臂背侧有一花生米大小的皮下质硬肿块，无疼痛及瘙痒不适。此后肿块缓慢增大，于1个月前在当地医院行病理学检查，结果提示隆突性皮肤纤维肉瘤，未手术及其他辅助治疗。以"左前臂隆突性皮肤纤维肉瘤"收入院。查体：左前臂下段背侧可见一长5cm的不规则椭圆形肿块，质硬，边界不清，活动度差，无压痛。入院后于臂丛神经阻滞麻醉下行肿瘤切除术。先在肿块周围做切口，完整切除肿块并进行术中快速冰冻病理学检查，结果回示：梭形细胞肿瘤，考虑为隆突性皮肤纤维肉瘤。在原切口基础上向周围扩大切除4cm，基底部向下切除部分深筋膜至肌层，应用全厚皮片移植修复创面，术后创面愈合良好。随访3年，未见肿瘤复发和远隔转移。术后病理诊断：隆突性皮肤纤维肉瘤，周围及基底切缘均未见肿瘤成分（图3-2-16）。

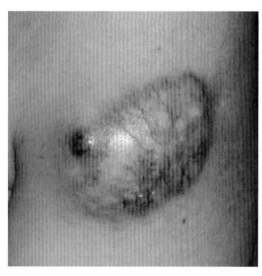 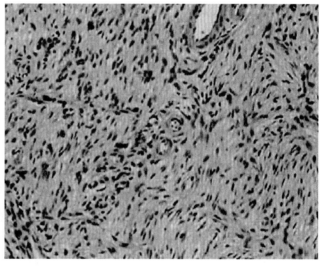

A   B

图3-2-16 左前臂隆突性皮肤纤维肉瘤

A. 肿瘤外观 B. 组织病理学检查显示：肿瘤细胞呈旋涡状或车辐状排列（HE染色，200倍镜下）

4. 注意事项

（1）术中注意肿瘤的侵犯边界及侵犯深度。

（2）注意术区神经、血管等重要组织和肿瘤的粘连情况，避免副损伤。

（3）创面的修复应以全厚皮片游离移植或局部皮瓣转移修复为主要治疗方法。

5. 后续治疗　伊马替尼是一种酪氨酸激酶抑制剂，最初被用来治疗慢性白血病。目前研究已经证明，酪氨酸激酶在慢性白血病的治疗中起关键作用，伊马替尼成为化疗的主要选择。推荐伊马替尼作为切除后复发、无法切除或晚期转移时的化疗方法。但对于术前是否对患者应用伊马替尼治疗的研究尚不充分。本病对放疗相对敏感，通常对特别巨大的肿瘤或复发的患者进行放疗，有时单纯使用放疗也有效，因此放疗结合手术治疗可作为常规治疗方法。许多研究表明，在手术切除后使用放疗能降低巨大肿瘤的复发率，传统化疗则没有明显的效果。一些病例报告显示，化疗对肿瘤转移的患者有一定的疗效。在其他治疗都无效的情况下，传统化疗可作为最终的选择。

六、恶性纤维组织细胞瘤

恶性纤维组织细胞瘤（malignant fibrous histiocytoma，MFH）是 O' Berien 和 Stout 于 1964 年首先发现和描述的，当时称之为恶性纤维黄色瘤，随后 Stout 和 Latters 将这一类肿瘤命名为恶性纤维组织细胞瘤。该病发病人群多以中老年人为多，男性多于女性，主要好发于四肢、躯干、后腹腔等部位。目前对其本质和起源尚不十分清楚，有起源于未分化间叶细胞、成纤维细胞、组织细胞等各种学说。但对其生物学行为的认识则相对统一，即恶性纤维组织细胞瘤属高度恶性软组织肉瘤，呈进行性、浸润性生长，累及范围广泛，手术后容易复发和远隔转移，预后不良。目前，对本病的治疗是以手术为主的综合治疗，即手术与放疗、化疗相结合，在提高软组织肉瘤的切除率和生存率、降低局部复发率等方面已得到充分肯定。

（一）病因及发病机制

恶性纤维组织细胞瘤主要由组织细胞和成纤维细胞组成，发病人群以中老年人为多，多呈浸润性生长，且术后复发率和转移率极高，预后不良。尽管当今临床研究、分子遗传学、免疫组化等技术迅速发展，但目前仍认为其发病原因不明，多无明显的发病因素，有些患者可能诱发于放射线及外伤。

（二）临床表现

恶性纤维组织细胞瘤是中老年人最常见的软组织肉瘤，恶性程度高，易出现复发和转移，其发病率居各种软组织肉瘤的首位。50～70 岁为发病高峰期，男性多于女性，男女之比为 1.2∶1。常起源于肢体近端的肌肉组织和腹膜后，并且身体各部位均可出现，包括软组织浅层、内脏和骨骼肌。肿瘤向深层可透过肌层侵犯骨，引起骨膜反应或骨皮质缺损；向浅层可扩展至真皮层，侵及表皮，破溃后形成溃疡。肿瘤质软，边界较清，可有假包膜；切面呈灰白色、灰红色、灰黄色或棕褐色，可见出血及囊性变。局部复发和远隔转移主要出现在术后 2 年内，多转移到肺（90%），其次是骨（8%）和肝（1%）；区域淋巴结转移少见，为 4%～17%。患者 5 年无复发、转移的生存率为 39%～64%，总生存率为 50%～70%，10 年总生存率降为 43%。该肿瘤的预后与转移和生存情况相关，其他影响因素包括肿瘤的深浅、大小、分级和病理类型。

（三）影像学表现

1. **放射线检查** 原发于骨者，主要表现为骨质破坏、软组织肿胀和肿块，患骨膨胀、骨膜反应少见，病变部位可见钙化；原发于软组织者，表现为非特异性肿块，邻近骨正常或受累，骨膜反应多见。

2. **CT检查** 主要表现为软组织肿瘤，病变较小时边缘光滑，密度均匀；肿瘤增大后形态不规则，常伴有坏死及钙化，邻近器官、组织受累，且复发肿瘤与原发肿瘤的CT表现相似。骨原发性恶性纤维组织细胞瘤的报告较多，四肢软组织恶性纤维组织细胞瘤的影像学报告相对较少。

3. **MRI检查** 主要有以下一些特点：边界较清楚的不规则肿块在T1加权像及T2加权像上的信号都不均匀；T2加权像上往往呈多结节高信号肿块，且强度不一，结节之间有条索状低信号分隔影。采用不同的方位成像及选用不同的成像参数，可确定大多数四肢软组织恶性纤维组织细胞瘤的确切范围。部分术后复发且瘢痕粘连、活检出血和周围组织水肿等病例的MRI所示异常信号范围与肿瘤实际大小不符者，在采用脂肪抑制成像技术或静脉内注射Gd-DTPA增强扫描后，皆可清晰显示肿瘤的实际大小。依据MRI对骨组织及粗大血管的成像特点，可较好地判断肿瘤与周围组织的关系。

（四）组织病理学表现

1. **肉眼观察** 恶性纤维组织细胞瘤大小及形态变异较大，质地可硬可软，也可有假包膜，多数为灰白色结节状、分叶状或鱼肉样的肿块。部分肿块伴有局灶性出血、坏死、囊性变。

2. **显微镜检查** 肿瘤细胞排列成旋涡状的结构是其主要的特征，可见原始间充质细胞、纤维细胞、组织细胞、巨细胞及炎症细胞等。世界卫生组织新版的《软组织肿瘤分类》将该肿瘤分为三种组织学亚型：多形性恶性纤维组织细胞瘤、巨细胞性恶性纤维组织细胞瘤、炎性恶性纤维组织细胞瘤。多形性恶性纤维组织细胞瘤是发生率最高的亚型，占恶性纤维组织细胞瘤的60%～70%，绝大多数发生在深部组织，主要特征是高度多形性的瘤细胞和席纹状的生长方式。巨细胞性恶性纤维组织细胞瘤以破骨细胞为主，镜下特点是多核巨细胞、组织细胞、成纤维细胞样细胞呈多结节状增生，多核巨细胞酷似破骨细胞，偶见吞噬现象及星状小体；梭形成纤维细胞呈旋涡状排列，胶原纤维纤细，可见嗜银纤维包绕肿瘤细胞。炎性恶性纤维组织细胞瘤组织学亚型较少见，瘤体切面多呈黄色，经常与去分化脂肪肉瘤相混淆，镜下中性粒细胞、淋巴细胞以及巨噬细胞广泛的炎性细胞浸润为其重要特征。

（五）诊断及鉴别诊断

发生于四肢软组织的恶性纤维组织细胞瘤需与黏液纤维肉瘤、滑膜肉瘤、侵袭性纤维瘤等鉴别，发生于骨骼的恶性纤维组织细胞瘤需与骨巨细胞瘤、溶骨性骨肉瘤等鉴别。

1. **黏液纤维肉瘤** 发生于老年人躯干或下肢的软组织肿瘤，位置较为浅表，且在MRI上表现为混杂信号和不均匀强化。

2. **滑膜肉瘤** 好发于青壮年，表现为四肢邻近关节和腱鞘部位的软组织内结节状、分叶状肿块，邻近骨质常有破坏、多数有钙化、未侵及关节间隙为其特点。

3. **侵袭性纤维瘤** 好发于30～50岁的女性，肿瘤呈浸润性生长，多无包膜，边界不清，信号均匀，即使肿瘤巨大也基本无出血、坏死及钙化。

4. 骨巨细胞瘤　一般无硬化缘，隆突常至软骨下骨性关节面，多呈膨胀性生长。

5. 溶骨性骨肉瘤　发病年龄较小，骨膜反应常见，瘤内和软组织内可见成骨细胞。

（六）治疗

肿瘤切除术是所有软组织肿瘤的主要治疗手段。对于恶性纤维组织肉瘤而言，手术切除的范围尚存争议。发生于手和前臂的恶性纤维组织肉瘤，截肢术是外科医生普遍采用的术式。但是研究发现，行截肢术的患者与行肢体保留术的患者相比，5 年内的总生存率和无瘤生存率未见改善。据此，Alessandra 等提出，最大限度地保留功能的同时行根治性切除并且切缘阴性，是较合适的切除范围。切除瘤体边缘未受累组织 2cm 是比较安全的做法。由于邻近神经、血管结构等因素而无法实现切除未受累组织 2cm 要求的，可考虑行辅助放疗。

1. 手术适应证　当怀疑或通过病理学检查确诊为恶性纤维组织细胞瘤时，如全身状态许可，进行肿瘤扩大切除术是主要治疗手段。一般情况下，如果肿瘤侵犯过于广泛，包括重要的血管、神经、骨关节等，应行截肢术。

2. 手术方法　术前可通过影像学检查判定肿瘤的生长部位、大小、侵犯程度以及是否累及周围组织器官来制订合理的手术方案。到目前为止，绝大多数国内外学者都认为早期发现并彻底切除是治疗恶性纤维组织细胞瘤最有效的方法。效果最理想的手术方式是广泛性根治性切除术，并且切缘阴性，同时给予广泛的淋巴结清扫以避免淋巴结转移。切除后造成的皮肤缺损可以植皮或应用带蒂及游离皮瓣修复。手部及上肢的恶性纤维组织细胞瘤切除范围目前仍存在较多争议。一般情况下，如果肿瘤侵犯过于广泛，包括重要的血管、神经、骨关节等，应行截肢术。研究表明，保肢手术与截肢术 5 年内的无瘤生存率和总生存率大致相同，但是保肢手术显示出更高的局部复发率。

3. 典型病例　

患者，女性，57 岁，以"左手掌肿块 3 年"为主诉入院。患者于 3 年前无意中发现左手掌有一肿块，无不适，肿块缓慢生长，于 3 个月前发现红肿，1 个月前破溃，当地医院行抗菌消炎治疗无明显好转，以"左手肿块"收入院。查体：左手掌尺侧掌横纹处可见一 4cm×5cm 大小的椭圆形的软组织肿块，质硬，边界不清，活动度差，有压痛，表面红肿破溃。患者在臂丛神经阻滞麻醉下行肿块切除术。先在肿块周围做切口，完整切除肿块并进行术中快速冰冻病理学检查，结果回示：考虑为恶性肿瘤。在原切口基础上向周围扩大切除 3cm，基底部向下切除部分掌腱膜，应用全厚皮片移植修复创面。术后创面愈合良好，随访 5 年，未见肿瘤复发和远隔转移。术后病理诊断：恶性纤维组织细胞瘤，周围及基底切缘均未见肿瘤成分（图 3-2-17）。

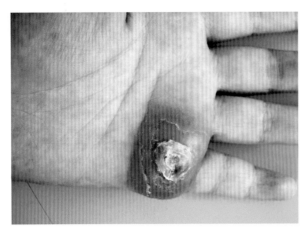
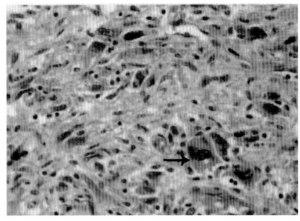

A   B

图3-2-17 左手掌尺侧恶性纤维组织细胞瘤

A. 肿瘤外观　B. 术后组织病理学检查显示：肿瘤主要由梭形恶性细胞构成，排列成席纹状结构，核异型明显，核分裂象多见（HE染色，400倍镜下）

4. 注意事项

（1）治疗方式主要是手术切除，应采用局部扩大切除，即使浅表的软组织肿瘤也要将皮下、深筋膜及肌肉一并切除，否则易复发。手术设计与手术切除范围决定了患者的预后。

（2）及时诊断原发肿瘤较小的恶性纤维组织细胞瘤，并尽早行根治性手术，切除肿瘤周围3cm以上的正常组织，可明显提高患者的生存时间并显著降低术后复发率。

（3）术中确保肿瘤被彻底切除的前提下，保护好血管、神经，避免副损伤。

（4）创面的修复以植皮或皮瓣修复为主，要充分考虑肢体的外形和功能。

5. 后续治疗　单纯手术切除后局部复发率高达80%～100%，因此要联合放疗与化疗给予辅助治疗。鉴于本病对放疗不敏感，术前绝大多数患者不采取放疗。有学者报告，术后对局部进行放疗能有效提高局部控制率；而小视野高剂量的放疗未见严重的放疗后遗症，不仅改善了患者的生存质量，生存率也大大提高。美国国家癌症研究所（National Cancer Institute，NCI）报告，术前和术后采取静脉灌注化疗能有效提高肿瘤的坏死率，再联合应用DNA修复抑制剂，增强化疗效果，进一步消灭肿瘤细胞，能有效降低转移率和局部复发率。

七、透明细胞肉瘤

透明细胞肉瘤（clear cell sarcoma，CCS）是一种罕见的软组织恶性肿瘤，最常发生在年轻人的四肢远端，以四肢远端的深部软组织多见，常与肌腱和腱膜相邻，易复发和转移，发病人数约占所有软组织肉瘤的1%。1965年，Enzinger首次将其描述为发生于肢体远端肌腱和腱膜的临床病理类型，并对其发生机制进行了研究。长期以来，透明细胞肉瘤作为一种较复杂病理类型的肿瘤，人们对其临床特征知之甚少，限制了有效的预后因素分析及治疗原则的确立。该病起病隐匿，肿瘤较大时可引起疼痛和压痛，多无明显包膜，呈分叶状或多结节、切面灰白色的肿块。由于该肿瘤细胞中黑色素颗粒的存在，Chung等于1983年建议将其命名为软组织恶性黑色素瘤。近年来的分子遗传学证实，染色体（t12，t22）（q13，q12）易位只存在于透明细胞肉瘤，而不是存在于皮肤恶性黑色素瘤。目前，关于透明细胞肉瘤的组织来源尚未最后定论，大多数学者倾向于该病为起源于神经嵴，发生于肌腱、腱膜的一种特殊类型的恶性肿瘤。2002年，世界卫生组织新版的《软组织肿瘤分类》将其列入分化方向不定类的恶性肿瘤。透明细胞肉瘤曾经作为滑膜肉瘤的一个亚型而存在，其理由是透明细胞肉瘤常发生于腱鞘和滑膜，形态学上梭形细胞排列成腺样或裂隙状结构，类似滑膜肉瘤的双向分化。

（一）病因及发病机制

透明细胞肉瘤的病因学目前还不清楚，虽然有些患者主诉肿瘤部位有外伤病史，但由于该肿瘤的好发部位如四肢末端等容易受到外伤，因此有研究者认为这可能是一种巧合。至今还没有对透明细胞肉瘤遗传易感性方面的报告，其病因学还需要更多流行病学资料的积累。

（二）临床表现

透明细胞肉瘤可见于任何年龄组，发病年龄高峰在20～40岁，女性略多于男性，男女比例为1∶20～1∶1.15。病史较长，肿瘤生长较慢，好发于四肢，绝大多数病例发生在下肢，尤以足、踝、膝最为多见，躯干及头颅少见；半数患者在肿瘤部位有外伤史，手及上肢少见。肿瘤部位较深，与肌腱、肌膜及肌间筋膜关系密切，但很少侵及皮肤和骨，主要症状及体征为局部肿块、疼痛及压痛。肿瘤局部切除后易复发，局部复发率为50%～84%。与其他软组织肉瘤相比，其最大的特点是易出现区域淋巴结转移及远隔转移。区域淋巴结转移率为33%～53%；远隔转移最常见的部位为肺，发生率为44%～53%，其次为肝脏和骨。透明细胞肉瘤是一种高度恶性的肿瘤，预后欠佳，但较之皮肤黑色素瘤预后好。死亡原因主要是全身广泛转移，最常见的转移部位是肺、肝脏和骨。病理分级在软组织肉瘤中是一个有明显意义的预后指标，病理分级越高，预后越差；而本病细胞学形态均一、核分裂象少，病理分级大多为Ⅰ级，故对预后意义不大。

（三）影像学表现

1. 放射线检查　无明显特异性，主要表现为四肢浅表肿块大小不等、密度不均、边界不规则的软组织影，周围可见皮下不同程度转移灶，可见灶状坏死及钙化。

2. CT检查　表现为软组织内的类圆形或卵圆形肿块，膨胀性生长，部分为分叶状，边界清楚但不规则，大小不等，可侵犯筋膜、关节囊等结构，但不会侵犯皮肤。瘤体平扫呈等低密度为主的混杂信号，可见散在点状钙化；增强扫描显示肿瘤实质均呈部分强化，密度不均匀，伴多发无强化条片状不规则低密度区，呈条片混合影，可貌似虎斑样条纹；邻近血管、组织受压，增强动脉期见瘤体内多发扭曲的细小血管影。

3. MRI检查　表现为边界清楚的类卵圆形肿块，分叶状，瘤体大小不一；T1加权像上呈明显不规则高低混杂信号，T2加权像上呈等高混杂信号，DWI呈高信号。增强后肿瘤整体信号混杂不均匀，肿瘤内实质部分明显强化，无强化的低信号部分呈不规则的液化区。肿瘤内部弥散受限，呈高信号，有着恶性肿瘤的共同特点。

（四）组织病理学表现

1. 肉眼观察　透明细胞肉瘤主要来自位置较深的肌腱及肌筋膜，大多边界清楚，呈类球状或大分叶状，无明确包膜，可压迫周围组织，形成假包膜。切面呈灰白色鱼肉样外观，可见散在的局灶性坏死灶和出血点，20%～25%的标本切面可见棕褐色物质或黑色素样物质。

2. **显微镜检查**　镜下可见肿瘤细胞形态均一，呈梭形、多角形或圆形，肿瘤细胞被粗或细的纤维分割成巢状或短束状，细胞成分单一，无上皮样及腺样细胞；胞浆淡染，偶可见嗜酸性点彩细胞，胞浆无明确边界；细胞核呈囊泡状，中间有大的核仁，染色质分布于核膜周围。核分裂象一般很少见（10个高倍视野下可见2～3个），极个别病例可出现细胞多形性及较多核分裂象。肿瘤中可见到多核巨细胞，一般由10～15个核组成，在普通染色条件下，25%以上的病例可见细胞内有黑色素成分，在比较敏感的染色方法中，如Fontana镀银染色及Warthin-Starry银染色，50%～75%的病例可见黑色素成分。

（五）诊断及鉴别诊断

1. **恶性黑色素瘤**　两者的免疫表型及电镜下的图像相似，但恶性黑色素瘤位置多浅表，常侵犯表皮；透明细胞肉瘤位置较深，多位于软组织深部，靠近肌腱和腱膜，一般不累及表皮，除非长期存在或体积较大的肿瘤。透明细胞肉瘤有染色体（t12，t22）（q13，q12）易位，而恶性黑色素瘤没有这种易位。

2. **滑膜肉瘤**　多见于四肢大关节附近，肿瘤组织中梭形细胞与上皮样细胞混合存在；透明细胞肉瘤的肿瘤细胞呈巢状、束状，上皮细胞呈裂隙状、腺状。滑膜肉瘤的Vim及CK双相表达，不表达S-100及HMB-45，可与透明细胞肉瘤相区别。

3. **骨肉瘤**　发病人群多为20岁以下的青少年和儿童，好发于四肢长骨，尤以股骨下端及胫骨上端多见，肿瘤发生部位伴有疼痛。X线片多有特征性的骨膜三角（Codman三角）征象。

（六）治疗

1. **手术适应证**　当怀疑或通过病理学检查确诊为透明细胞肉瘤时，如全身状态许可，进行肿瘤扩大切除术是主要的治疗手段。一般情况下，如果肿瘤侵犯过于广泛，包括重要的血管、神经、骨关节等，应行截肢术。

2. **手术方法**　手术是治疗软组织肉瘤的主要手段，其目的是最大限度地切除肿瘤组织，降低复发率。最初Enzinger报告，约有84%的患者出现局部复发；而近年的研究发现，局部复发率降至20%左右。首次采取规范的手术方法是治疗成功的关键，盲目地进行局部切除及不规范的切除活检可造成不良后果。Sara等研究认为，局部复发与初次治疗密切相关，而与肿瘤大小无关，具有足够切缘的广泛切除可有效降低术后复发率。目前多数学者认为，当切除肢体肿瘤无法达到切缘肿瘤组织病理学阴性时，截肢是最好的选择。对于有足够切缘（>3cm）的部位，间室切除或广泛切除完全可行。广泛切除或截肢者生存时间可达10年，而局部切除者生存时间为6年，复发率也较高。Ferrari等指出，完整的手术切除是保证良好疗效的关键，对于切除完整的早期肿瘤的患者甚至不需要辅助治疗。一般软组织肉瘤淋巴结转移率约为8%，组织学检查难以发现阳性淋巴结；而透明细胞肉瘤淋巴结转移率则高达33%～53%。但直至目前为止，区域淋巴结清扫作用仍未得到一致肯定。Montgomeyr等提出淋巴结清扫对防止远隔转移可能有一定的作用，认为对肿瘤>5cm者常规行淋巴结清扫对预后有改善作用，主张有选择地进行预防性淋巴结清扫。鉴于前哨淋巴结活检技术在乳腺癌和恶性黑色素瘤中的有效作用，Picciotto等提出在透明细胞肉瘤治疗中也可对前哨淋巴结进行活检和染色，以及时发现隐蔽的淋巴结转移和避免不必要的淋巴结清扫。但目前前哨淋巴结活检技术尚初步应用于透明细胞肉瘤的治疗，其有效性还有待于进一步临床研究。

3. 典型病例

患者，男性，42岁。2年前无意中发现左手腕掌侧有一肿块，胀痛不适，5个月前发现肿块生长加快，示、中指麻木。肌电图检查显示左手腕正中神经卡压，以"左手腕部肿块、腕管综合征"收入院。查体：左手腕掌侧远横纹处可见一3cm×5cm大小的椭圆形肿块，质硬，边界不清，活动度差，压痛。正中神经感觉分布区感觉迟钝，拇指对掌功能正常，手腕掌侧近横纹处Tinnel征阳性。患者于臂丛神经阻滞麻醉下行肿块切除术。先在肿块周围做切口，完整地切除肿块并进行快速冰冻病理学检查，结果回示：考虑为恶性肿瘤。在原切口基础上向周围扩大切除3cm，保留肌腱、正中神经，将肿块及周围3cm筋膜组织彻底切除，应用腹部带蒂皮瓣修复创面。随访3年，未见肿瘤复发和远隔转移，正中神经卡压症状完全恢复。术后病理诊断：透明细胞肉瘤（图3-2-18）。

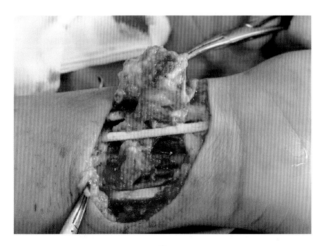 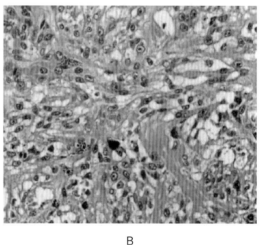

A   B

图3-2-18 左手腕掌侧透明细胞肉瘤

A. 术中可见瘤体侵及筋膜、滑膜、深筋膜　B. 组织病理学检查显示：细胞被纤维组织分隔成巢状或束状

4. 注意事项

（1）该肿瘤极易复发，且可多次复发，转移率高达60%～70%。最常转移的部位是淋巴结和肺，术前应有准确的判断。

（2）手术切除的范围应适当规范。手术是治疗透明细胞肉瘤的主要手段，其目的是最大限度地切除肿瘤组织，降低复发率。目前研究认为，局部复发与初次治疗密切相关，而与肿瘤大小无关。首次规范的手术方法是治疗成功的关键，盲目地进行局部切除及不规范的切除活检可能带来不良后果。

（3）病变太大或部位不适合广泛切除者，可行选择性截肢术；术前发现有区域淋巴结转移者，

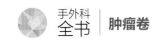

还应行区域淋巴结清扫术。创面的修复首选皮瓣，以局部皮瓣和游离皮瓣为主。

5. 后续治疗　化疗对于透明细胞肉瘤的作用尚不明确，通常认为化疗可减少软组织肉瘤的复发，但建议对透明细胞肉瘤患者进行化疗的文献很少。Deeruk等观察发现，以阿霉素为主的化疗，对透明细胞肉瘤患者没有确切的益处。Finley等研究认为，化疗对于透明细胞肉瘤没有作用，但对局部控制肿瘤及保肢治疗可能有益。多数学者认为，辅助放疗对于切除范围不够的透明细胞肉瘤患者可能有益，术后辅助放疗可降低局部复发率，广泛手术切除联合术后放疗对于早期透明细胞肉瘤患者是一种较好的治疗方案。Deeruk等报告了7例患者术后行辅助放疗，剂量为60～70Gy，平均随访61个月，无一例复发，而其余没有行放疗的23例患者在平均26个月后复发，因此认为放疗对于早期肿瘤患者的局部控制和减少复发有一定的作用。

八、平滑肌肉瘤

平滑肌肉瘤（leiomyosarcoma，LMS）是一种起源于平滑肌细胞的恶性间质性肿瘤，一般为散发性，多见于子宫，也可发生于腹膜后、皮肤、血管以及骨骼等子宫外解剖部位。此肿瘤约占所有软组织肉瘤的10%，偶尔可发生于骨内。在肢体上，该肿瘤通常起源于大血管壁，与动脉相比，更多见于静脉，但在偶尔的情况下，很难确定一个深部病变与血管结构的关系；也可发生于皮肤和皮下组织内，在这种情况下，肿瘤与血管的关系则更不清楚。平滑肌肉瘤的好发年龄为40～70岁。女性发病率高于男性。根据其组织病理学特点，可分为若干亚型，主要有普通型平滑肌肉瘤、上皮样型平滑肌肉瘤，近年来还提出了一些特殊类型，如黏液型平滑肌肉瘤、多形性平滑肌肉瘤、炎症型平滑肌肉瘤以及伴有破骨细胞样巨细胞的平滑肌肉瘤等。软组织平滑肌肉瘤形态复杂，在以形态为基础的临床病理诊断中对其确诊难度较大。目前该病的治疗仍以手术为主，平滑肌肉瘤对吉西他滨和多西他赛较敏感，新型化疗药物及靶向治疗药物的临床试验正在开展，有望为该病提供新的治疗选择，并为晚期转移性患者带来新的希望。

（一）病因及发病机制

本病的病因和诱发因素尚不明确。在免疫功能严重低下的患者中，如艾滋病（AIDS）患者以及肾、心脏和肝脏移植后的患者，EB病毒（Epstein-Barr virus，EBV）感染可能与平滑肌肉瘤的发生相关。EB病毒相关性平滑肌肉瘤大多发生在儿童和青少年，病灶多见于器官。有报告称，化疗和雌激素可能与该病相关，但具体机制尚不明确。遗传性视网膜母细胞瘤合并软组织肉瘤的风险为13.1%，提示散发性平滑肌肉瘤的发生与视网膜母细胞瘤基因1（retinoblastoma gene1，RB1）的缺失有关。也有利-弗劳梅尼综合征（Li-Fraumeni syndrome，LFS）合并平滑肌肉瘤的个别报告。目前认为平滑肌肉瘤为原发性肿瘤。

（二）临床表现

平滑肌肉瘤为最常见的软组织肉瘤之一，发病率仅次于脂肪肉瘤，占所有新诊断软组织肉瘤的10%～20%。发病部位与性别相关，腹膜后及下腔静脉发病者多见于女性，非皮肤软组织和皮肤平滑肌肉瘤则多见于中年男性。发病率一般随年龄的增加而逐渐上升，高峰年龄为70～80岁。国内文献报告，其发病年龄为12～75岁，平均32.6岁。国外文献报告，本病好发于40～70岁，中位年龄47岁，年龄范围为9～87岁，20岁以下青年人罕见。好发部位为下肢长骨干骺端，尤其是膝关节附近，其次为颌骨，手及上肢少见。四肢软组织平滑肌肉瘤一般生长缓慢，无特异性症状和体征，常因肿瘤增大而出现神经卡压、关节活动受限等症状，少数晚期患者可出现淋巴结肿大。患者常因无意中发现肿块前来就诊，部分患者可因肿块压迫而存在疼痛感。同其他软组织肉瘤一样，平滑肌肉瘤往往表现为器官受压所产生的非特异性症状，与相应的解剖部位有关。任何类型的平滑肌肉瘤都需要通过活检加以确诊。手术切除标本需进一步进行病理学检查。病理学诊断基于每个高倍镜视野下细胞的类型、有无坏死及有丝分裂情况这三个参数，可以将平滑肌肉瘤与良性肿瘤进行鉴别。影像学检查可以协助平滑肌肉瘤的诊断，但不能用于平滑肌肉瘤的确诊。MRI主要用于明确肿瘤的部位、质地、血运、肿瘤与周围器官的关系，特别是与血管和神经的关系；CT可用于评估平滑肌肉瘤局部浸润范围及有无转移。

（三）影像学表现

1. X线检查 平滑肌肉瘤在X线片上没有明确的特点可使之与其他软组织肉瘤区别开来。其密度与周围组织相近，偶尔在肿瘤周围可见细小的颗粒状钙化影。

2. CT检查 平滑肌肉瘤的CT图像呈现软组织肉瘤的一般表现，软组织肿瘤的密度与周围软组织相仿，可被造影剂增强。

3. MRI检查 如有以下特征，需考虑平滑肌肉瘤的可能：好发于中老年人，四肢的深部软组织发生率较高，多呈边界不清的结节状或不规则团块状病灶；在病灶周边少见包膜，可有部分假包膜，瘤内多见小的坏死囊变区，瘤内信号多混杂，T1加权像以不均匀等信号为主，T2加权像以斑片状略高信号为主，增强后以不均匀斑片状中等强化信号为多见。

4. 彩色多普勒超声检查 平滑肌肉瘤多表现为低回声肿块，边界欠清，肿瘤内部变形坏死后呈散在的不规则液性暗区，肿瘤内可探及较丰富的血流信号。

（四）组织病理学表现

1. 肉眼观察 包膜不完整，浸润脂肪，深部病变经常有明显的反应组织假包膜，位于肿瘤和邻近软组织之间。被移位的血管经常渗入肿瘤，即被肿瘤所包绕。肿瘤剖面呈灰白色或棕色。肿瘤较大时，可见出血、坏死及囊变区。

2. 显微镜检查 分化良好的平滑肌肉瘤细胞长而纤细，有粉红色的嗜酸性胞浆，细胞核位于细胞的中间，两端圆钝，呈雪茄状；胞浆内的嗜酸性物质呈纤维状外观，代表平滑肌的肌原纤维。细胞排列成簇，彼此互相平行。簇与簇之间交错成角，因此在一个视野中可见纵向的纤细细胞，也可见横断的圆形细胞和细胞核。在分化不良的病变内，细胞的排列方向随意，而不是通常的平行排列，并且细胞更具多形性。病变内含有更多的核分裂象，更不典型，因此呈高度恶性。

（五）诊断及鉴别诊断

1. 中分化纤维肉瘤 虽然低倍镜下成束排列的结构与平滑肌肉瘤梭形细胞的排列相似，但是后者的梭形细胞是紧密平行排列的，细胞束之间互成直角，瘤细胞核两端圆钝且对称，网状纤维在细胞外且与肿瘤细胞平行。纤维肉瘤的细胞束之间呈人字形或鱼骨状排列，肿瘤细胞核两端尖细且不对称，有时纤维肉瘤细胞胞浆嗜伊红染色，但无纵行肌纹，PAS反应证明胞浆中不含糖原，Vim阳性，肌动蛋白抗体HHF-35及Des均为阴性。

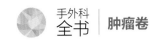
2. 恶性神经鞘瘤　恶性神经鞘瘤的梭形细胞与纤维肉瘤一样，均无平滑肌肉瘤细胞的排列特征。恶性神经鞘瘤的细胞边界不清或呈合体细胞样，核呈波浪状或扣带状，明显不对称，胞浆中不含糖原，无纵行的红染肌纹，S-100阳性。

3. 腱鞘巨细胞瘤　腱鞘巨细胞瘤多发生在指（趾）关节附近，平滑肌肉瘤则多发生在四肢大关节附近。腱鞘巨细胞瘤一般不见分化较明显的上皮细胞成分，更不见腺样结构。平滑肌肉瘤细胞异型性明显，核分裂象多见，一般不见多核巨细胞及黄色瘤细胞。

（六）治疗

1. 手术适应证

（1）手术治疗是平滑肌肉瘤特定的、最有效的解决办法。如果患者身体状况能够耐受手术，应手术治疗。

（2）患者的症状可以通过手术解除或缓解，确认患者的生活质量在术后可以获得提高。

（3）如果不能达到上述目标，则应行截肢术。

2. 手术方法　手术是所有局限性软组织肉瘤的基础治疗，手术治疗是治愈平滑肌肉瘤的主要方法。标准的外科手术的治疗目的是完全切除肿瘤，切缘瘤细胞阴性。对于肌内平滑肌肉瘤来说，切除肿瘤边缘1cm即可达到广泛切除的目的，但对于穿透到筋膜深层的平滑肌肉瘤，切除范围应相应扩大。通过手术完整切除病灶的难度较大，其原因在于肿瘤体积大、局部解剖结构复杂，加上肿瘤往往侵袭周围的重要器官，临床上手术切除即便非常完整，但镜下切除的切缘往往呈阳性，因此早期手术扩大切除是最重要的决定预后的因素。术前医生应向患者详细描述病情发展情况，并列出可选择的治疗方案及其可能的预后结果、生存时间。此外，手术治疗对某些转移灶仍有意义，当患者原发灶切除后，肺部转移灶也要考虑一并切除。对于存在解剖限制或转移病灶无法达到手术边缘阴性的患者，可以选择姑息性手术。与治愈性治疗不同，姑息性手术的目的在于延长生命，更注重患者术后的生活质量。

3. 典型病例

患者，女性，46岁，以"左手背肿块2年"为主诉入院。患者于2年前发现左手背有一结节，无不适。肿块生长缓慢，于半年前发现生长增快，近1个月感觉疼痛，活动手指时疼痛加重，门诊以"左手背肿块"收入院。查体：左手背尺侧及小指近节背侧可见一6cm×5cm大小的隆起肿块，质硬，边界不清，皮肤有多个小突起，环、小指掌指关节屈曲轻度受限。诊断为"左手背肿块"，于臂丛神经阻滞麻醉下行肿块切除术。先在肿块周围做切口，完整地切除肿块并进行术中快速冰冻病理学检查，结果回示：考虑为恶性肿瘤。在原切口基础上向周围扩大切除3cm，基底部向下切除深筋膜，应用全厚皮片移植修复创面，术后创面愈合良好。随访3年，未见肿瘤复发和远隔转移。术后病理诊断：高分化平滑肌肉瘤，周围及基底切缘均未见肿瘤成分（图3-2-19）。

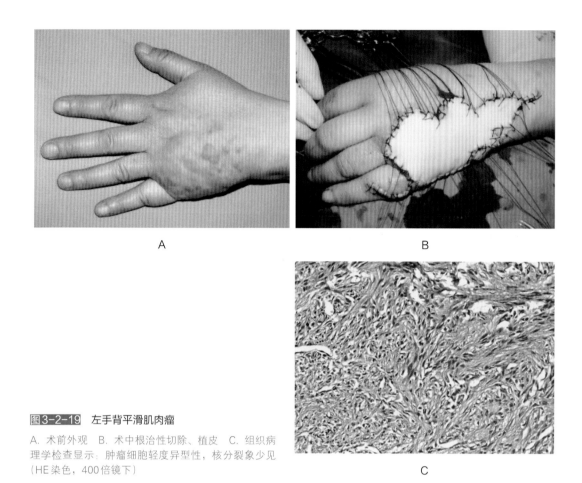

图3-2-19 左手背平滑肌肉瘤

A. 术前外观　B. 术中根治性切除、植皮　C. 组织病理学检查显示：肿瘤细胞轻度异型性，核分裂象少见（HE染色，400倍镜下）

4. 注意事项

（1）平滑肌肉瘤为侵袭性恶性肿瘤，易侵犯或包裹四肢重要的血管和神经，手术方法的选择需要严格选择。

（2）由于还未有明确的证据证明手术切缘阳性、局部复发与总体生存率和疾病进展相关，若平滑肌肉瘤侵袭或包裹的程度轻微，保留部分至关重要的结构是可取的。

（3）保肢术的选择需考虑以下几点：可实现手术切缘阴性；术后肢体有一定的功能；术后并发症在可控制的范围内。如果不能达到上述目标，则应行截肢术。

5. 后续治疗

（1）放疗：放射治疗软组织肉瘤的目的是控制疾病的进展，保护器官功能，减少局部复发，但放疗不能提高总生存率。因此，术前或术后放疗一般用于中高危四肢和躯干平滑肌肉瘤患者。尚无资料显示腹膜后平滑肌肉瘤能从放疗中获益。有报告指出，平滑肌肉瘤患者接受辅助性放疗对总生存期或无进展生存期均无影响，放疗可用于姑息性治疗，以缓解肿瘤转移患者的症状。

（2）化疗：对于有血行播散倾向的肉瘤，特别是平滑肌肉瘤，在危及生命的情况下，需要进行系统性化疗加以控制。化疗也适用于不能完全手术切除的转移性平滑肌肉瘤。

九、横纹肌肉瘤

横纹肌肉瘤（rhabdomyosarcoma，RMS）是一种罕见的、生长快速的高度恶性肿瘤，来源于横纹肌细胞或向横纹肌细胞分化间叶细胞的恶性肿瘤，可发生在身体任何部位，包括一些原本并没有横纹肌的组织部位。该肿瘤多见于儿童，占儿童软组织肉瘤的50%以上，占儿童所有恶性肿瘤的5%。其在成人中比较少见，只占成人软组织肉瘤的3%，在所有成人恶性肿瘤中占比不到1%。横纹肌肉瘤在儿童中的发生率较高，且具有软组织肿瘤的一般影像学表现，与其他软组织恶性肿瘤难以鉴别，需引起外科医生及影像科医生的足够重视。外科手术为主的综合治疗是目前治疗横纹肌肉瘤的最佳方法。肿瘤的组织学分型关系到治疗的预后，及早诊断和了解肿瘤与周围组织的关系至关重要。

（一）病因及发病机制

虽然绝大多数横纹肌肉瘤病例散发出现，但目前已经证实横纹肌肉瘤的发展和某些家族的综合征是联系在一起的。目前研究认为，染色体异常和分子通路的改变是造成横纹肌肉瘤的主要原因，其中由于染色体易位产生的典型的配对盒基因3-叉头状转录因子O1（FoxO1）和PAC7-FoxO1融合出现在约80%的横纹肌肉瘤中。融合基因的存在使该肿瘤患者预后差、生存率低。另外，该融合基因也可以通过影响其所在信号通路上的靶点，进而导致肿瘤的发生，Yes相关蛋白1（yes-associated protein1，YAP1）信号通路的活化和p53通路的改变，都可诱导细胞无限增殖，进而发生致瘤性转化。此外，一些罕见的基因突变、扩增或抑制，都是导致横纹肌肉瘤发生的因素。

（二）临床表现

横纹肌肉瘤病程长短不一，多在1年内诊断治疗，但也有个别病例长达20年以上。症状最多见的是局部出现无外伤史的肿块，偶然发现者约占全部病例的80%；其次，由于肿瘤发生于关键的功能部位，逐渐增大的肿瘤造成的功能障碍为初发症状。发生在手部及前臂的横纹肌肉瘤主要症状有疼痛、触痛及肿胀等，肿瘤位于肌肉内，边界多不清楚，肌肉放松后边界较清；肿块质地较硬，常侵犯表面皮肤，并有局部温度高、粘连、破溃及出血。横纹肌肉瘤恶性程度高，儿童病例多数易出现淋巴结及血行转移。半数病例可发生远隔转移至肺及淋巴结，因此横纹肌肉瘤属高度恶性肉瘤。随着近30年来医疗水平的提高，横纹肌肉瘤的生物学行为已得到更多的了解。在化疗出现以前，横纹肌肉瘤经过单纯的局部手术切除治疗后，最终发生转移、复发的发生率高达60%～80%。目前通过大宗病例的协作调查已经了解，在新诊断的患者中约25%发生远隔转移，这些患者有半数仅累及单一部位，其中肺是最常见的转移部位，占40%～45%；其次是骨髓转移，占20%～30%；再次是骨转移，约占10%。

（三）影像学表现

1. X线检查　可了解肿瘤内有无钙化，骨质有无破坏。但横纹肌肉瘤对邻近骨质结构的侵犯、破坏并不常见，骨质破坏出现于对相邻骨质结构形成紧密包绕的情况下，且骨质破坏的程度较轻，呈局部骨质溶骨性破坏。胸部X线检查应视为常规检查。X线检查应包括原发部位的检查和可能发生骨骼转移的检查。在寻找骨转移时，用Tc核素扫描是很有价值的，该扫描技术对发现肿瘤转移非常敏感且具有特异性，并且比常规骨检查更可靠。

2. CT检查　CT平扫时瘤体为等密度或低混杂密度肿块，瘤体内未见钙化。增强扫描后表现为病灶呈不均匀轻中度强化，病灶边缘强化明显，病灶内可见肿瘤血管；囊变坏死区不强化，瘤体常侵犯邻近组织；淋巴结转移和肺转移较常见，转移灶的表现与其他恶性肿瘤的转移灶表现相似。

3. MRI检查　MRI在检查软组织肿瘤的侵犯程度及与邻近神经血管束的关系方面比其他任何影像学检查更为优越。MRI对这些肿瘤更为敏感，可提示肿瘤性质、部位、大小及范围。

4. 彩色多普勒超声检查　可见深筋膜下软组织肿块，形态不规则，边界不清，中心可见坏死区，同时可见邻近组织与器官受侵、受压及局部淋巴结增大，无完整包膜。

（四）组织病理学表现

1. 肉眼观察　肿瘤有明显边界，但无真正的包膜，质地较软或胶质样，切面灰白色或红色，瘤内常见出血、坏死。肿瘤边缘有浸润性反应区。

2. 显微镜检查　胚胎型横纹肌肉瘤的细胞成分为横纹肌母细胞及原始间叶细胞，其中有疏松排列的星形及梭形细胞。胞浆伊红深染，细胞核染色深。腺泡型横纹肌肉瘤由横纹肌母细胞和大圆细胞组成，细胞常呈裂隙状条索样生长，似腺泡状，也有呈弥漫状或巢状排列。多形性横纹肌肉瘤由较大的带状或网球拍状多形细胞、巨核大圆细胞和多核瘤巨细胞构成。细胞核不规则，染色深，核分裂象多见。近年来免疫组化标志物对于横纹肌肉瘤的诊断很有帮助，肌球蛋白（myosin）、结蛋白（Des）常为肿瘤标志物。有报告对60例横纹肌肉瘤患者的免疫组化研究发现，肌球蛋白是诊断横纹肌肉瘤的特异性标志物，阳性率达100%。

（五）诊断及鉴别诊断

1. 黄色素瘤　黄色素瘤又称腱鞘巨细胞瘤或良性滑膜瘤，多发生在手指，以中年及老年较为多见。确切病因尚不清楚。病理学检查为一种良性肿瘤，一般为圆形或椭圆形，较硬韧，无痛感或压痛，因生长位置关系，有时可妨碍手的功能。手术时一旦暴露肿瘤，可见特有的黄褐色，有助于临床诊断。

2. 硬纤维瘤　硬纤维瘤为一种由成纤维细胞和胶原纤维组成的良性软组织肿瘤。发病以25～35岁最常见。病变可侵犯相邻的组织，肿瘤深在、坚硬，边界不清，呈进行性生长，有人称其为低度恶性的纤维肉瘤或生长活跃的纤维瘤。

（六）治疗

在完成规范的检查后，几乎所有病例均需要活检。可以选择细针或者针芯闭合活检，或者采用标准切口切开活检，包括切取或者切除活检。如果确诊为横纹肌肉瘤，没有远隔转移且全身状态能够耐受手术者均应手术治疗。20世纪80年代中期以来，软组织肿瘤的外科治疗有了很大的进展，过去的治疗中经常发现如果不行根治性切除，局部复发率非常高。但是根治性切除或者截肢会导致重要功能的缺失。近年来，通过保肢治疗加放疗的综合治疗，不仅保留了肢体功能，并且局部复发率也控制得比较满意，结合应用辅助化疗预防肿瘤转移。

1. 保肢手术的适应证　一般认为，只有满足下列两个条件的软组织肿瘤才可以实施保肢治疗。首先，必须能够达到足够的手术边界以保证术后复发率比较低（＜10%）；其次，保肢手术后获得的功能必须优于或者等同于截肢后安装假体的功能。大部分能够行保肢手术的肿瘤并没有侵犯主要的神经、血管，一些功能的丧失主要与肌肉切除的范围及位置有关。保肢手术的相对禁忌证包括大神经血管束受侵，多间室的侵犯或者污染，经治疗后局部复发及肿瘤侵犯大面积的皮肤。总之，手术的决定需要根据肿瘤位置、侵犯程度及患者身体情况的不同酌情而论。在上肢，失去一条主要的神经后所能达到的功能仍然比假体能达到的功能要好。同时，肌腱移位可以部分代偿由于神经切除所造成的功能缺失。

2. **手术方法**　一期的根治性手术切除是治疗横纹肌肉瘤最快、最确实的方法，也一直是外科手术所追求的目标。因此，如果手术导致的功能破坏等影响不是很大的话，就应该尽快进行手术治疗。截肢、淋巴结清扫术等都是常用的根治性手术方法，手部和前臂的肿瘤较容易达到此要求，必须强调手术范围包括肿瘤所在区域的全部肌肉，肢体肉瘤要行起止点切除，手术应尽可能包括周缘3～5cm的正常组织，首次治疗者应尽可能在冰冻切片活检监视下进行手术切除。如果首次手术切除不彻底，切缘阳性，需及时行补充广泛切除。

有统计资料显示，所谓一期根治性手术虽然提高了局部的疗效，但大部分单纯手术患者的死亡原因往往是远隔转移，大范围的根治性手术无论是对生理还是对心理的负面影响都很大。因此，不应该过于追求手术根治而不断扩大切除范围。目前，比较多的学者都认为，手术的目的在于尽可能地切除肿瘤，同时应充分考虑患者以后的生存质量。采取相对保守一些的手术，保证主要神经、血管、肌肉及关节结构的完整，手术后辅以放疗和化疗以保留患者的重要器官和生理功能，是目前较为理想的治疗方法。

3. **典型病例**

患者，男性，27岁，发现左前臂肿块1年。手术扩大切除，游离股前外侧皮瓣移植修复。术后病理诊断为横纹肌肉瘤。术后2周化疗，方案为VAC方案。术后2年，肿瘤复发，头、胸、腹部CT检查未发现转移，行肘上截肢，术后辅助化疗（图3-2-20）。

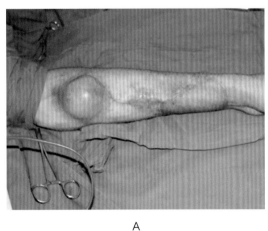 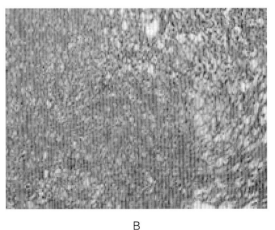

A	B

图3-2-20　左前臂横纹肌肉瘤

A. 横纹肌肉瘤术后2年复发外观　B. 第一次手术后组织病理学表现

4. 注意事项

（1）在完成最初的评估后，需要做活组织病理学检查。可以选择细针或者针芯闭合活检，或者采用标准切口切开活检，包括切取或者切除活检。

（2）术中在确保肿瘤被彻底切除的前提下，保护好血管、神经，避免副损伤。

（3）对于以下情况仍应行截肢术：局部切除或大剂量放疗后疗效不理想的；腺泡型肿瘤位于肢体远端的；经保守治疗后出现复发的。

（4）扩大切除后创面修复应以皮瓣修复为主，注重外观和功能的完善，以全厚皮片移植为辅助措施。

5. 后续治疗

（1）放疗：关于放疗剂量，应根据年龄、部位选择应用，有效剂量不应小于4000cGy，放射野应包括瘤床及周围2～5cm的正常组织。

（2）化疗：在横纹肌肉瘤的治疗中很重要。生存率的提高与化疗方案的选择及疗程有关。多数学者认为，所有病例均应化疗。儿童化疗要根据分期掌握，最常用的化疗方案为VAC方案。

（3）免疫治疗：随着横纹肌肉瘤分子生物学研究的进展，新的免疫治疗介入方法成为可能。瘤细胞内特异性基因编码的蛋白质可以多肽的形式呈现在细胞表面，这一认识表明肿瘤细胞特异性变异基因产物可能是细胞毒性T细胞的靶点。例如，研究者已发现，由变异性p53蛋白分解而来的多肽可被细胞毒性T细胞特异性识别。

（王艳生）

参考文献

［1］HEAD L，GENCARELLI J R，ALLEN M，et al. Wrist ganglion treatment: systematic review and meta-analysis ［J］. J Hand Surg-Am，2015，40（3）：546-553.

［2］YU W N，FU S C，LAI J C. Epidermal cyst of the bony external auditory canal ［J］. Kaohsiung J Med Sci，2013，29（4）：237-238.

［3］DOĞANAVŞARGIL B，AYHAN E，ARGIN M，et al. Cystic bone lesions: histopathological spectrum and diagnostic challenges ［J］. Turk Patoloji Derg，2015，31（2）：95-103.

［4］SIMON K，LEITHNER A，BODO K，et al. Intraosseous epidermoid cysts of the hand skeleton: a series of eight patients ［J］. J Hand Surg Eur Vol，2011，36（5）：376-378.

［5］SCHAJOWICZ F，AIELLO C L，SLULLITEL I. Cyatic and pseudocystic lesions of the terminal phalanx with special reference to epidermoid cysts ［J］. Clin Orthop Relat Res，1970，68：84-92.

［6］顾玉东，王澍寰，侍德. 顾玉东王澍寰手外科学 ［M］. 上海：上海科学技术出版社，2002：862-863.

［7］ZHANG Y，HUANG J，MA X，et al. Giant cell tumor of the tendon sheath in the foot and ankle: case series and review of the literature ［J］. J Foot Ankle Surg，2013，52（1）：24-27.

［8］WARD C M，LUECK N E，STEYERS C M. Acute carpal tunnel syndrome caused by diffuse giant cell tumor of tendon sheath: a case report ［J］. Iowa Orthop J，2007，27：99-103.

［9］LAUTENBACH M，KIM S，MILLROSE M，et al. Nodular giant cell tumour of the tendon sheath of the hand: analysis of eighty-four cases: diagnostic decisions and outcome ［J］. Int Orthop，2013，37（11）：2211-2215.

［10］WANG C S，DUAN Q，XUE Y J，et al. Giant cell tumour of tendon sheath with bone invasion in extremities: analysis of clinical and imaging findings ［J］. Radiol Med，2015，120（8）：745-752.

［11］WANG Y，TANG J，LUO Y. The value of sonography in diagnosing giant cell tumors of the tendon sheath ［J］. J Ultrasound Med，2007，26（10）：1333-1340.

［12］SPRINGFIELD D S，ROSENBERG A. Biopsy: complicated and risky ［J］. J Bone Joint Surg Am，1996，78（5）：639-643.

［13］FOTIADIS E，PAPADOPOULOS A，SVARNAS T，et al. Giant cell tumour of tendon sheath of the digits. A systematic review ［J］. Hand（N Y），2011，6（3）：244-249.

［14］KAYA A，YUCA S A，KARAMAN K，et al. Infantile digital fibromatosis（inclusion body fibromatosis）observed in a baby without finger involvement ［J］. Indian J Dermatol，2013，58（2）：160.

［15］NIAMBA P，LÉAUTÉ-LABRÈZE C，BORALEVI F，et al. Further documentation of spontaneous regression of infantile digital fibromatosis ［J］. Pediatr Dermatol，2007，24（3）：280-284.

［16］LASKIN W B，MIETTINEN M，FETSCH J F. Infantile digital fibroma/fibromatosis: a clinicopathologic and immunohistochemical study of 69 tumors from 57 patients with long-term follow-up ［J］. Am J Surg Pathol，2009，33（1）：1-13.

［17］SPINGARDI O，ZOCCOLAN A，VENTURINO E. Infantile digital fibromatosis: our experience and long-term results ［J］. Chir Main，2011，30（1）：62-65.

［18］TAI L H，JOHNSTON J O，KLEIN H Z，et al. Calcifying aponeurotic fibroma features seen on fine-needle aspiration biopsy: case report and brief review of the literature ［J］. Diagn Cytopathol，2001，24（5）：336-339.

［19］PARKER W L，BECKENBAUGH R R，AMRAMI K K. Calcifying aponeurotic fibroma of the hand: radiologic differentiation from giant cell tumors of the tendon sheath ［J］. J Hand Surg-Am，2006，31（6）：1024-1028.

［20］MORII T，YOSHIYAMA A，MORIOKA H，et al. Clinical significance of magnetic resonance imaging in the preoperative differential diagnosis of calcifying aponeurotic fibroma ［J］. J Orthop Sci，2008，13（3）：180-186.

［21］GROBMYER S R，KNAPIK J A，FOSS R M，et al. Nodular fasciitis: differential considerations and current management strategies ［J］. Am Surg，2009，75（7）：610-614.

［22］SENGER J L，CLASSEN D，BRUCE G，et al. Fibrolipomatous hamartoma of the median nerve: a cause of acute bilateral carpal tunnel syndrome in a three-year-old child: a case report and comprehensive literature review [J]. Plast Surg (Oakv), 2014, 22 (3): 201-206.

[23] LUCAS D R. Tenosynovial giant cell tumor: case report and review [J]. Arch Pathol Lab Med, 2012, 136 (8): 901-906.

[24] THWAY K, JONES R L, NOUJAIM J, et al. Epithelioid sarcoma: diagnostic features and genetics [J]. Adv Anat Pathol, 2016, 23 (1): 41-49.

[25] ARMAH H B, PARWANI A V. Epithelioid sarcoma [J]. Arch Pathol Lab Med, 2009, 133 (5): 814-819.

[26] IWAI T, HOSHI M, OEBISU N, et al. Diagnostic value of tumor-fascia relationship in superficial soft tissue masses on magnetic resonance imaging [J]. PLoS One, 2018, 13 (12): e0209642.

[27] GUPTA V, SESHADRI D, VIJAY M K, et al. Dermatomyositis and nasopharyngeal carcinoma in an Indian patient [J]. Indian J Dermatol Venereol Leprol, 2014, 80 (2): 167-168.

[28] SIEGEL R L, MILLER K D, JEMAL A. Cancer statistics, 2016 [J]. CA Cancer J Clin, 2016, 66 (1): 7-30.

[29] TARANTO J, HAVLAT M F. Synovial sarcoma of the digits: a case report of an unplanned excision [J]. J Foot Ankle Surg, 2018, 57 (2): 388-392.

[30] LARQUE A B, BREDELLA M A, NIELSEN G P, et al. Synovial sarcoma mimicking benign peripheral nerve sheath tumor [J]. Skeletal Radiol, 2017, 46 (11): 1463-1468.

[31] VIJAY A, RAM L. Retroperitoneal liposarcoma: a comprehensive review [J]. Am J Clin Oncol, 2015, 38 (2): 213-219.

[32] VAID A, CARADINE K D, LAI K K, et al. Isolated gastric crystal-storing histiocytosis: a rare marker of occult lymphoproliferative disorders [J]. J Clin Pathol, 2014, 67 (8): 740-741.

[33] UPCHURCH D A, SAILE K, RADEMACHER N. What is your diagnosis? Medullary fibrosarcoma with cortical bone destruction [J]. J Am Vet Med Assoc, 2014, 244 (5): 531-533.

[34] MNIF H, ZRIG M, MAAZOUN K, et al. Congenital infantile fibrosarcoma of the forearm [J]. Chir Main, 2011, 30 (2): 148-151.

[35] KOHLMEYER J, STEIMLE-GRAUER S A, HEIN R. Cutaneous sarcomas [J]. J Dtsch Dermatol Ges, 2017, 15 (6): 630-648.

[36] LLOMBART B, SERRA-GUILIÉN C, MONTEAGUDO C, et al. Dermatofibrosarcoma protuberans: a comprehensive review and update on diagnosis and management [J]. Semin Diagn Pathol, 2013, 30 (1): 13-28.

[37] NAKAYAMAL R, NEMOTO T, TAKAHASHI H, et al. Gene expression analysis of soft tissue sarcomas: characterization and reclassification of malignant fibrous histiocytoma [J]. Mod Pathol, 2007, 20 (7): 749-759.

[38] KIKUTA K, MORIOKAB H, KAWAIC A, et al. Global protein-expression profiling for reclassification of malignant fibrous histiocytoma [J]. Biochim Biophys Acta, 2015, 1854 (6): 696-701.

[39] PANDEY S, PUNTAMBEKAR, SHARMA V, et al. Clear cell sarcoma of the paraspinal ligament - A rare tumor at an unusual location: A review [J]. Neurol India, 2016, 64 (4): 802-805.

[40] SHERMAN K L, WAYNE J D, CHUNG J, et al. Assessment of multimodality therapy use for extremity sarcoma in the United States [J]. J Surg Oncol, 2014, 109 (5): 395-404.

[41] HARA H, FUJITA I, FUJIMOTO T, et al. Nodular fasciitis of the hand in a young athlete. A case report [J]. Ups J Med Sci, 2010, 115 (4): 291-296.

[42] 李远英，周文明，陆洪光. 婴儿指（趾）纤维瘤病一例 [J]. 中国麻风皮肤病杂志, 2017, 33 (5): 299.

[43] BERNSTEIN M L, CHUNG K C. Desmoplastic fibroma of the hand: case report [J]. J Hand Surg-Am, 2008, 33 (8): 1405-1408.

[44] VAITHIANATHAN R, NAVANEETH V, SANTHANAM R. An unusual case of extra-abdominal desmoid tumour of the finger [J]. J Scientific Society, 2012, 39 (3): 152-154.

[45] AFSHAR A, ASSADZADEH O, MOHAMMADI A. Ultrasonographic diagnosis of lipofibromatous hamartoma of the median nerve [J]. Iran J Radiol, 12 (1): e11270.

[46] NARAYEN V, AHMED S A, SURI C, et al. Myofibroma of the gingiva: a rare case report and literature review [J]. Case Rep Dent, 2015: 243894.

[47] THWAY K, FISHER C. Synovial sarcoma: defining features and diagnostic evolution [J]. Ann Diagn Pathol, 2014, 18 (6): 369-380.

[48] WORTMAN J R, TIRUMANI S H, JAGANNATHAN J P, et al. Primary extremity liposarcoma: MRI features, histopathology, and clinical outcomes [J]. J Comput Assist Tomogr, 2016, 40 (5): 791-798.

第 四 章

骨组织肿瘤

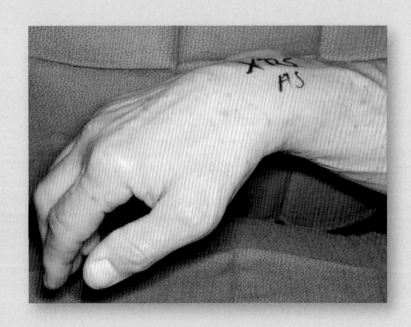

■ 第一节

良性骨组织肿瘤

一、内生软骨瘤

内生软骨瘤（enchondroma）是一类发生在髓腔内、由软骨内骨化所形成的良性软骨病变。虽然可累及所有骨骼，但多发生于掌、指骨，占发病总数的50%以上。病变多位于干骺端和骨干，呈膨胀性和偏心性生长，是手部最常见的原发性骨肿瘤（90%）。通常单发，也可多发。单发的手部内生软骨瘤以近节指骨最为多见（40%～50%），其次是掌骨、中节指骨及远节指骨。

（一）病因及发病机制

内生软骨瘤的发病原因尚不清楚，一般认为与胚胎时期软骨内骨化障碍有关。多发的内生软骨瘤大多是非遗传性的，少数亚型呈常染色体显性遗传或隐性遗传。

（二）临床表现

内生软骨瘤在任何年龄段均可发病，以10～30岁多见，无明显性别差异。孤立性内生软骨瘤大多数为非对称性病变，生长缓慢，且长期无症状。偶因手部创伤行X线检查或发生病理性骨折而被发现。肿瘤可导致手指畸形，可因骨膨胀刺激引起局部肿痛和手指增粗。发生在四肢长骨的大部分内生软骨瘤均无症状，但若一开始便出现疼痛症状且无明显的创伤，则应考虑恶变的可能性。

（三）影像学表现

1. X线检查　孤立性内生软骨瘤典型的X线片表现为骨干或干骺端呈圆形或卵圆形膨胀性低密度区，呈溶骨性改变，边界清楚，骨皮质变薄；低密度的病变具有特征性的斑点状或爆米花状钙化影，为残存的骨嵴。

2. CT检查　X线片通常足以诊断内生软骨瘤，但也需与软骨肉瘤相鉴别，若诊断有疑问，应行CT检查。内生软骨瘤的CT检查可见病变部位的膨胀性改变，低密度灶伴有点状钙化，骨皮质变薄。

3. MRI检查　表现为在T1加权像上呈低信号，病灶呈圆形或卵圆形，边界清楚；在T2加权像上则呈高信号。MRI增强检查可以更好地显示病灶并提高诊断的准确率。

（四）组织病理学表现

1. 肉眼观察　手术刮除的肿瘤组织为浅蓝色软骨样组织，质地较软，患骨的骨皮质薄如蛋壳。一般孤立性内生软骨瘤病变较小，但发生在长管状骨时病变可较大。应注意：病灶越大，软骨肉瘤的可能性越大。

2. 显微镜检查　镜下可见许多透明软骨。这些软骨细胞的典型特征是细胞较小，细胞质不清，细胞核小而圆且染色深，偶可见双核细胞。若双核细胞较多，并可见有丝分裂，应考虑软骨肉瘤的可能。在儿童及青少年病例中，常可见到细胞数目多且伴有增大的非典型细胞核或双核细胞，但病变仍可能是良性的。

（五）诊断及鉴别诊断

1. 骨囊肿　病因不明，是与内生软骨瘤同为溶骨性改变的一种骨性疾病。以近节指骨多见，多发于青少年，病变进展缓慢，囊肿大时手指可见梭形膨大，有轻度胀痛及压痛，可发生病理性骨折。囊肿多呈椭圆形，囊壁内有一层纤维薄膜，囊内为黄色或棕色液体，囊肿部位骨干的骨皮质变薄及扩张。X线片表现为位于干骺端的溶骨性病变，边界清楚，有分隔或有少量骨小梁；囊壁可见轻度硬化，无骨膜反应，合并骨折时常有新生骨形成的阴影。

2. 骨巨细胞瘤　病因不明，部分病例有外伤史，也是溶骨性病变的骨肿瘤。发病特点：以胫骨上端及股骨下端多见，在手部以桡骨远端及掌骨发生者较多；多发生在20岁以后，生长缓慢，逐渐膨大，有轻度胀痛及压痛，瘤体较大时外壳变薄，触之有乒乓球感，常发生病理性骨折。肿瘤多起自骨骺，向骨干生长，膨胀的骨皮质变薄，个别突破骨皮质进入软组织。瘤体剖面有暗红色及灰色相间质脆的软组织，可有囊性变、出血及坏死灶，血运丰富。病理特点是成纤维细胞和多核巨细胞为主的结构。X线片显示偏心位较广泛的溶骨区，骨皮质膨胀、变薄，溶骨区呈单房或多房，呈典型的肥皂泡样影像，边界不清。

3. 骨转移癌　手部骨骼的转移癌罕见，发生指端转移者不到0.3%。手部骨转移癌通常是恶性肿瘤终末前的表现，也可能是肿瘤全身转移的一部分。发病特点以腺癌转移为主，在男性中，支气管源性肺癌是发生手部转移的最主要的原发性肿瘤，其他原发性肿瘤有肾癌、食管癌、乳腺癌、结肠癌、前列腺癌、甲状腺癌、骨癌等。临床表现通常是炎症的典型体征：疼痛、肿胀、红肿，容易被诊断为感染，误诊为骨髓炎、化脓性指头炎、痛风、类风湿关节炎等。X线片表现通常是溶骨性破坏，前列腺转移癌表现为硬化性病变，罕见蔓延到邻近关节。

（六）治疗

孤立性内生软骨瘤的治疗由患者的症状和病理性骨折的风险决定。若病变在X线片上表现稳定且无症状，则无须特殊治疗，可告知患者在出现疼痛或不适时及时就诊即可。若局部有疼痛，或伴有周围血管及神经压迫症状，甚至影响关节功能，则可行手术治疗。治疗方法有单纯的病灶刮除

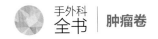

术、刮除植骨术以及截肢术。

1. **手术适应证**　对于无症状或病变范围较小者，可定期复查，也可行单纯的病灶刮除术；对于肿瘤病变较大、症状明显或有病理性骨折者，可行刮除植骨术，植骨可取自体骨和异体骨，以后者为好，也可选用骨水泥填充；对于畸形严重、肢体功能丧失或有恶变倾向者，可行截肢术或截指术，并定期复查，防止恶变。

2. **手术方法**　手部的孤立性内生软骨瘤，可采用臂丛神经阻滞麻醉，如需行髂骨植骨术，可加用局部麻醉；多发性的内生软骨瘤，可采用全身麻醉。手术切口应根据病变的部位和大小，如病变在指骨，可采用侧正中切口；如在掌骨，则可采用背侧切口。手术中应根据肿瘤的大小切开一适当的骨窗，刮除腔内的肿瘤组织并进行活组织病理学检查，将髂骨或骨水泥植入骨腔内，必要时可对骨折行克氏针内固定。

3. **典型病例**

患者，女，24岁，因左中指近节肿胀2个月就诊。查体：左中指近节较对侧手指周径增大，无明显压痛。手指屈伸活动正常，近指间关节无侧方不稳定。左手正、斜位X线片显示左中指近节存在分叶样透明区，骨干的皮质变薄，无病理性骨折。临床诊断为左中指近节内生软骨瘤。臂丛神经阻滞麻醉下行内生软骨瘤刮除术，骨缺损处行人工骨植入术。术后手功能位石膏托外固定4周。术后病理诊断为内生软骨瘤（图4-1-1）。

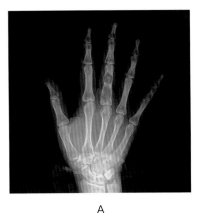
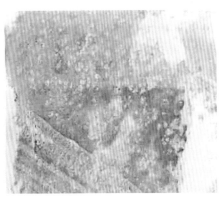

A　　　　　　　　　　　B

图4-1-1　左中指近节内生软骨瘤
A. 术前X线片　B. 组织病理学表现

4. **注意事项**

（1）术中行组织快速冰冻切片检查，若怀疑肿瘤为恶性，可关闭切口，待慢性病理结果确定后，行进一步治疗。

（2）若病变发生在远节指骨，手术时应避免损伤甲床。

（3）发生病理性骨折有移位时，可行克氏针内固定。

（4）如肿瘤较大，手术难以完全刮除肿瘤组织，为防止复发，可将病变骨段全部切除并植骨。

5. **后续治疗**　患侧手指用石膏托外固定4～6周，根据骨质愈合情况拆除内外固定。孤立性内生软骨瘤行刮除术后很少复发和恶变，可每隔6个月复查一次；未行手术治疗者，可每隔1年复查一次。若手术后复发，但病变为良性，仍可再次手术。

二、多发性内生软骨瘤

多发性内生软骨瘤（multiple enchondroma）也称内生软骨瘤病，较为少见，包括多种不同亚型，以奥利尔病（Ollier disease，即Ollier病）和马富奇综合征（Maffucci syndrome，即Maffucci综合征）最为常见。奥利尔病是一种同时累及长管状骨、短管状骨及扁平骨的少见软骨性肿瘤，可引起明显的骨骼畸形。马富奇综合征是内生软骨瘤同时伴有肿瘤表面的软组织血管瘤，具有恶变倾向。

（一）临床表现

多发性内生软骨瘤多见于单侧肢体，常造成骨骼畸形。奥利尔病为非对称性病变，在幼儿期即可出现症状和体征，表现为受累肢体生长障碍、短缩、弯曲畸形等，结合X线检查，诊断并不困难。马富奇综合征的大多数患者在儿童时期即可确诊（约25%的患者出生时便表现出血管瘤的症状），且有明显的恶变倾向。发生恶变时，受累肢体疼痛进行性加重及肿胀。

（二）影像学表现

多发性内生软骨瘤病灶常见于干骺端，早期X线片可见干骺端不规则增宽，内有斑点状和条状钙化影（图4-1-2）。

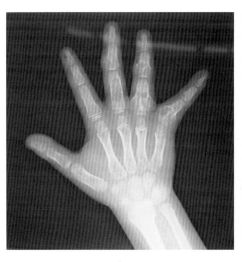
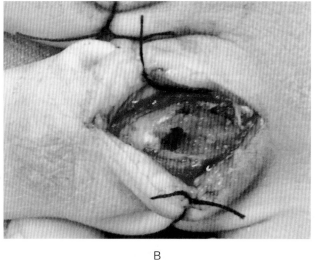

A   B

图4-1-2 多发性内生软骨瘤

A. 术前X线片　B. 术中肿瘤外观

（三）治疗

多发性内生软骨瘤与孤立性内生软骨瘤的治疗相同，治疗方法有单纯的病灶刮除术、刮除植骨术以及截肢术。植骨可选用异体骨、人工骨或骨水泥，应避免肿瘤污染其他部位。肢体功能丧失或有恶变倾向者可行截肢术，并定期复查，防止恶变。

多发性内生软骨瘤如行刮除植骨术，术后2年内每隔6个月复查一次。Schwartz等统计25%的奥利尔病患者，在40岁时会出现软骨肉瘤，而且马富奇综合征的患者几乎一定会出现恶变。另外，

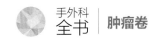

由于马富奇综合征患者同时存在其他恶性肿瘤的风险，Schwartz等建议定期监测脑部及腹部病变，以便发现隐匿的恶性肿瘤。

（宫旭）

三、骨膜软骨瘤

骨膜软骨瘤（periosteal chondroma）是一种少见的骨膜良性肿瘤，在软骨瘤中占比不到2%，可影响相邻骨皮质，但不累及髓腔。好发于长骨干骺端，指骨是最易累及的部位之一。肿瘤可发生于指骨、胫骨、手舟骨、掌骨及肱骨。好发人群为青中年，发病率无性别特异性。病变一般不超过3～4cm，最常见的为1～2cm，极少情况下有多发病灶。

（一）病因及发病机制

其病因学尚不清楚。异柠檬酸脱氢酶（isocitrate dehydrogenase，IDH）是参与细胞能量代谢的三羧酸循环中的限速酶，催化异柠檬酸氧化脱羧生成α-酮戊二酸（α-KG）及二氧化碳（CO_2）。人体中有三种IDH酶，分别是细胞质中的NADP-IDH1、线粒体中的NADP-IDH2和NAD-IDH3，71%的骨膜软骨瘤患者可发现IDH1基因突变。

（二）临床表现

临床表现为缓慢增大的无痛性肿块，一般无其他特异性临床症状，可发生病理性骨折。若肿瘤位于关节周围，可导致关节活动度缺失。

（三）影像学表现

1. X线检查　表现为骨皮质重塑及扇形或碟形边缘（图4-1-3），存在钙化和软组织肿块，偶尔可见反应性硬化骨。

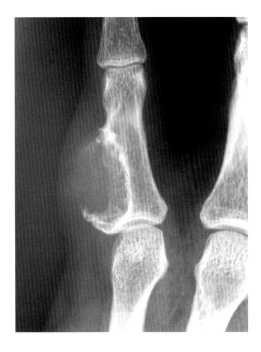

图4-1-3　示指近节指骨皮质旁扇形或碟形边缘

2. **CT检查**　除X线片表现外，还可有骨皮质连续性好、散在钙化及髓腔未受侵犯等表现。

3. **MRI检查**　表现为T1加权像均一的低信号病变，T2加权像均一的高信号病变，T1压脂像为边缘及分隔强化。此外，T2加权像还可见到邻近软组织水肿。钆元素骨扫描可见肿瘤组织边缘强化。

（四）组织病理学表现

骨膜软骨瘤表现为起自骨膜的缓慢生长的病损，且易于累及相邻骨皮质。肉眼下可见蓝白色或黄白色分叶状的透明软骨组织，质坚硬或韧，可有边缘清晰的纤维包膜，为骨膜结构。镜下表现为多核细胞组织，可表现为核深染或双核的轻度核异型，易与表现相似的软骨肉瘤相混淆。

（五）诊断及鉴别诊断

1. **骨软骨瘤**　是儿童期常见的良性骨肿瘤，通常位于干骺端的一侧骨皮质，向骨表面生长，又称为骨软骨性外生骨疣。本病可分为单发和多发，后者有遗传倾向，并影响骨骺发育或产生肢体畸形，称为遗传性多发性骨软骨瘤病或骨干续连症。临床上以股骨远端、胫骨近端和肱骨近端最为多见。骨软骨瘤无疼痛或压痛，压迫神经时可产生相应症状。X线片表现为骨性病变自干骺端突出，较大的肿瘤顶端膨大如菜花状。

2. **腱鞘巨细胞瘤**　是指发生于手指和手部的坚实的无痛性肿瘤，可侵袭邻近骨骼。瘤体常呈分叶状。皮损为圆形或椭圆形结节，生长缓慢。超声检查对本病的早期诊断帮助很大，同时需要做X线检查，以明确是否有骨破坏。由于该瘤体呈侵袭性生长，且易复发，发现后建议尽早手术切除。

（六）治疗

1. **手术方法**　推荐的手术方法为囊内刮除或边缘切除，一般治疗效果令人满意。有文献报告，手部骨膜软骨瘤行囊内刮除或边缘切除术后，复发率远高于其他部位骨膜软骨瘤。未切除邻近骨皮质者复发率较高，术后复发者多见于术后早期。

2. **典型病例**

患者，男性，12岁，左环指近节渐增大突起1年，无痛。查体可见：肿块大小2cm×2cm，质硬，无活动，皮温不高，无压痛。X线片可见左环指近节指骨皮质碟形化，边缘硬化明显，周边软组织有膨大阴影。CT显示髓腔依然存在，皮质来源肿块。手术切除病变组织及周围骨膜，病变和髓腔没有相通，不需要植骨。术后病理学检查证实为骨膜软骨瘤，透明软骨组织，边界为骨膜结构（图4-1-4）。

3. **术后处理**　由于肿瘤切除后骨皮质连续，肢体无须特殊固定，可以进行不负重功能练习。

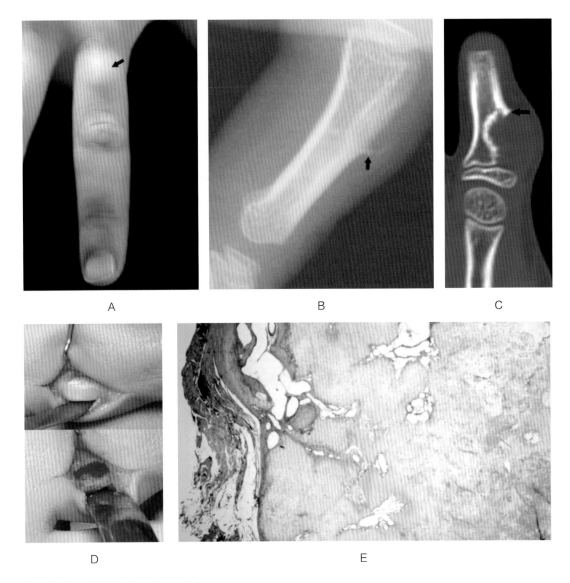

图4-1-4 左环指近节背侧骨膜软骨瘤

A. 术前外观　B. 术前X线片显示骨皮质碟形化　C. CT显示骨皮质边缘硬化　D. 术中显露皮质旁骨肿瘤外观
E. 组织病理学检查显示透明软骨组织，边界为骨膜结构

四、甲下外生骨疣

甲下外生骨疣（subungual exostosis，SE）为一远端指骨粗隆处的骨性增生，最初由Dupuytren在足趾上发现并描述，之后Hutchinson在手指上也发现甲下外生骨疣。甲下外生骨疣常见于儿童及青年人，女性好发，绝大多数发生于第1足趾，其他足趾很少出现，只有很少一部分发生于手指。其病理学表现与骨软骨瘤不同，主要为正常骨的增生，可发生于手指甲下或末节指侧方，并因此阻碍指甲生长，最常发生于甲床背内侧。

（一）病因及发病机制

甲下外生骨疣的发病机制尚不明确，目前主流观点认为是慢性激惹导致的软骨化生。根据相关文献统计，创伤、慢性感染、肿瘤、遗传异常及活跃的软骨囊肿皆为可能的病因。一些文献表明，创伤继发的急慢性炎症所导致的软骨化生，为甲下外生骨疣的主要发病原因。另一种观点认为，慢性感染是甲下外生骨疣的伴随结果，而不是病因。

（二）临床表现

甲下外生骨疣通常表现为指端疼痛，溃疡，甲下肿大、感染及周围软组织增生、增大。随肿块增大，可出现软组织硬结及导致指甲与甲床分离。部分病例可出现甲沟炎。损伤表面可呈过度角化，指甲可变脆。指甲被抬起分离后可继发形成表面纤维组织，软组织有被侵蚀的可能。此疾病诊断困难，常被误诊误治。

（三）影像学表现

影像学表现为远端指骨外生性病损，一般影像学表现足以确诊。肿瘤自指（趾）末端呈骨性突起，外形呈土丘状，多在甲下（图4-1-5）。骨突的基底较宽，瘤体顶端有局限性骨密度减低，边缘可以毛糙。MRI可鉴别肿瘤内不同信号成分，T1加权像瘤体为高信号强度，其周围被低信号强度的结缔组织和纤维软骨环绕，指甲为中间信号强度（图4-1-6），MRI图像也有助于诊断。

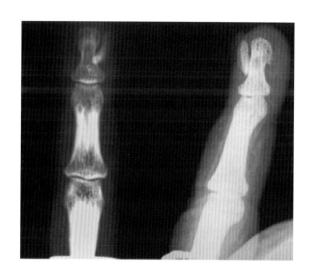

图4-1-5 X线片显示远节指骨部位甲下骨性突起，外形呈土丘状

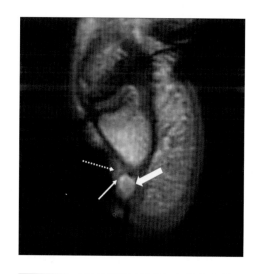

图4-1-6 MRI图像显示T1加权像为高信号（粗箭头），中间信号为甲床结构（点箭头），低信号为纤维软骨和结缔组织成分结构（细箭头）

（四）组织病理学表现

镜下表现为基底层骨结节形成及软骨帽增生。未成熟的甲下外生骨疣软骨帽较厚，而成熟的甲下外生骨疣具有较薄的软骨帽（图4-1-7）；成熟的病损主要由骨组织构成。软骨帽内细胞表现为细胞核致密且有丝分裂细胞增多。尽管这些表现提示为恶性，但由于未见幼稚细胞，故该疾病仍属良性。

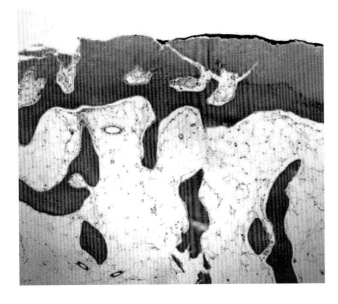

图 4-1-7 组织病理学表现为纤维软骨包被的薄层骨小梁结构

（五）诊断及鉴别诊断

1. 甲沟炎　甲沟部位有红、肿、热、痛的感染表现。另外，大多数患者有甲沟部位皮肤倒刺的病史，超声可显示局部脓肿形成。

2. 血管球瘤　常见于指甲深层及指腹，点状压痛极为明显，以夜间疼痛为主要症状。肿瘤瘤体大，病史长的患者X线片显示骨有压痕表现。

3. 痛风石　此病不是肿瘤，而是代谢性疾病，但有时会误诊为肿瘤，关节周围嘌呤代谢异常，导致尿酸钠结晶体在关节腔内集聚沉积，最终形成痛风石。X线片显示骨质有破坏。化验检查血尿酸增高。

（六）治疗

1. 手术方法　完整切除甲下外生骨疣及覆盖的软骨帽直至正常骨，从而防止复发。保护甲床，防止指甲畸形。切除周围未损伤的骨组织有利于防止复发。

2. 典型病例

患者，男性，41岁，右足第3趾甲下病变，趾甲翘起，伴有疼痛（图4-1-8A）；X线片显示趾骨末节骨性突起（图4-1-8B），手术切除。组织病理学检查证实是甲下外生骨疣。

3. 术后处理　术后要注意预防伤口感染。一般无须特殊固定。

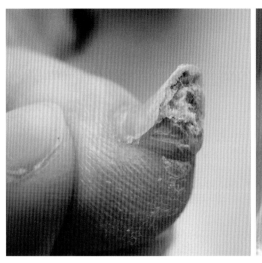
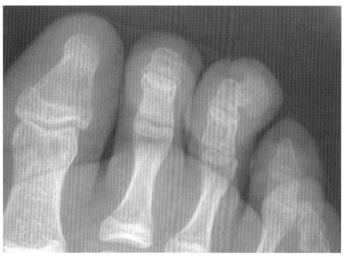

A	B

图4-1-8 右足第3趾甲下外生骨疣

A. 外观显示趾甲翘起，伴有疼痛　B. X线片显示第3趾骨末节骨性突起

五、软骨黏液样纤维瘤

软骨黏液样纤维瘤（chondromyxoid fibroma，CMF）是一种极其少见的软骨来源，且具有局部侵袭性的良性肿瘤（图4-1-9）。其发病例数占骨肿瘤的比例不到0.5%，在良性骨肿瘤中不到2%。发病年龄为10～30岁，男性较多见。该肿瘤最初于1948年被Jaffe及Lichtenstein发现，认为是一种含有多种软骨性、纤维性、黏液性成分的成软骨细胞形成的病损。肿瘤主要累及长骨干骺端近骨骺生长板处，好发于胫骨近侧。上述好发部位支持肿瘤来源是骨骺生长板附近残存的软骨组织这一假说。此外，约1/4的软骨黏液样纤维瘤累及足部。

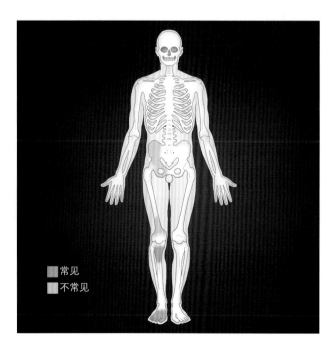

■ 常见
■ 不常见

图4-1-9 软骨黏液样纤维瘤分布图

（一）病因及发病机制

软骨黏液样纤维瘤的病因不是很清楚，但近年来研究表明，在软骨黏液样纤维瘤标本中普遍存在代谢型谷氨酸受体1（GRM1）基因表达上调，这说明通过改变此基因受体信号通路可能对肿瘤的发展至关重要。

（二）临床表现

患者通常主诉病损处肿胀疼痛，疼痛为轻度、间歇性钝痛。若肿瘤发生于罕见部位，如手、足，则主诉通常为患处无痛性肿胀。在部分病例中，肿瘤可无临床表现，在进行影像学检查时意外发现，5%的患者可发生病理性骨折。

（三）影像学表现

1. X线检查　表现为四肢骨内偏心性病损，伴清晰的锯齿状硬化边缘（图4-1-10A）。若肿瘤位于肋骨或腓骨等较小的管状骨时，由于病损可能扩大至病骨内全段，其影像学表现可不典型。

2. MRI检查　有助于了解肿瘤扩大的程度（图4-1-10B），T1加权像为低信号，T2加权像为高信号，边界清楚。

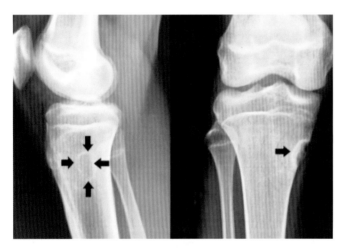

A

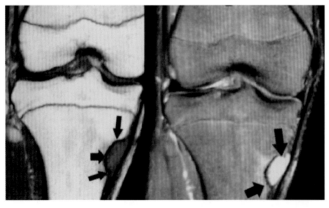

B

图4-1-10　软骨黏液样纤维瘤的影像学表现

A. X线片可见胫骨近端距离骨骺2cm处偏心性生长，长轴与骨长轴一致，为圆形透亮区，边缘增生硬化，箭头为肿瘤边界和硬化边缘　B. T1加权像为低信号，T2加权像为高信号，边界清楚，黑色箭头为肿瘤边界

（四）组织病理学表现

软骨黏液样纤维瘤的诊断主要依赖于其特征性的组织病理学表现，为分叶状的黏液性、软骨性、纤维性成分混杂的病灶，软骨切面上出现中心细胞减少、周围细胞增多的表现，细胞减少区域可见边缘模糊的有圆形或卵圆形核的星形细胞及黏液基质，叶状边缘经常可见破骨样巨细胞。Dahlin认为，软骨小叶边缘出现的具有丰满而又浓染的异质核的巨细胞是软骨黏液样纤维瘤的特征。

（五）诊断及鉴别诊断

1. 骨巨细胞瘤　发病年龄较大，病变部位呈溶骨性肥皂泡样改变，骨皮质菲薄，邻近的正常骨一般无硬化边缘。

2. 单发性内生软骨瘤　多发生于指骨和趾骨，多无症状，常由于肿块逐渐长大后引起畸形或轻微外伤之后发生病理性骨折前来就诊。病变常局限于骨髓腔的圆形或椭圆形透亮区，边缘整齐，周围多有硬化带，透亮区内残留不规则的沙砾样钙化影或骨化影为其特征性X线片表现，这也是与其他病变相鉴别的要点之一。

3. 动脉瘤样骨囊肿　全身骨骼都可以发生，但以四肢长骨为好发部位。根据X线片表现，可以分为中央型和偏心型两种类型。其中，中央型一般位于骨的中央，向骨的两侧扩展膨胀；偏心型多见，典型特征为膨胀的气球样透亮区，内有排列不规整的骨小梁间隔，周围皮质菲薄。

（六）治疗

1. 治疗方法　该类肿瘤的治疗有多种选择，如单纯刮除术、刮除术加苯酚灭活、整块骨切除加骨移植。儿童行首次刮除术后局部复发率很高，为80%；刮除术加苯酚灭活及骨移植术后复发率较低，为7%；若行整块骨切除加骨移植术，则术后复发率更低。Taylor等人于1975年首次采取整块骨切除及带血管腓骨移植术。Scaglietti认为，由于在年轻患者中软骨黏液样纤维瘤具有局部侵袭性，因此局部切除的范围应适当扩大。

2. 典型病例

患者，男性，18岁，右足肿胀、疼痛1年。查体：右足第3跖骨头部位触痛、肿胀，可以触及肿块，无移动，局部皮肤无发红、无静脉曲张。X线片显示第3跖骨头部位偏心性透亮区，边界清楚，有边缘硬化（图4-1-11），诊断为良性骨肿瘤（巨细胞瘤或软骨瘤）。术中可见肿瘤组织呈灰白色鱼冻状，质地为较软的软骨样组织，给予手术刮除并植骨。组织病理学检查显示为软骨黏液样纤维瘤。

3. 术后处理　术后除了预防切口感染之外，还要根据具体部位和大小决定是否给予肢体石膏外固定。

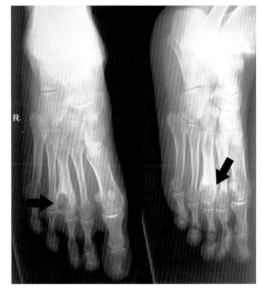

图4-1-11　第3跖骨头部位偏心性透亮区，有边缘硬化，黑色箭头为边界部位

六、软骨母细胞瘤

软骨母细胞瘤（chondroblastoma）是一类相对良性的骨肿瘤，由大量的细胞及相对未分化的组织构成，其中包括以单独或成组的破骨细胞存在的多核巨细胞。1927年，Kolodny首次报告本病，将其描述为"变异巨细胞瘤"。此后于1928年及1931年，Ewing及Codman分别将该肿瘤描述为"钙化巨细胞瘤"和"骨骺软骨性巨细胞瘤"。因其包含有多核巨细胞，故长期以来都被认为是骨巨细胞瘤的一种。直至1942年，Jaffe和Lichtenstein因其存在明显的软骨样区且贴近软骨生长区，故将其首次命名为"软骨母细胞瘤"。

该肿瘤占全身原发性骨肿瘤的比例不足1%，好发于10～20岁之间。Dahlin等的研究表明，在125例良性软骨母细胞瘤中，5～25岁的患者占90%，最小患者为3岁，最大为70岁。最常见的部位是胫骨近端、股骨和肩部，手、腕部相对少见。男性患者多见。本病虽为良性肿瘤，但随着病例数量的逐步增多，人们开始逐渐意识到这种发生率约1%的软骨母细胞瘤具有一定的恶性特征，可侵犯邻近的骨及软组织，并可远隔转移至肺、骨、皮肤等处。转移灶的病理表现仍为良性，切除转移灶后一般预后良好，但也有患者在短期内局部复发，并发生肺转移，于1～2年内死亡的报告。Ramappa等还认为，因手术显露不彻底等原因，骨盆病灶可能更易发生转移。

（一）病因及发病机制

软骨母细胞瘤的发病机制还不是很清楚。目前大多数学者认为是由骺板或残余的骺板引起的。Swarts等发现，软骨母细胞瘤中5号染色体和8号染色体异常。不少学者从超微结构观察，支持其源自软骨系统。

（二）临床表现

本病的临床表现主要为局部不同程度的疼痛，病程进展缓慢，患者常在出现症状较长时间后就诊。如果病变在关节周围，也可表现出关节积液、红肿、活动受限、肌肉萎缩等。如有神经压迫，可出现相应的神经压迫症状。根据Xu等的报告，从症状出现到明确诊断平均需要8.7个月（范围为1～36个月）。

（三）影像学表现

1. X线检查　根据于洪存等的分类方法，本病的X线片表现可分为以下几类：①膨胀性骨破坏；②囊样骨破坏；③溶骨性骨破坏；④肿瘤侵及关节。本病的X线片特点主要包括：病变多位于骺板软骨闭合前的骨骺部，少发于干骺端及骨干，呈圆形、类圆形或多房状，边界模糊，可见完整或不完整的硬化缘。相邻的骨皮质膨胀性改变，呈偏心性或中心性。病灶内密度不均，可见点状、沙粒样钙化，部分病灶内可见囊变及骨性分隔，病灶边缘偶尔可见骨嵴，较具有特征性。病灶突破骨皮质时偶有骨膜反应，与病灶部位不对称。周围软组织肿胀，侵及关节时可致使关节面骨质破坏、塌陷、不规整，关节间隙增宽，两侧不对称。Ramappa等报告的病例中出现骨膜反应的占45%～55%。Nickel等认为X线摄片简便易行，结合病史可大致明确诊断，是诊断软骨母细胞瘤的基本方法。

2. CT检查　本病的CT表现与X线片表现类似，表现为圆形或类圆形的低密度影或高密度影，密度的高低与肿瘤内钙化量有关。CT可以清楚地显示肿瘤内的微小钙化、细微的病理性骨折或皮质破损、肿瘤的内部结构，可判断肿瘤累及范围，对于与骨巨细胞瘤、原发性动脉瘤样骨囊肿等疾病的鉴别诊断有确切作用。

3. MRI检查　MRI可以确定软组织和骨髓侵犯情况，从而对判断其是否有恶性倾向及手术方式的制订有帮助。软骨母细胞瘤的T2加权像为显著高信号，周围有低信号的硬化带包绕，病灶信号的均匀性与病灶内不成熟软骨基质、含铁血黄素、钙化的含量及有无变性相关。

4. 超声检查　近年来，随着肌骨超声的广泛应用，超声在骨骼肿瘤的诊断中日益受到重视。超声检查价廉、无损伤，可以对肿瘤局部的情况，包括与血管、神经以及周围组织的关系作出判断，有助于临床的初步诊断。

（四）组织病理学表现

1. 肉眼观察　肿瘤组织与周围的松质骨分界清楚，呈蓝灰色到灰白色或暗红色，像肉芽组织，为橡皮样质地，偶尔因夹杂淡黄色的钙化部分而有沙砾感，偶有出血、坏死及囊性变。

2. 显微镜检查　软骨母细胞瘤基本的组织学表现为中等大小的细胞，呈球形或多面体，细胞质边界清楚，似嵌合体碎片；细胞核圆，着色良好，常有明显的核仁，可有轻度的多形性，还有一些多核巨细胞（仅有几个核）和极少的有丝分裂。其特征性表现为部分软骨母细胞外围呈细线样钙盐沉积，即格子样钙化；继发动脉瘤性骨囊肿时，可见含铁血黄素沉积；免疫组化标志物S-100及D2-40阳性对诊断本病至关重要。

（五）诊断及鉴别诊断

1. 骨巨细胞瘤　软骨母细胞瘤中巨细胞较多时，易与骨巨细胞瘤混淆。前者发病年龄较小，以10~20岁多见，瘤细胞为多角形的软骨母细胞，与骨巨细胞瘤的间质细胞不同，且有格子样钙化和黏液变区，S-100阳性。电镜下胞浆突起及胞浆内微丝等，可与骨巨细胞瘤相鉴别。两者之间一个重要的不同之处是软骨母细胞瘤常有清楚的边界，而骨巨细胞瘤的边界模糊；另一个不同之处是软骨母细胞瘤中可有云翳状钙化。

2. 软骨肉瘤　软骨母细胞瘤与透明细胞性软骨肉瘤很相似，包括钙化。软骨母细胞瘤和软骨肉瘤的S-100均为阳性，但是软骨肉瘤多见于成人，两者在镜下的表现差异较大，易于鉴别。

（六）治疗

1. 手术适应证　本病虽为良性骨肿瘤，但由于肿瘤有一定的侵袭性，且时有远隔转移，因此手术是治疗本病的主要手段。

2. 手术方法　目前的手术方法主要为病灶扩大刮除，辅以局部灌洗。刮除后骨缺损的重建方法很多，可取自体髂骨或异体骨植骨，也可使用骨水泥填充。骨水泥本身具有细胞毒性，且在聚合过程中会产生热量，被认为能够杀死肿瘤细胞。在Ramappa的研究中，使用骨水泥填充的8名患者无一人复发。虽然Wallace等的研究发现，使用骨水泥填充并不增加术后生长障碍和畸形发育的风险，但是包括Ramappa在内的多数学者还是认为骨水泥填充不适用于儿童。对于侵及关节的软骨母细胞瘤，也可行瘤段切除及人工关节置换术。对于小病灶，也有经皮射频消融的手术方法。Otsuka等也报告过使用关节镜治疗本病的手术方法，但也有文章认为，使用关节镜的方法增加了关节内种植转移的风险。Suneja等报告了53例病例，均采取手术治疗，认为彻底刮除病灶可以有效降低术后的复发率，并且长期功能预后良好。Mohamed等报告了14例使用高速磨钻扩大刮除、辅助冷冻疗法及取自体髂骨植骨术治疗的患者，术后仅1例复发。刘擎等回顾了37例采用囊内扩大刮除并植骨填充骨缺损的患者，在囊内刮除的基础上采用碘酊涂抹、氩气刀灼烧等方式辅助处理，其中1例在术后5个月复发，6例出现部分植骨吸收。劳永锵等报告了55例使用扩大刮除灭活植骨治疗的患者，术后随访12~72个月，复发7例。

3. 典型病例

患者，男性，18岁，右手腕背疼痛1年。查体：头状骨部位压痛，腕关节活动受限。X线片显示头状骨囊性骨破坏，CT显示头状骨皮质边缘硬化（图4-1-12），给予病灶刮除植骨，术后病理证实为软骨母细胞瘤。

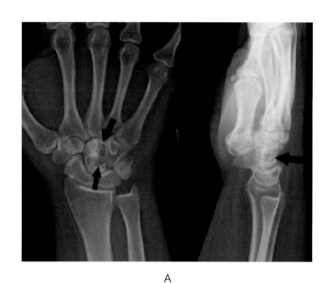

A

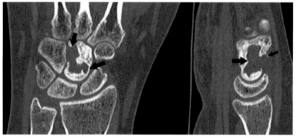

B

图4-1-12　右手腕背软骨母细胞瘤

A. X线片可见头状骨囊性骨破坏，黑色箭头示病变部位和边界　B. CT扫描见头状骨囊性骨破坏，黑色箭头示病变部位和边界

4. 注意事项　本病虽为良性骨肿瘤，但仍有一定的局部复发率，根据以往文献报告，复发率为10%~35%。对于目前最常用的病灶刮除术，Tomic等发现单纯刮除术后复发率高达30%，可能是因为部分外科医生为避免术中损伤骨骺而导致刮除不够彻底，造成术后复发率增高。另外，Springfield等回顾了70例本病患者，认为对于肿瘤已侵及骺板的患者，术后生长并发症不完全是医源性引起的；而Suneja的研究表明，只要在靠近骺板的位置予以适当的保护，行广泛刮除术对患者此后的生长发育无明显影响。因此，对于本病患者，应在适当保护骺板的前提下尽可能严格施行范围足够的扩大刮除术，必须去除硬化缘。此外，多数研究表明，在术中辅助局部酒精或苯酚灌洗，或液氮冷冻等方法，对于降低术后复发率有效。

大量文献报告了由于显露困难等原因，髋部病变的复发率较高，且复发者发生转移的概率更大。转移多见于肺部，因此对于病变部位复发率较高的患者，应定期复查胸片或胸部CT。对于复发及转移病灶，也可行手术切除，预后良好。

5. 后续治疗　术后常规留置引流管，并静脉应用预防性抗生素。如病灶部位为上肢骨，待切口完全愈合后开始行关节功能锻炼；如病灶部位为骨盆或下肢骨，下肢禁负重，术后1个月开始行功能锻炼。本病化疗及放疗均无明显效果，且接受照射的软骨母细胞瘤中有发生放射性肉瘤的可能，故本病不建议化疗，禁忌放疗。

七、滑膜性软骨瘤病

滑膜性软骨瘤病（synovial chondromatosis）是一类罕见的良性关节内病变，主要表现为增生的滑膜形成多个透明软骨样结节，结节逐渐增大，最终脱落，形成关节内外的游离体，以关节内为主，偶尔可发生于滑囊和腱鞘。患者常表现出关节疼痛、肿胀、活动受限甚至关节绞索。通常影响单个关节，偶见多发，影响几乎所有大关节，最常见的为膝关节，占半数以上，偶尔也可见于小关节。1949年，Mussey等首先报告了104例滑膜性软骨瘤病病例。此后，Milgram等对本病的病理进行了研究，并以此为标准，将本病分为滑膜内病变期、滑膜病变合并游离体形成期、滑膜病变停止期、游离体钙化及骨化期。此后，国内外均有对本病的病例报告。

本病多发于青壮年男性，少见于青少年，极少见于儿童，偶见滑膜性软骨瘤病恶变为滑膜软骨肉瘤。本病可分为原发性和继发性两类，原发性滑膜性软骨瘤病复发率较高，而继发性滑膜性软骨瘤病手术效果满意，不易复发。

（一）病因及发病机制

本病的病因尚无定论，目前被广泛认可的是创伤学说。滑膜细胞与骨髓间充质干细胞相似，能够在特定的条件下产生软骨或骨组织。该学说认为，轻微的外伤和慢性劳损导致了滑膜细胞化生为软骨细胞，最终导致本病。此外，也有部分学者认为感染是引起本病的原因之一。

（二）临床表现

本病的主要临床表现为关节疼痛、肿胀、活动受限甚至关节绞索。本病多累及单关节，膝关节最常受累，其次为肩关节、肘关节、髋关节、手部关节、颞下颌关节以及踝关节。关节负重活动时疼痛加剧，游离体可以导致关节绞索。本病早期常无症状，逐渐出现关节的间歇性酸痛，体检可以发现关节肿胀、关节有压痛，有些严重的患者可以触及明显的结节或肿块，有时关节内有异物感或摩擦感。病程较长的患者可出现失用性肌萎缩和关节僵硬。

（三）影像学表现

1. X线检查　由于部分病例软骨样结节没有钙化（约30%），因而X线检查可能导致漏诊。典型的X线片表现包括关节肿胀、单个或多发的钙化或骨化结节（图4-1-13，图4-1-14）。后期可见继发性骨关节病表现，但骨膜反应少见。张闽光等根据X线片表现将本病分为滑膜内病变期、游离体形成期和继发性关节退变期。

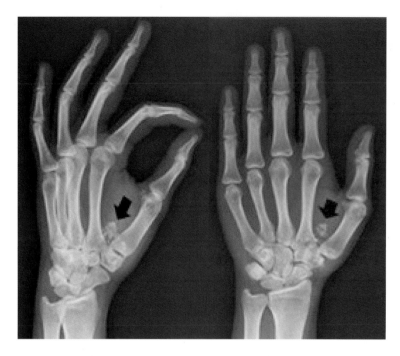

图 4-1-13　手部第 1、2 掌骨间隙
可见多发的钙化结节

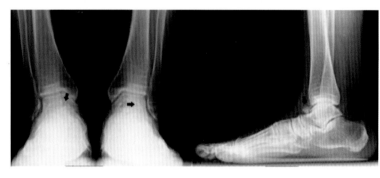

图 4-1-14　踝关节部位可见多发的
钙化结节

2. CT 检查　本病的 CT 表现与 X 线片类似，但显示细小游离体较 X 线片清晰，并且可以观察到滑膜增厚和钙化。此外，CT 检查可以更明确地显示游离体的位置和骨皮质的破坏。Murphey 等认为，由于 CT 检查有更高的敏感性，因此是本病诊断的重要依据。然而 Lunn 等的研究认为，CT 检查相对于 X 线片并无明显的优势。

3. MRI 检查　在没有发生钙化的情况下 MRI 检查具有重要意义。结节在 T1 加权像中表现为低至中等信号，在 T2 加权像中表现为高信号。在 T2 加权像中，钙化部分呈低信号，而未钙化部分呈中等或高信号。

4. 超声检查　戴晴等报告了 1 例借助高频超声辅助诊断的滑膜性软骨瘤病。本病在高频超声中表现为多个大小不等的圆形或卵圆形低回声结构，边缘回声环形增强，似虫卵样。

（四）组织病理学表现

根据 Milgram 的研究，从病理学角度可将滑膜性软骨瘤病分为三期：Ⅰ期主要为活动性滑膜内病变，没有游离体形成；Ⅱ期为滑膜病变合并游离体形成；Ⅲ期为滑膜病变停止，游离体发生钙化或骨化。因此，本病主要的组织学表现在滑膜及游离体两个方面。

1. 肉眼观察　滑膜可见增厚、充血，呈绒毛样或结节样增生。游离体多为白色、圆形，质地坚硬，大小由数毫米至数厘米不等。大块游离体有纤维包膜，打开包膜可变为数小块。有些软骨瘤体由蒂与滑膜相连。大量的细小游离体可形成暴风雪样表现。

2. 显微镜检查 镜下可见滑膜向间充质干细胞、软骨细胞的化生明显，并产生游离体。分化良好的透明软骨由滑膜表面增生。游离体为软骨组织，中间可有钙化或骨组织。分子水平上受累的滑膜及游离体中骨形成蛋白-2（BMP-2）和骨形成蛋白-4（BMP-4）明显升高。

（五）诊断及鉴别诊断

1. 软组织肿瘤 软组织肿瘤较滑膜性软骨瘤病常见得多，因此应首先考虑软组织肿瘤的可能。临床表现为单发的、包膜完整的肿块。根据病理结果可明确诊断。

2. 软骨肉瘤 部分滑膜性软骨瘤病可恶变为软骨肉瘤，老年患者应警惕本病的可能。作为一类恶性肿瘤，软骨肉瘤可表现出侵袭性及转移能力。影像学检查可见骨膜反应、骨皮质侵蚀等。病理学检查可明确诊断。

3. 骨性关节炎 可表现出关节肿胀、疼痛，滑膜性软骨瘤病在进展后期也可出现骨性关节炎的表现。但无典型的滑膜增生、游离体形成的过程，相对易于鉴别。

4. 半肢骨骺发育异常 由于半肢骨骼发育异常也可表现出关节内的多中心钙化灶，因而在影像学上易与滑膜性软骨瘤病混淆。但半肢骨骺发育异常的钙化灶位置固定，而滑膜性软骨瘤病的钙化灶位置随游离体的移动而移动，故可以鉴别。

5. 其他 另有一些形成或不形成关节内外游离体的疾病应与滑膜性软骨瘤病相鉴别，如剥脱性骨软骨炎、感染性关节炎、创伤性关节炎、关节内异物以及其他肿瘤钙化等。

（六）治疗

1. 手术适应证 本病具有一定的自限性，可在产生症状前自行吸收或消退（自限一般发生于Milgram分期的Ⅰ期），但临床就诊的患者往往已经表现出相应的临床症状。本病虽然为良性疾病，但仍有明显的破坏性，游离体磨损可引起骨性关节炎，因此一旦发现应尽早手术治疗。继发感染时可先行抗感染治疗，如出现机械性因素影响手功能，可再次手术治疗。

2. 手术方法 本病的手术方法主要为广泛的滑膜切除及清除游离体。多数学者认为，彻底切除结节化生的部分至关重要。但也有研究发现，行滑膜切除术和单纯清除游离体，在复发率上并无明显差异；甚至有研究者认为，切除滑膜组织可增加关节僵硬的风险，因而推荐只行游离体清除术而不应行滑膜切除术。开放式手术和关节镜手术均可以选择，目前尚无随机对照研究对比两者的治疗效果差异。Lunn等推荐开放式手术，认为关节镜下的分离操作较为困难，但Coval等认为开放式手术相对于关节镜手术并无优势。Buess等推荐采用关节镜探查加开放的根治性切除的办法。关节镜的主要优势在于术后恢复迅速、疼痛轻、住院时间短；缺点在于狭小的操作空间可能会造成更高的副损伤概率。但也有研究认为，通过特定的技术和恰当的操作训练，关节镜手术可以完成绝大部分操作，Raval等甚至报告了1例关节镜下清除100个游离体的个案。此外，Tibbo等自1970年至2015年间为26例髋关节滑膜性软骨瘤病患者实施了髋关节置换术和滑膜切除术，也取得了良好的长期效果。但是Houdek的研究表明，全膝关节置换术治疗本病时复发及合并症的概率较高。因此，手术方式的选择可能需要综合患者情况、滑膜病变程度、游离体数量及大小、是否合并骨性关节炎改变等来决定。多数学者支持采用关节镜的方式，但这一观点仍需要进一步的随机

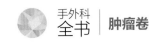

对照研究证实。

3. 典型病例

Vališ等于2016年报告了1例膝关节滑膜性软骨瘤病患者。该患者男性，53岁，病灶同时侵犯了腘窝和膝关节周围的软组织。在经历了膝关节前后入路联合全滑膜切除、游离体清除以及病变软骨组织切除术后，患者症状明显缓解。但3年后出现了复发，并接受了膝关节翻修术，效果不错。

Sebaaly等诊治了1例26岁的女性患者。该患者表现为左膝局限性肿胀及疼痛。MRI检查只发现了明显的关节积液，而未见软骨、半月板、韧带损伤。行膝关节镜检查，发现多个白色的游离体，遂行游离体清除、关节灌洗，并在关节镜下行部分滑膜切除术。术后病理诊断为滑膜性软骨瘤病。术后第1天开始功能锻炼，术后12个月随访，患者未诉关节疼痛，膝关节活动度正常，未见明显复发征象。

Philip等接诊了1例主诉为左髋疼痛伴无力6周的7岁女童。查体发现该患儿左髋外展、屈曲、内旋畸形。超声提示滑膜积液沉积。MRI检查考虑结核性滑膜炎或感染性滑膜炎，不排除滑膜性软骨瘤病的可能。在关节穿刺抽液失败后，行关节切开术，见到多个软骨游离体，清除游离体的同时行滑膜切除术。术后病理诊断为滑膜性软骨瘤病。

4. 注意事项
本病发病率低，因此易出现漏诊、误诊，及早诊断和手术治疗非常关键，手术效果良好。手术的具体方式多样，需要权衡患者的具体情况而定。本病有一定的复发率，多数学者认为，完整地切除病变滑膜并清除所有游离体可以降低复发风险。

5. 后续治疗
术后常规进行功能锻炼。因本病有一定的复发率，因此长期随访和有规律的复查MRI十分关键。尽管Chong等报告过放疗对复发的难治性滑膜性软骨瘤病有效，但绝大多数学者认为手术是本病唯一有效的治疗方法。

八、骨母细胞瘤

骨母细胞瘤（osteoblastoma）首先由Jaffe和Mayer于1932年描述，是一种良性成骨性骨肿瘤，特点为产生大量钙化不良的肿瘤性骨样基质。其病因仍不明确，活跃程度可以相差很大，可表现出很强的侵袭性。本病发病罕见，占所有良性骨肿瘤的3%，占所有原发性骨肿瘤的1%。男女比例约为2：1，好发年龄为10～25岁。肿瘤通常直径＞2cm，最易受累部位为脊椎体附件、胫骨干、股骨、颌骨，手足骨也可见。主要临床表现为疼痛，脊柱受累时可出现神经症状、脊柱侧凸等表现，非甾体抗炎药（NSAID）对疼痛无明显疗效。骨母细胞瘤须手术治疗，手术方法有病灶内刮除或瘤段切除。骨母细胞瘤与骨样骨瘤在组织学上非常相似，但由于临床表现和影像学等方面的差别，现仍被认为是两种疾病。

（一）病因及发病机制

病因尚不清楚。有人认为此肿瘤是非化脓性感染的反应，也有人认为与病毒有关。最近有研究认为，其与血管发育异常有关。

（二）临床表现

骨母细胞瘤的症状及体征不如骨样骨瘤那么典型，其最常见的症状为钝痛，多为渐进性，通常夜间疼痛不加剧，非甾体抗炎药无效。当肿瘤位置较浅表时，可有肿胀及压痛。由于该肿瘤好发于脊柱，且范围较大，常引起脊髓或神经根受压的症状，如麻木、放射痛、感觉异常等，也可引起脊柱侧凸和斜颈。

（三）影像学表现

1. X线检查　肿瘤在X线片上的表现取决于肿瘤的部位和成熟度，无特异性，需配合其他影像学检查以确定诊断和鉴别。骨母细胞瘤在X线片上一般表现为反应性骨包壳包绕的形状不规则的射线可透过的病变（图4-1-15），也有溶骨性改变；肿瘤内部可有不同程度的骨化，随病变的成熟而增加，局部有骨包壳形成（图4-1-16）。与骨样骨瘤相比，骨母细胞瘤病变直径较大，反应性骨硬化较少，皮质扩张较多。

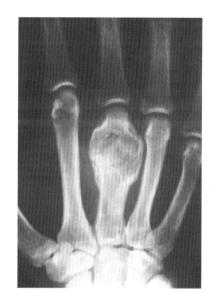

图4-1-15　第3掌骨反应性骨包壳包绕的形状不规则病变

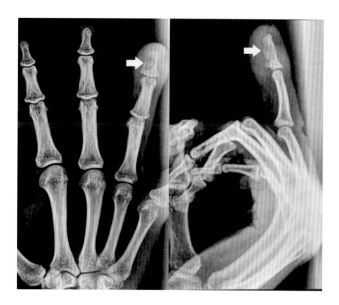

图4-1-16　远节指骨溶骨性病变，局部有骨包壳形成，白色箭头示肿瘤边界

2. CT检查　可以显示肿瘤的位置、大小、范围和性质。病变部位的钙化区、皮质破坏程度和软组织扩张都可以在CT上清晰显示。特征性表现有病灶中央钙化、扩张性的骨重建，以及趋向于边缘的反应性硬化形成的骨薄壳。

3. MRI检查　病灶一般在T1加权像上表现为低到中信号影，在T2加权像上表现为中到高信号影。病灶发生的钙化或骨化及病灶周围的硬化薄壳在T1加权像上和T2加权像上均可表现为低信号区。MRI在本病诊断上的价值仍不确定，因局部炎症反应和广泛脊髓水肿，可能造成对肿瘤的范围和性质判断错误，但MRI在评估肿瘤对椎管和脊髓的影响、骨内外反应及软组织浸润上有很大的价值。

4. 骨扫描　骨扫描对骨母细胞瘤较敏感，但无特异性。病灶较小时，骨扫描有助于定位病灶。由于肿瘤内成骨细胞活性增加，骨母细胞瘤在骨扫描中显示放射性核素的显著摄取和浓聚。

（四）组织病理学表现

1. **肉眼观察** 骨母细胞瘤平均直径4cm，比骨样骨瘤大得多。肿瘤外围是反应性皮质骨构成的薄层壳，肿瘤紧贴其内，为结构混乱的肉样组织，有沙砾感，与松质骨界线清楚，内有大小不等的血性囊腔。多灶性肿瘤（一个骨壳内含多个中央区）发生率为4%~14%。

2. **显微镜检查** 骨母细胞瘤的镜下特点与骨样骨瘤相似。中央区可见疏松纤维血管组织中混乱排列的大量骨小梁，骨小梁边缘是一排负责生成骨样组织的良性成骨细胞，骨小梁表面可见数量不等的破骨细胞。与骨样骨瘤相比，骨母细胞瘤的骨小梁排列组织性更差，血管组织更少。如血管结构增加，则可能继发动脉瘤样骨囊肿。肿瘤周围的薄壳硬化程度比骨样骨瘤低，且越到边缘越成熟。

骨母细胞瘤是一种良性但有局部侵袭性的肿瘤，侵袭性与骨小梁周边排列的上皮样成骨细胞相关，它们比骨样骨瘤及传统的骨母细胞瘤中的同类细胞有丝分裂能力更强。有研究表明，多灶骨母细胞瘤中此类细胞占优势，比例较高，即使肿瘤表现出侵袭性，组织学上的肿瘤细胞仍表现良性的特点。因此对有恶性特点的骨母细胞瘤需与恶性肿瘤仔细鉴别，尤其是成骨肉瘤的骨母细胞瘤样变体。

（五）诊断及鉴别诊断

最主要的是骨母细胞瘤与骨样骨瘤的鉴别（表4-1-1），两者在组织学上极为相似。有人认为，应将直径＜2cm的肿瘤归类为骨样骨瘤，直径＞2cm的肿瘤定义为骨母细胞瘤；也有人认为，应主要根据生物学行为分类，将有神经症状和软组织侵犯的肿瘤定义为骨母细胞瘤。

表4-1-1　骨母细胞瘤与骨样骨瘤的鉴别

鉴别要点	骨样骨瘤	骨母细胞瘤
发病率	占所有良性骨肿瘤的10%~12%	占所有良性骨肿瘤的3%
	占所有原发骨肿瘤的4%	占所有原发骨肿瘤的1%
易发年龄	10~35岁	10~25岁
男女性别比	3:1~4:1	2:1
直径	＜2cm(通常＜1.5cm)	＞2cm(平均3.5~4cm)
位置	＞50%位于下肢长骨(即股骨、胫骨)，其他常见于脊柱、上肢、手、足	＞35%位于脊椎体附件，其他常见于长骨、颅面骨、手、足
临床特点	局部疼痛，夜间最明显，可用非甾体抗炎药缓解；根据肿瘤位置可出现骨畸形、步态异常、肢体长度异常或滑膜炎	局部渐进性钝痛，因脊柱发病率高，可出现神经症状、脊柱侧凸、斜颈，可有局部压痛、肿胀
影像学表现	X线片:首先拍摄，但还需其他影像学检查	X线片:首先拍摄，但还需其他影像学检查。病灶更大
	骨扫描:对定位病变敏感,显示核素高摄取	骨扫描:对定位病变敏感,显示核素高摄取

鉴别要点	骨样骨瘤	骨母细胞瘤
影像学表现	CT：为伴有周围硬化的低度病灶	CT：病变更大，病灶中央钙化，有膨胀的骨骼生长，反应性硬化更少，边缘有骨薄壳
	MRI：价值有争议，非特异性表现	MRI：价值有争议，非特异性表现可导致高估肿瘤的范围和性质
组织病理学表现及其性质	由成骨细胞排列的骨岛组成中心瘤巢。破骨细胞的再吸收使周围区域显示更清楚。瘤巢周围由密集的硬化骨环绕。肿瘤为良性，无侵袭性	中央区是比骨样骨瘤排列混乱的类骨组织，血管分布更多。成骨细胞沿着骨小梁排列。存在上皮样成骨细胞，表明肿瘤有侵袭性。肿瘤周边为新骨化形成的薄骨壳，硬化骨更少。肿瘤为良性，但有侵袭性

（六）治疗

1. **手术适应证**　因该肿瘤侵袭性和对骨质的破坏，故必须手术治疗。手术方式的选择主要取决于肿瘤的位置和侵袭性。病灶内刮除和整块切除是最常用的手术方式。

2. **手术方法**　通常行病灶内刮除术已足够。为减少复发，可使用高速毛刷，并将范围扩大到正常骨质。刮除术后使用冷冻治疗和苯酚化学灼烧是有效的辅助治疗方法，如有需要，可行骨水泥填充或植骨。刮除术可能遗留的微小病灶可导致复发。

在适当情况下，整块切除是最适合局部侵袭性肿瘤和大块肿瘤的手术方法，也是病灶内刮除术后复发肿瘤的最佳治疗术式。对肋骨、锁骨、腓骨等可牺牲的骨，整块切除也是首选方法。脊柱病变在去除肿瘤后应酌情行脊髓减压术和脊柱固定术。

3. **注意事项**　单纯刮除术后的复发率较整块切除术高，术后均需定期随访，如疼痛重新出现或影像学检查发现病灶，则考虑肿瘤复发，需再次手术治疗，以整块切除为好。

4. **后续治疗**　放疗可应用于反复复发又无法做更大范围切除的患者，但放疗有引起肿瘤恶变的风险，应慎用或不用。

九、骨样骨瘤

骨样骨瘤（osteoid osteoma）由Jaffe于1935年命名，约占原发性骨肿瘤的4%，占良性骨肿瘤的10%～12%；也有数据提示占所有骨肿瘤的14%，为第三好发的良性骨肿瘤。好发年龄为10～35岁，男性多见（男女比例3∶1～4∶1）。一般位于长骨干骺端或骨干（约占65%），以股骨、胫骨最常见，其他可出现在肱骨及手足的短骨。骨样骨瘤为最常见的腕骨原发性骨肿瘤，腕骨中以舟骨最好发，其次为豌豆骨。肿瘤通常发生于骨皮质内（约占60%），较少发生于髓腔内（约占20%）或关节内（约占20%）。骨样骨瘤常为单一病灶，但也有多病灶或多中心发病的病例报告。

（一）病因及发病机制

骨样骨瘤确切的发病机制尚不清楚，有学者认为与慢性炎症有关，也有学者认为是先天的胚胎组织残留。近年来的研究表明，病灶内含高水平的前列腺素E2和前列环素，这会引起局部炎症和血管舒张。Mungo等的一项研究显示，在瘤巢中，环氧合酶-2（COX-2）的表达水平增加，环氧合酶-2抑制被认为是非甾体抗炎药可缓解骨样骨瘤症状的机制,这些炎症介质也可能是导致大多数骨样骨瘤中形成瘤巢的原因。

(二)临床表现

典型的临床表现为病灶处夜间痛(约占75%),服用水杨酸类或非甾体抗炎药后症状可缓解甚至消失。疼痛缓解可能与瘤内前列腺素、环氧合酶-1(COX-1)、环氧合酶-2(COX-2)相关,伴随症状包括肿胀、局部压痛、皮温增高、局部静息痛、肌肉萎缩。发生于腕骨的骨样骨瘤除上述症状外,还可伴有劳累后疼痛、握力下降以及类似滑膜炎、腱鞘炎、三角纤维软骨复合体(TFCC)损伤、关节炎所致的关节活动度下降。若患腕有既往外伤史,则更易误诊。

(三)影像学表现

1. X线检查 影像学检查主要应用传统的X线片。85%的病例在X线片中病灶可表现为典型的直径约1.5cm的透亮区,伴环周反应性骨硬化,经常导致骨呈梭形增粗(图4-1-17)。髓内或关节内骨样骨瘤很难通过X线片进行诊断,一般表现为无周围硬化骨的透亮区。发生于腕部的骨样骨瘤由于影像学表现不典型、腕骨在X线片上往往重叠等特点,并不适合X线片诊断。但发生于豌豆骨的骨样骨瘤可在相对X线投射角度旋后30°尺侧位被清晰地观察到。

2. CT检查 CT有助于对病灶进行精确定位,这一点对术前手术规划十分重要。薄层CT有助于发现小的病灶。典型的CT表现为中央透亮区伴环周反应性骨硬化,中央区域可有不同程度的钙化。

3. 骨扫描 由于病灶对于放射性同位素有特殊的积累模式,骨扫描表现为非特异性的热结节,可使用锝元素骨扫描协助诊断。

4. MRI检查 除非怀疑髓内骨样骨瘤,一般不行MRI检查。MRI表现为中央高信号、周围低信号病灶,发生于月骨的骨样骨瘤位于月骨中央而非骨皮质内。有观点认为,MRI及骨扫描有助于诊断X线片阴性表现的病灶。CT特异度最高,MRI敏感性最高。其他影像学检查方法包括超声、增强MRI、PET-CT。

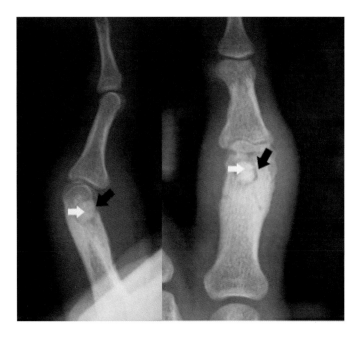

图4-1-17 近节指骨部位透亮区伴环周反应性骨硬化,骨呈梭形增粗,白色箭头示瘤巢,黑色箭头示瘤体边界

(四)组织病理学表现

任何怀疑骨样骨瘤的病例均需进行病理学检查以明确诊断。肉眼下,肿瘤表现为由硬化致密的反应骨所包围的边界清晰的粉灰色病灶。病变在组织学上可分为两部分:外面一层为由大量骨巨细胞包绕的杂乱排列的骨小梁,内部中心区域即为所谓的病灶,可见疏松结缔组织、大量小血管及多核细胞,外侧区为纤维结缔组织。

(五)诊断及鉴别诊断

需要鉴别的疾病包括骨巨细胞瘤,鉴别要点在于病灶大小。骨样骨瘤的病灶最大不超过1.5cm,一般可确诊的骨巨细胞瘤大于此值。其他鉴别诊断包括炎症性疾病、骨岛、疲劳性骨折以及十分罕见的皮质内软骨瘤。若有典型的临床表现,但X线片未见异常,则不能排除骨岛的诊断。长期腕尺侧疼痛需考虑豌豆骨骨样骨瘤的可能。

(六)治疗

1. 治疗方法　保守治疗为服用水杨酸或非甾体抗炎药,可明显缓解夜间痛或静息痛,但很多患者对非甾体抗炎药不耐受,可出现溃疡性结肠炎,其治疗成功率低于手术治疗,并且不推荐用于关节内骨样骨瘤。标准的治疗方式为病灶整块切除,可即刻减轻疼痛,并使症状完全缓解。不需要切除反应性硬化骨,可使用刨削器或常规手术器械行开放性切除手术。近几年有人使用经皮消融进行治疗,该方法主要用于侵及长骨或骨盆的肿瘤,由于其影响范围可达1cm,在手部可影响周围神经血管结构,因此手部骨样骨瘤不推荐使用热消融。若肿瘤确切边界难以判断时,应行整块切除。该方法复发率低(约占10%),但可增加病理性骨折的发生率。在一些病例中,病灶切除后可能需要骨移植,甚至内固定。若病灶复发,则需重复上述诊断治疗流程。

2. 典型病例

患者,男性,22岁,右足踇趾疼痛一年半,无外伤史;初期服用非甾体抗炎药可以缓解,但后期缓解不明显,且伴有活动受限。查体:右足踇趾远节肿胀,局部压痛,远趾间关节活动受限。X线片显示:右足踇趾远节趾骨有瘤巢形成,周边有透亮度,边缘骨硬化(图4-1-18)。初步诊断:

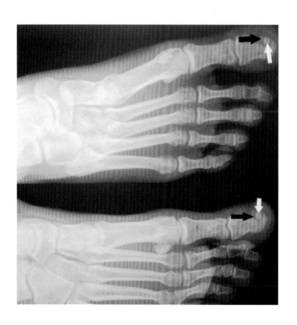

图4-1-18　右足踇趾远节指骨部位透亮区伴环周反应性骨硬化,白色箭头示瘤巢,黑色箭头示瘤体边界

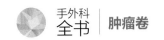

骨样骨瘤。手术切除瘤巢及周边骨质。术后病理诊断：骨样骨瘤。

3. 术后处理　术后常规进行功能训练，同时给予理疗以利于消除肿胀，并需要定期复查。

十、单纯性骨囊肿

单纯性骨囊肿（simple bone cyst，SBC）为良性溶骨性病变，也称为单房性骨囊肿或孤立性骨囊肿，病因尚未明了。1876年，Virchow首先将这种病变描述为由局部循环异常引起的囊状物。它们几乎全部发生在儿童和青少年（高达85%）中，报告的高峰在3～14岁之间，平均年龄为9岁。这些病变约占全部骨肿瘤的3%，男孩多于女孩（2∶1）。单纯性骨囊肿在青春期和成年期之间自愈，主要风险是病理性骨折。非侵入的治疗是囊内注射甲泼尼龙。当存在骨折危险，特别是股骨颈骨折时，需要进行刮除术、骨替代物或移植物填充和骨折复位固定术。

（一）病因及发病机制

单纯性骨囊肿的发生机理尚不清楚，但多认为与创伤后的反应有关。最流行的发生学理论认为，局部静脉回流障碍导致压力升高，造成局部反应性的骨吸收。也有人认为，可能系外伤出血形成局限性包囊，进而局部吸收骨化而成。

（二）临床表现

常为单发，偶为多发。好发于股骨颈、股骨近端和肱骨近端，随着年龄的增长，囊肿逐渐向骨干方向移动。囊肿也可能发生于其他部位，包括跟骨、骨盆和棘突。一般无明显症状，多数因病理性骨折出现疼痛、肿胀、功能障碍而就诊，行X线摄片才发现此病。

（三）影像学表现

1. X线检查　有经验的骨肿瘤医生仅凭X线片就可以作出骨囊肿的临床诊断。在平面X线片上，单纯性骨囊肿主要见于长骨干骺端（90%～95%），病灶为边界清晰的液性低密度灶，四壁为薄层的硬化灶壳，其长轴与长骨纵轴一致。病变灶略向近骨骺的干骺部位扩大。病灶非偏心性，也不破坏骨外壳，更不会突破骨质形成骨膜外反应骨，除非是在病理性骨折后的愈合期。有时脱落的骨皮质成分落入囊腔中，X线片显示被称为骨片陷落征。这种骨片陷落征被一些人认为是特征性的。同样，气泡上移征也暗示着单纯性骨囊肿。这种表现往往有足够的特征性，不需要进一步检查。

2. CT检查　CT可用于单纯性骨囊肿的确诊，评估囊肿的壁厚和骨折风险以及脊柱或骨盆等复杂区域的病变发展。在CT上，骨囊肿一般多呈圆形、卵圆形低密度骨质缺损，边缘清晰，无硬化。局部骨皮质变薄，呈囊性膨胀。少数囊肿内可见骨性间隔，呈多房改变。骨囊肿内多为水样密度，有出血时密度可升高。增强CT扫描，囊肿不强化。

3. MRI检查　在MRI上，病灶的典型表现为T1加权像多呈低或中等均匀信号，T2加权像呈明显均匀高信号。若囊液内有出血或含胶样物质，则T1加权像和T2加权像均呈高信号；少数呈多房改变时，T2加权像可见低信号纤维间隔。病灶周边骨壳呈圆圈样低信号，一般完整，边缘清晰。局部骨皮质变薄，无骨膜反应。常伴病理性骨折，表现为骨皮质断裂，骨片陷落而插入病灶内，称为骨片陷落征。此征在T2加权像上显示较清晰，即在高信号的囊液中见低信号的骨片线条影。增强

MRI扫描显示病灶不强化。与平片造影相比，MRI在预测骨折风险方面具有优势。

（四）组织病理学表现

单纯性骨囊肿是一种良性不确定的瘤性新生物，镜下可见囊内充满透明或淡黄色液体，成分近似滑液，含有高水平的前列腺素和其他酶。腔壁的内膜为一层扁平状立方体形的生发细胞，形同内皮样细胞，可有不成熟、钙化、易碎的水泥样骨物质。如发生骨折，会出现局部改变，类似于动脉瘤样骨囊肿，如肿瘤纤维膜变厚，成纤维细胞反应，形成破骨细胞、巨细胞，炎性细胞成分和含铁血黄素与胆固醇的沉积物。

（五）诊断及鉴别诊断

主要是与动脉瘤样骨囊肿进行鉴别。其他病变，如纤维发育不良、非骨化性纤维瘤、酸性肉芽肿、软骨瘤、软骨黏液性纤维瘤、骨内腱鞘囊肿，可能以某些形式提示单纯性骨囊肿。动脉瘤样骨囊肿是一种溶骨性髓内骨病变，偏心扩张，横径大于骺板。MRI有助于描绘双密度液位和分隔。单核细胞性纤维发育不良具有毛玻璃样放射像外观（典型的病变是由囊性变性引起），这是与单纯性骨囊肿区别的标志性特征。软骨瘤透亮的髓内病变可能与皮质变薄和扩张有关，但是它们更常见于手足部短的管状骨。骨内腱鞘囊肿通常是小的射线可透过性病变，通常在骨骺和软骨下区偶然发现。

（六）治疗

1. 药物治疗　Scaglietti首先提出囊腔内注射醋酸甲泼尼龙，2个月一次，注射量40～200mg，治疗1～3次后可恢复正常骨结构，但复发率可能较高。还有人将自体骨髓、脱矿骨髓、磷酸钙骨替代物等用于注射，虽获得了不同的效果，但目前这些方法存在争议，临床疗效仍需进一步研究证实。

对于那些无症状、偶然发现的患者，当受累骨的强度未明显下降时，临床上还是建议进行非手术治疗。在受累骨具有病理性骨折的风险之前，可进行密切观察。当单纯性骨囊肿患者出现病理性骨折时，可先保守治疗，固定4～6周，因为有时病理性骨折的自然愈合也能使骨囊肿自身消失；若囊肿仍存在，可行刮除术。临床上联合刮除术、髓腔钻孔减压、填充骨替代物及骨折复位内固定可获得最佳效果。

2. 手术适应证

（1）骨折风险大或反复骨折者。

（2）不典型病例明确诊断者。

（3）矫正骨折后遗留畸形者。

如完全切除病灶，骨连续性损失太大。单纯刮除术应用较普遍，但复发率高达40%～45%。手术刮除应彻底，因为残留囊壁是囊肿复发的主要原因。囊肿刮除后，在腔内植入碎骨片。另外，手术治疗时，应谨防损伤病灶附近的生长板，以免影响骨生长。

3. 典型病例

患者，男性，拇指变粗，局部轻微压痛。X线片显示：远节指骨低密度灶，骨包壳硬化，病灶内有分隔（图4-1-19）。临床诊断考虑良性骨肿瘤（内生软骨瘤或骨囊肿）。刮除后植骨，术后病理诊断：单纯性骨囊肿。

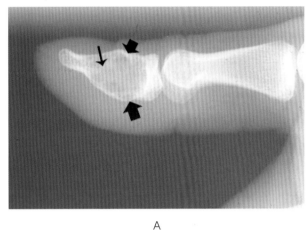
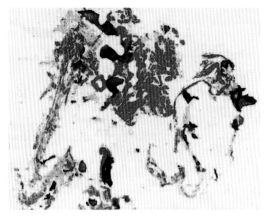

图4-1-19 拇指远节指骨单纯性骨囊肿

A. 拇指远节指骨低密度病灶，粗箭头示肿瘤边界，骨包壳硬化，细箭头示肿瘤内有间隔
B. 组织病理学检查显示慢性炎症，巨噬细胞和巨细胞浸润

4. 注意事项 囊内刮除术伴或不伴药物注射，比单独药物注射预后更好。应对囊壁进行系统性的处理和穿孔，以便与髓腔形成沟通，刮除标本应送病理室以明确诊断。对囊壁进行电灼或化学烧灼似乎无效。

十一、动脉瘤样骨囊肿

动脉瘤样骨囊肿（aneurysmal bone cyst）于1942年由Jaffe和Lichtenstein首次描述，是良性单发的溶骨性病变，特点是瘤内有均匀的泡沫状透亮区，通常见于较大儿童和青少年。原发性（经典型）动脉瘤样骨囊肿通常表现出特征性的基因易位；继发性动脉瘤样骨囊肿约占30%，无基因易位，继发于对另一种骨损伤的反应中。原发疾病常为良性疾病，主要有巨细胞瘤、软骨母细胞瘤、软骨黏液样纤维瘤等，另有实体动脉瘤囊肿、巨细胞修复性肉芽肿和软组织动脉瘤囊肿等少见分型。动脉瘤样骨囊肿多位于干骺端，偏心性、膨胀性、充满液体，含有多个房的动脉瘤样骨囊肿可能更具侵袭性，具有破坏骨骼的风险。动脉瘤样骨囊肿的诊断必须系统地通过病理活检确认软组织的性质，以与恶性肿瘤区分，病灶内注射乙醇硬化治疗是有效的治疗方法。在脊柱动脉瘤样骨囊肿和具有骨折风险的侵袭性病变中，若栓塞治疗疗效不佳，可优选手术治疗。

（一）病因及发病机制

动脉瘤样骨囊肿被归类为交界性肿瘤，恶性程度中等，有局部侵袭性。目前病因及发病机制不清，但假说较多，长期以来被普遍接受的观点是静脉压增高和局部血管网扩张、破裂引起骨内骨膜下出血，激活破骨细胞，诱导骨吸收和局部再造，从而形成了动脉瘤样骨囊肿。这种理论目前对未显示出基因易位的继发性动脉瘤样骨囊肿仍适用，但对于原发性动脉瘤样骨囊肿，目前认为发病机制涉及USP6癌基因在17号染色体上的重排。有非常罕见的动脉瘤样骨囊肿继发于恶性肿瘤（成骨肉瘤）或恶性肿瘤转移灶，在这种情况下，不应该将其视为继发性动脉瘤样骨囊肿，而应该是动脉瘤重塑或囊性改变和出血性改变。

（二）临床表现

本病好发于30岁以下的青少年，多发生在10～20岁，女性较男性略多。囊肿常位于长骨干骺端和骨干或脊柱的后部，最常见的发病部位是股骨远端、胫骨、肱骨和腓骨的干骺端。脊柱病变最常见于腰椎，盆腔病变多涉及闭孔。病程较长，多数在半年以上。本病常因局部疼痛、肿胀，或偶尔因骨折而被发现，妊娠可导致症状出现或加重。若病变浅表，可摸到肿块，局部温度增高，有压痛，患处偶有搏动，多不能触到搏动。大的动脉瘤样骨囊肿可闻及杂音。局部穿刺不仅可以吸出血样液体，而且其内压力常很高，囊壁为含骨样组织、骨小梁和破骨细胞型巨细胞的结缔组织。长管状骨的病变邻近关节时，可造成运动障碍。脊柱病变能引起腰背疼痛和局部肌肉痉挛。如瘤体持续长大或椎体塌陷，会出现脊髓和神经根的压迫症状。

（三）影像学表现

1. X线检查　在X线片中，动脉瘤样骨囊肿表现为包含细胞囊腔的偏心性、溶骨性、膨胀性病变，有时含有骨小梁性病变，病灶骨皮质变薄，呈气球样膨胀，边缘有狭窄的硬化带，其中有粗或细的不规则小梁分隔成蜂窝状（图4-1-20，图4-1-21），部分病例可见骨膜反应。失去骨正常轮廓或向软组织蔓延是其一种侵犯方式。X线检查往往不能确诊，需要结合其他影像学检查。

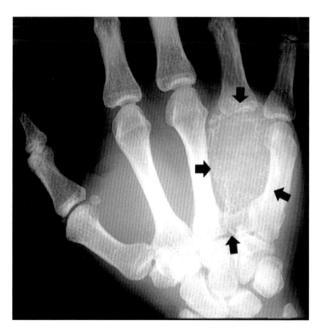

图4-1-20　第4掌骨完全溶骨性病变，呈气球样膨胀，黑色箭头示肿瘤边界

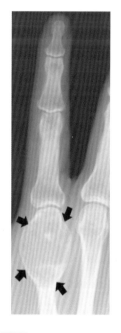

图4-1-21　第2掌骨头部位的偏心性破坏，边缘有硬化，呈气球样膨胀，黑色箭头示肿瘤边界

2. CT检查　CT比MRI敏感性低，只有1/3的患者显示液平面。在诸如脊柱或骨盆的复杂区域，CT可显示病变概况，确定骨折风险，并在治疗后评估填充治疗的效果。

3. MRI检查　MRI可作为补充X线检查的首选检查方法。典型切面上显示膨胀、分叶或隔膜。静息状态下，T2加权像轴向序列可能检测到包含内部分隔层的液-液平面，表示病变凝固血液中不

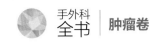

同成分的分层，尽管没有特异性，但具有高度的提示性。钆增强可见囊壁和内部隔膜强化。

（四）组织病理学表现

1. **肉眼观察** 动脉瘤样骨囊肿包含直径在几毫米到2cm之间的多个腔，其内含有未凝固的血液，病程长者可以是浆液性或浆液-出血性液体。各腔由组织分隔，形成轮廓，并逐渐硬化。病变外围骨皮质很薄或不存在，代以薄蛋壳样的骨膜样成骨。

2. **显微镜检查** 组织病理学表现为囊肿内充满红细胞，囊壁缺乏内皮层，由纤维组织分隔，内含成纤维细胞、淋巴组织细胞、嗜碱性细胞和破骨巨细胞。初始阶段有丝分裂可能很旺盛，但不是异常。未成熟的隔膜内有反应性骨生成，包括类骨质或骨小梁。有时可见由上述各成分组成的实区，易误诊为巨细胞瘤或其他肿瘤。在实体动脉瘤样骨囊肿中，出血性囊腔较少，细胞成分与经典动脉瘤样骨囊肿相同。

（五）诊断及鉴别诊断

在动脉瘤样骨囊肿的诊断中，切开病理活检是必要的。研究发现，细针抽吸活检（fine-needle aspiration biopsy，FNAB）的准确性并不可靠。鉴别诊断中最主要的是与单纯性骨囊肿相鉴别。两者之间的区别：动脉瘤样骨囊肿通常更偏心地位于干骺端，更具有侵袭性，壁突起更明显且更薄，骨小梁形成更明显；动脉瘤样骨囊肿会从骨干向骨骺转移，而单纯性骨囊肿无此特征。原发性动脉瘤样骨囊肿和创伤性单纯性骨囊肿之间的鉴别诊断较困难。在显微镜下，单纯性骨囊肿含水泥样物质的区域更具特征，而钙化的蓝色纤维软骨组织提示动脉瘤样骨囊肿。在发生骨折而缺乏这些特征的情况下，最有效的方法是对比影像学结果和临床证据。

动脉瘤样骨囊肿的活检病理表现易与成骨肉瘤、巨细胞瘤、嗜酸性肉芽肿、成骨细胞瘤、非骨化性纤维瘤相混淆。与成骨肉瘤的鉴别主要根据异型细胞、有丝分裂等特点；荧光原位杂交（fluorescence in situ hybridization，FISH）可显示原发性动脉瘤样骨囊肿中USP6基因的重排。巨细胞瘤几乎从不见于生长软骨闭合之前，并趋向于累及长骨的骺-干骺端区域，有时这也是其与动脉瘤样骨囊肿之间唯一的区别。非骨化性纤维瘤和实体动脉瘤样骨囊肿均易发生于长骨干骺端，骨端隆起和偏离中心，但非骨化性纤维瘤通常无症状，活检病理在两者鉴别中无作用。

动脉瘤样骨囊肿虽然是良性的，但会留下严重的后遗症，诊断和治疗需要提前。其表现出高度变化的演变性，有时在简单活检后自发消退。在其他情况下，囊肿可能会侵袭、完全破坏骨骺的一端，引发恶性肿瘤。其进化涉及这几个阶段：①骨质溶解伴皮层破坏和骨膜反应；②骨膜反应与肿瘤骨化边界造成骨肿胀；③随分隔出现而稳定；④钙化、骨化和重塑。愈合后骨恢复正常，尽管常遗留非进展性囊肿，动脉瘤样骨囊肿仅在照射情况下才显示恶变。比单纯性骨囊肿更常见的是，当动脉瘤样骨囊肿穿过骺板时会引起生长障碍而导致肢体长度或方向异常。脊柱病变可能因肿瘤生长或发生骨折而导致神经合并症。大多数动脉瘤样骨囊肿经治疗后可痊愈，局部复发主要以侵袭性或中央病变的形式发生于儿童期（表4-1-2）。

表4-1-2 动脉瘤样骨囊肿的发展经历三个时期

阶段	描述
初始期(第一阶段)	无特殊发现的骨质溶解
成长期(第二阶段)	①骨质侵蚀的规模迅速增加 ②受累骨增大 ③在病灶中心部位形成壳
稳定阶段(第三阶段)	放射性模式充分发展

(六) 治疗

1. 非手术治疗　确诊后行穿刺活检并等待4~6周，等待穿刺孔愈合并观察囊肿能否自行退化。除广泛切除外，其他治疗方法均不能保证治愈，且失败率在15%~30%。放疗效果明显，但引起恶性肿瘤的风险限制了其应用，目前仅用于其他方法不适合的病例中。单独的血管栓塞术可以治疗某些动脉瘤样骨囊肿，尤其是脊柱或骶骨病变，可能需多次栓塞才能治愈，而且此方法有造成内脏器官或脊髓缺血的风险。术前栓塞有助于降低脊柱、骶骨或骨盆动脉瘤样骨囊肿的出血风险。不推荐注射甲泼尼龙，因为它可能会加剧病变。脱矿冻干骨粉、骨髓、降钙素、骨替代物或强力霉素单独囊内注射的研究得出的效果互相矛盾，还需进一步研究。注射纯乙醇显示出良好的效果和低并发症，由于其简单、无害和有效，是目前较好的选择。其他方法如注射硬化剂聚多卡醇、灌注唑来膦酸等，也显示出较好的效果。

2. 手术治疗

(1) 手术适应证：手术是动脉瘤样骨囊肿的经典治疗方法，复发率一般较非手术治疗低。但确诊后是否优先选择手术治疗仍有争议。目前首选手术治疗一般包括病灶内刮除术和骨移植，伴或不伴辅助治疗。辅助治疗意在治疗肿瘤床内的不可见污染，以降低局部复发率。

(2) 手术方法：切除或刮除病变并植骨，常可治愈。当能够保留骨皮质支柱的完整性时，优先选择大切口切除，因开窗刮除术复发率较高。如在手术切除肿瘤后出现脊柱椎体病变，应做脊柱融合术，以求稳定。对不易施行手术的部位，放疗也能奏效。经根治手术或部分刮除的病例罕见复发。广泛切除能避免局部复发，但代价是重建困难且有动脉瘤样骨囊肿性质不确定的顾虑，因此边缘切除应用仍广泛。对侵袭性低的病例，骨膜下切除是较好的选择，与简单刮除术相比，既能降低局部复发的风险又保留了骨膜，有利于重建。如果切除肿瘤后骨皮质连续，可选择刮除＋移植物/骨水泥/骨替代物填充的方法，也能获得较好效果，但有10%~30%的局部复发率。

对于已经破坏关节周围的干骺端骨的病变，可以考虑广泛切除和重建。对于中轴和骨盆的大型肿瘤，可考虑术前栓塞，以尽量减少术中出血，而小型、外周肿瘤可不行栓塞术。涉及脊柱的病变应该与经验丰富的脊柱外科医生协商治疗。在发生骨折的情况下，可行骨折固定术。目前在可选择其他治疗方法时，不首选手术治疗。当位置不适于硬化治疗、肿瘤恶性程度较高且无其他选择时，才行手术治疗。

(3) 典型病例：

患者，女性，13岁，右手背肿胀7个月。查体：第3掌骨部位压痛，掌指关节活动受限。X线片显示：第3掌骨干及基底部位多房性、溶骨性病变，边界清楚。临床诊断：良性骨肿瘤（动脉瘤样骨囊肿、内生软骨瘤的可能性大）。术中见肿块呈囊性，与骨界面清楚，囊肿由大小不一的分房血腔组成，给予刮除植骨。术后病理诊断：动脉瘤样骨囊肿。术后5年随访，骨愈合良好，无复发（图4-1-22）。

（4）后续治疗：需要长期的临床和影像学随访来评估复发情况和监测功能变化。

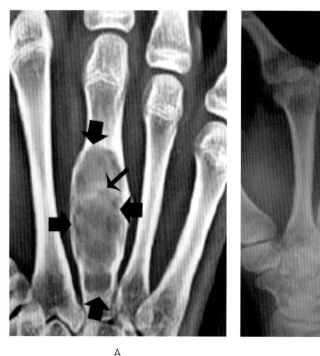
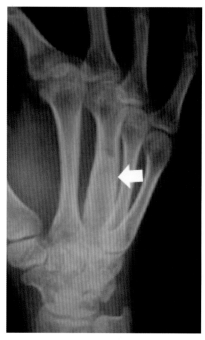

A   B

图4-1-22　右手第3掌骨动脉瘤样骨囊肿

A. 第3掌骨溶骨性、多房性、气球样膨胀病变，黑色粗箭头示病变边界，黑色细箭头示多房间隔　B. 白色箭头示术后5年植骨愈合，掌骨塑形好，肿瘤无复发

（李文军）

十二、骨内腱鞘囊肿

骨内腱鞘囊肿（intraosseous ganglion cyst）曾被称为邻关节骨囊肿、关节旁骨囊肿、骨内黏液囊肿等。1972年，世界卫生组织正式将其命名为骨内腱鞘囊肿（邻关节骨囊肿）。邻关节软骨下的良性囊肿是由纤维组织构成的多房黏液样变。骨内腱鞘囊肿是一种少见的疾病，影像技术的发展为骨内腱鞘囊肿的检出提供了有力的支持。随着对该病认识的加深，其诊疗水平也得到了很大提高。近年来，骨内腱鞘囊肿的报告已有明显增加，多见于中青年，男性多于女性，或无明显性别差异。本病好发于髋关节、膝关节、踝关节等负重关节，在上肢则多见于腕关节，是慢性腕关节疼痛的原因之一。

（一）病因及发病机制

1. 本病的发病机制仍不明确，目前有以下四种理论：

（1）骨表面局部应力作用或反复轻微损伤，引起骨髓血运障碍及局灶性坏死，继而发生结缔组织黏液样变性。

（2）邻近的软组织腱鞘囊肿或骨膜腱鞘囊肿侵入骨内。

（3）骨内成纤维细胞化生、增殖并分泌黏液，压迫骨质。

（4）滑膜通过损伤的关节软骨疝进入骨内。

2. Eiken 等分析了腕骨骨内腱鞘囊肿好发于舟骨和月骨的原因后，得出以下结论：

（1）舟骨和月骨在腕关节活动中所承受的负荷最大，故受外伤的概率也大。

（2）舟骨和月骨的血液供应易受影响，支持骨坏死学说。

刘坤等报告，有些病例合并尺骨正向变异，推测尺骨的撞击作用也是导致骨内腱鞘囊肿好发于月骨的原因之一。骨内腱鞘囊肿可能有多种发病机制，原发型可能与骨髓缺血坏死有关，而穿透型既可能为骨外腱鞘囊肿向骨内入侵所致，也可能是骨内腱鞘囊肿向骨外扩张的结果。

（二）临床表现

该病主要症状表现为不同程度的局部疼痛、肿胀及关节活动障碍。有时有局部轻压痛，但程度轻微，常不被重视，病程长短不等。当骨皮质变薄后，容易造成病理性骨折，表现出骨折的体征。

（三）影像学表现

1. X线检查　X线片及CT均表现为骨内邻近关节面的圆形或类圆形透亮区（图4-1-23），边界清楚，有硬化缘。

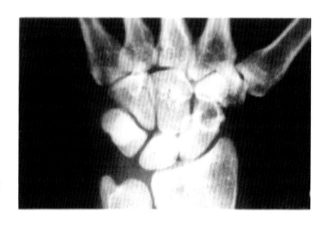

图4-1-23　X线片显示舟状骨内囊性局灶性密度减低区

2. CT检查　在CT上显示更清楚，病灶位于关节软骨下，单房或多房，边缘硬化或部分硬化，厚薄不一，有的病例可见骨皮质中断。三维重建可显示病灶与关节腔的关系，病灶边缘形态可呈分叶状，病灶内可见骨性间隔。在判断囊肿的位置、范围以及与关节腔关系方面，CT要优于平片检查。

3. MRI检查　MRI检查显示囊肿内为液体信号。MRI除了具备CT的定位优点外，还可以评估隐匿的骨囊性病变、韧带损伤和隐匿性骨折，是一项很好的检查手段。影像学检查不仅可以辅助诊断，还能在术前对囊肿进行精确定位，对手术入路的选择和刮除囊肿方面都有一定的帮助。

（四）组织病理学表现

囊肿周围有一完整的包膜，其内为淡黄色半透明胶冻样液体，囊肿周围骨壁硬化。病理学表现

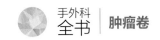

与软组织内的腱鞘囊肿相同，囊壁为缺乏血管组织的纤维组织或胶原纤维，散在少量成纤维细胞，内衬不连续的扁平细胞，有时可见结缔组织黏液样变性。

（五）诊断及鉴别诊断

骨内腱鞘囊肿需与以下几种疾病相鉴别：

1. **单纯性骨囊肿**　好发于长骨，X线片表现为骨内膨胀性密度减低区，骨皮质变薄，内部无间隔，与关节不相通。骨囊肿的内容物为清亮液体，没有囊壁。

2. **骨性关节炎**　好发于中老年人，同时伴骨赘、软骨下硬化、关节间隙狭窄等其他退变表现。囊性变可同时累及多处，形态不规则，同时累及对侧部位。

3. **动脉瘤样骨囊肿**　多见于青少年四肢长骨及脊椎椎板，是一种良性、膨胀性、溶骨性病变，由大小不等的充满血液的囊性腔隙组成，囊壁为含骨样组织、骨小梁和破骨细胞型巨细胞的结缔组织。X线片表现为多囊性骨质破坏，瘤内有均匀的泡沫状透亮区。

4. **骨样骨瘤**　由成骨细胞和纤维血管结缔组织组成的一种良性病变，多见于20岁以下的年轻人。常夜间疼痛，口服非甾体抗炎药症状可缓解。影像学检查可见病灶内有特征性的瘤巢，形如枪靶。

5. **骨巨细胞瘤**　病因不明，部分病例有外伤史，也是溶骨性病变的肿瘤。发病特点：以胫骨上端及股骨下端多见，在手部以桡骨远端及掌骨发生者较多；多发生在20岁以后，生长缓慢，逐渐膨大，有轻度胀痛及压痛，瘤体较大时外壳变薄，触之有乒乓球感，常发生病理性骨折。肿瘤多起自骨骺，向骨干生长，膨胀的皮质变薄，个别突破皮质而进入软组织。瘤体剖面有暗红色及灰色相间的、质脆的软组织，可有囊性变、出血及坏死灶，血运丰富。病理特点是成纤维细胞和多核巨细胞为主的结构。X线片显示偏心位较广泛的溶骨区，骨皮质膨胀、变薄，溶骨区为单房或多房，呈典型的肥皂泡样影像，边界不清，不与关节相通。

（六）治疗

早期诊断和合理治疗是决定预后的关键因素。对确诊为骨内腱鞘囊肿者，常规行局部切除，彻底刮除病灶，必要时采用自体骨或异体骨移植或用骨水泥填充。对于无症状的病例，有学者仍主张早期手术，避免影响关节发育而导致骨关节炎等。如病变处于非主要功能部位且范围较大，也可行骨端切除术。本病预后良好，术后很少复发。复发与术后缺损区或附近结缔组织发生黏液退变有关，而非手术切刮所遗留。

当骨内腱鞘囊肿较小、距关节较远、无症状或症状轻微者，可考虑保守治疗，以石膏或支具固定关节于功能位。对于症状严重、囊肿较大（直径>0.5cm）、关节面出现裂隙或骨缺损、保守治疗3个月症状不缓解或加重者，应手术治疗，即进行刮除植骨术。手术前应结合影像学检查确定囊肿的位置，选择合理的手术入路。穿透型囊肿采取直接切除囊肿＋磨除硬化骨＋植骨术，原发型囊肿则采用开窗或钻孔＋囊肿刮除＋磨除硬化骨＋植骨术。均采用自体松质骨移植，骨折愈合良好；也可在囊肿刮除后植入自固化磷酸钙人工骨（瑞邦骨泰）、医用硫酸钙奥斯汀（Osteoset）等生物活性材料。发生于腕骨的骨内腱鞘囊肿，当关节面破损较大时，为避免早期形成骨性关节炎，应同时行关节融合术，以改善疼痛症状和握力。

（詹海华　宫可同）

十三、骨巨细胞瘤

骨巨细胞瘤（giant cell tumor of bone）是一种原发性骨肿瘤，病理上以散在分布于圆形、椭圆形或纺锤形单核基质细胞中的多核巨细胞为特征，在1940年首次被Jaffe发现。本病好发于青壮年，多在20～50岁发病，女性略高于男性。典型的骨巨细胞瘤一般为单发，经常发生于长骨末端软骨或骨骺区，大约50%以上的病变位于股骨远端或胫骨近端，其次是桡骨远端、胫骨远端、肱骨近端、股骨近端及腓骨近端，病变极少发生于长骨骨干。大量文献报告，骨巨细胞瘤在手部的发生率为2%～5%，掌骨和指骨的骺端为最常累及的部位。多发性的骨巨细胞瘤较少见，但多发病变的患者出现手部病变的概率明显增加。

（一）病因及发病机制

目前，骨巨细胞瘤的发病原因尚不清楚，可能起始于骨髓内间叶组织。瘤体组织血供丰富，质软而脆，似肉芽组织，有纤维机化区及出血区。按X线片分为多房型和溶骨型，根据病理学表现分为良性、中间性和恶性三种。

（二）临床表现

骨巨细胞瘤在任何年龄段均可发病，以20～50岁多见，无明显性别差异。早期最常见的症状是病变区域疼痛、皮温增高以及活动受限等。疼痛一般不剧烈，是肿瘤生长、髓内压力增高所致。局部皮温增高，静脉充盈，表示病灶局部充血，特别是骨皮质破坏。少数患者因发生病理性骨折而被发现，这种骨折经常是关节内骨折，并伴有不同程度的脱位。肿瘤很少穿破关节软骨，但可造成关节面塌陷或薄弱；一般不进入关节间隙，也是该病的特点之一。若病变穿透骨皮质，可导致手指肿胀明显，有时迅速增大，多是肿瘤内出血所致。

（三）影像学表现

1. X线检查　孤立性的骨巨细胞瘤典型的X线片多位于长骨骨端（干骺端），显示中央或偏心性溶骨性破坏，并侵及干骺端。一般情况下，病变边界较清楚，呈膨胀性改变。病灶周围一般有反应性薄层骨壳存在，骨壳内壁可有骨嵴突出于病灶内，形成X线片下所谓的分叶状或肥皂泡样改变。骨巨细胞瘤常常伴有病理性骨折，系溶骨性破坏所致，一般骨折无移位。

2. CT检查　CT在确定肿瘤边界方面超过X线片检查，对于明确肿瘤与关节软骨、关节腔的关系以及肿瘤侵犯周围软组织的程度很有帮助。骨巨细胞瘤的CT检查可见病变部位的溶骨性改变，骨皮质变薄或破溃，有时肿瘤内含有囊腔。

3. MRI检查　MRI检查是骨巨细胞瘤最好的成像方法，具有高质量的对比度和辨识度。肿瘤在T1加权像上表现为低信号，病灶呈圆形或卵圆形，有利于观察髓内病变；在T2加权像上则呈明显的高信号，适合观察骨皮质外病变。MRI增强检查可以更好地显示病灶并提高诊断的准确率。MRI检查在显示任何骨外侵犯或关节累及程度时有优势，而CT检查对于观察骨皮质破坏具有一定优势。

4. 超声检查及彩色多普勒血流显像　超声检查可以发现骨皮质、髓腔、骨膜及软组织的侵犯，对于手部肿瘤的检查很有帮助，还可以环绕病变多方向、多平面检查，且价格低廉。结合采用多普勒血流显像，能动态地观察肿瘤的血运。骨巨细胞瘤血运丰富，很适合用此技术诊断。

（四）组织病理学表现

1. **肉眼观察** 手术刮除的肿瘤组织常常是实质性的，呈褐黄色，血供丰富，质软而脆，似肉芽组织，由血管及纤维组织组成。肿瘤可以累及滑膜组织、关节囊、韧带和肌腱等。

2. **显微镜检查** 骨巨细胞瘤在镜下可见富含细胞，由单核基质细胞和多核巨细胞组成。单核基质细胞核大，核一般位于中心，细胞质不清；多核巨细胞分布于基质细胞之间，核小而圆，且染色深。巨细胞影像内常有空泡出现，间质血管丰富。多核巨细胞是骨巨细胞瘤的特征性成分，但动脉瘤样骨囊肿、骨纤维异样增殖症等疾病都有多核巨细胞。因此，诊断骨巨细胞瘤还是要将临床查体、放射学检查和组织病理学检查三方面相结合，以排除其他含巨细胞的病变。

（五）诊断及鉴别诊断

1. **动脉瘤样骨囊肿** 病因不明，是同为溶骨性改变的一种骨性疾病。发病特点：以近节指骨多见，多发于青少年，病变进展缓慢，囊肿大时手指可见梭形膨大，有轻度胀痛及压痛，可发生病理性骨折。病灶表面有骨膜，骨膜下有薄层骨壳，其内可见多个含暗红色血性液体的大小不等的囊腔，囊内为铁锈色液体，质软。X线片表现为囊内有瘤软骨的钙化。囊肿多呈偏心性、膨胀性、囊状溶骨性破坏，内有蜂窝状间隔。

2. **内生软骨瘤** 病变多位于干骺端或骨干，呈膨胀性和偏心性生长，是手部最常见的原发性骨肿瘤。通常单发，也可多发。单发的手部内生软骨瘤以近节指骨最为多见（40%～50%），其次是掌骨、中节指骨及远节指骨，偶因手部创伤行X线检查或发生病理性骨折而被发现。孤立性内生软骨瘤典型的X线片表现为骨干或干骺端呈圆形或卵圆形膨胀性低密度区，呈溶骨性改变，边界清楚，骨皮质变薄，低密度的病变具有特征性的斑点状或爆米花状钙化影，为残存的骨嵴。内生软骨瘤的病理特点：可见许多透明软骨，这些软骨细胞的典型特征是细胞较小、细胞质不清、细胞核小而圆且染色深、偶可见双核细胞。

3. **骨转移癌** 手部骨骼的转移癌罕见，癌症患者发生指端转移者不到0.3%；手部转移癌通常是恶性肿瘤终末前的表现，也可能是全身转移的一部分。发病特点以腺癌转移为主，在男性中，支气管源性肺癌是发生手部转移的最主要的原发性肿瘤，其他原发性肿瘤有肾癌、食管癌、乳腺癌、结肠癌、前列腺癌、甲状腺癌、骨癌等。临床表现通常为炎症的典型体征：疼痛、肿胀、红肿，容易被诊断为感染，误诊为骨髓炎、化脓性指头炎、痛风、类风湿关节炎等。X线片通常表现为溶骨性破坏，前列腺癌转移表现为硬化病变，罕见蔓延到邻近关节。

（六）治疗

目前，根据骨巨细胞瘤的术前影像学检查、术中临床所见、术后组织病理学检查结果，将其分为非侵袭性骨巨细胞瘤和侵袭性骨巨细胞瘤两种。理想的治疗方法是彻底切除肿瘤的同时，保留正常的骨结构和关节功能。国外文献报告，单纯进行肿瘤刮除伴或不伴植骨的复发率高达75%，进行广泛边缘切除的病例术后复发率为28%。高速磨钻以及石炭酸、液氮等扩大外科边界的方法被广泛使用后，骨巨细胞瘤的术后复发率明显降低。因此，目前的治疗方法是病灶刮除植骨、广泛的边缘切除术以及截肢术。

1. **手术适应证** 对于肿瘤病变较大、症状明显或有病理性骨折者，可行病灶刮除植骨术，植骨可取自体髂骨或异体骨。考虑到手背皮肤及肌腱软组织相对较薄，填充较多的骨水泥可能影响伤口愈合，也会影响皮肤软组织血运，故尽量使用自体髂骨移植。对于畸形严重、肢体功能丧失或有恶变倾向者，可行截肢术，并定期复查，防止恶变。

2. **手术方法**　手部的骨巨细胞瘤可采用臂丛神经阻滞麻醉下行自体髂骨植骨术，可加用局部麻醉。手术切口应根据病变的部位和大小而定，如病变在指骨，可采用侧正中切口；如病变在掌骨，则可采用背侧切口。手术中应根据肿瘤的大小开一适当骨窗，刮除腔内的肿瘤组织，并用高速磨钻沿各个方向仔细磨除瘤腔内骨嵴，直至显露正常的骨质，然后用大量生理盐水冲洗，待石炭酸和乙醇处理好内壁后，再次用生理盐水冲洗。将自体髂骨植入骨腔内，对骨折行克氏针内固定，必要时行关节融合术。有些骨巨细胞瘤可能在就诊前就已经长得很大，并且在某些区域穿破骨皮质进入周围组织，在这样的区域内很容易界线不清楚，使用钝性剥离进入肿瘤易造成污染。因此，手术一定要沿着组织间进入，切除的边缘均应为正常组织，切除后广泛冲洗。必须注意软组织污染，防止软组织肿瘤复发。

3. **典型病例**

患者，女性，29岁，因右小指出现肿块两年半，加重3个月入院。两年半前，患者自觉右手背肿胀，无疼痛，手指屈伸活动正常，未予处理。3个月前，右手肿胀明显，轻压痛。临床查体：右手背尺侧肿胀，皮肤无发红、发热，轻压痛，感觉无异常。小指掌指关节屈伸略受限，屈曲80°，伸-5°，其余手指活动正常。手部X线片显示右手第5掌骨远端呈膨胀性肿大，周围皮质菲薄，中心溶骨性破坏，呈肥皂泡样改变（图4-1-24）。诊断：右手第5掌骨骨巨细胞瘤合并病理性骨折。在臂丛神经阻滞麻醉下，行右手肿块切除、自体髂骨植骨术。术中于第5掌骨远端背侧开约1.5cm×2cm大小的骨窗，刮除褐色肉芽组织，并用高速磨钻沿各个方向仔细磨除瘤腔内骨嵴，直至显露正常骨质；然后用大量生理盐水冲洗，待石炭酸和乙醇处理好内壁后，再次用生理盐水冲洗。将自体髂骨植入骨腔内，对骨折行克氏针内固定，术后石膏托外固定4周。术后3个月随访，右手屈伸活动正常，X线片显示骨折愈合，肿瘤无复发。

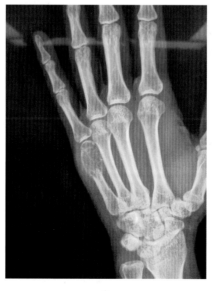 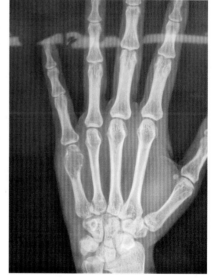

图4-1-24　X线片显示右手第5掌骨远端肿瘤

A　　　　　　　　　　　　　　　　B

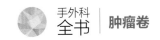

4. 注意事项

（1）术中行冰冻组织切片检查，若怀疑肿瘤为恶性，可关闭切口，待组织病理学检查结果确定后，行进一步治疗。

（2）如肿瘤较大，手术难以完全刮除肿瘤组织，为防止复发，可将病变骨段全部切除并植骨。

5. 后续治疗　患侧手指用石膏托外固定4～6周，根据骨质愈合情况拆除内外固定。行手术治疗者可每隔6个月复查一次，未行手术治疗者可每隔1年复查一次。若手术后复发，但病变为良性，仍可再次手术。破坏很大、不能手术治疗的骨巨细胞瘤患者，应进行化疗。现在不认为骨巨细胞瘤有全身化疗的指征，虽然它有局部破坏性和侵袭性，但仍然是半恶性，任何化疗药物的使用都应慎重。

（宫可同）

十四、骨瘤

骨瘤（osteoma）是来源于骨膜组织的良性肿瘤。有学者认为，骨瘤仅发生于颅面骨，颅面骨以外的骨瘤均为潜在恶性，称为颅骨区外骨瘤。也有学者认为，骨瘤也可发生于四肢骨和扁骨，甚至在软组织肌间隙内也可发生，称为骨外骨瘤。骨瘤的发病年龄各家报告不一，有学者认为30～40岁多见，也有学者认为20～30岁多见，可能与病例数较少有关。骨瘤发生的性别各家报告也不一致。尚未见到骨瘤发生于手部的报告。

（一）病因及发病机制

骨瘤的病因主要是遗传。骨瘤是人体骨膜性成骨过程异常而引起的骨骼组织过度增殖形成的一种良性肿瘤。骨瘤是一种良性的病损，患有骨瘤的患者，当身体发育成熟以后，大部分肿瘤会停止生长。

（二）临床表现

骨瘤的临床表现主要是局部疼痛，压迫邻近组织会引起相应的症状。当骨瘤发生在颅骨内板，患者会出现颅内压增高和脑压迫，表现为头晕和头痛，甚至是癫痫等症状。当肿瘤发生在人体颅骨外板时，会造成患者外貌畸形。如果肿瘤发生在下颌骨，肿瘤患者的口腔或者鼻腔内常会出现压迫症状，生长在颅骨区以外的骨瘤有时会出现恶性变化。

（三）影像学表现

1. X线检查　多为单发，呈类圆形，边缘清晰，无软组织肿块和骨膜反应。致密骨瘤显示隆起，外表光滑，颅骨骨瘤基底宽广，呈波状。位于颅骨内板者则内板增厚，骨密度均匀增加，骨质破坏与骨化程度常不一致。骨瘤常带蒂，软骨部可钙化，呈菜花状。

2. CT检查　骨瘤的CT检查可见病变部位的局部骨质呈膨胀的椭圆形或菜花状致密影，轮廓清晰。

3. MRI检查　目前国内外关于骨瘤的MRI表现报告极少，一般CT检查就能确诊。骨瘤的MRI

检查表现为在T1加权像、T2加权像上的低信号，信号稍高于骨皮质。MRI增强检查能更好地显示病灶并提高诊断的准确率。

（四）组织病理学表现

镜下可见均为成熟的骨板和纤维组织，可有大量骨母细胞，有数量不一的骨髓成分，有的含有成熟的骨单位（osteon，又称哈弗斯系统，Haversian system）、毛细血管。

（五）诊断及鉴别诊断

发生于肢体者，应与骨软骨瘤、成骨肉瘤等区分。

1. 骨软骨瘤　骨软骨瘤是儿童期常见的良性骨肿瘤，通常位于干骺端的一侧骨皮质，向骨表面生长，又称骨软骨性外生骨疣。本病可分为单发性和多发性，后者有遗传倾向，并影响骨骺发育或产生肢体畸形，称为遗传性多发性骨软骨瘤病或骨干续连症。病变位于干骺端，以股骨远端、胫骨近端和肱骨近端最为多见。

2. 内生骨瘤　也称为骨斑或骨岛，为松质骨内骨发育异常，骨内呈巢状，可有骨小梁，不属于肿瘤。

3. 成骨肉瘤　生长迅速，具有恶性骨肿瘤的特点，有好发年龄与部位，易区分。

（六）治疗

骨瘤发展缓慢，无症状者不易被发现，一般无须治疗。但如生长快，已引起发育畸形或出现压迫症状，或成年后仍继续生长，可手术切除。

（詹海华　宫可同）

十五、腕背隆突综合征

腕背隆突综合征（carpal boss syndrome）系第2、3掌骨基底部背侧的骨质增生，是第2、3腕掌关节处少见的手部疾病，主要表现为第2、3腕掌关节背侧隆突畸形、疼痛及腕部无力等，以优势手为多见。本病由Fiolle于1931年首次描述，因其临床意义不大，常被忽视或误诊为手部其他疾病。

（一）病因及发病机制

腕背隆突综合征的发病原因和发病机制尚不清楚，有学者认为与职业性腕部慢性劳损有关，或为先天性茎突（第9腕骨）。也有学者认为是先天性第2、3掌骨基底骨折或副骨化中心畸形连接引起的，或儿童骨折后的结果；还可能继发于桡侧腕伸肌附着处的骨膜炎或先天性因素等。从解剖力学分析，头状骨为腕骨中最大的骨，远侧面与第2、3掌骨基底相连，当腕关节背伸用力时，受应力的作用，两者间摩擦和受压的机会最多。手工劳动者由于长期固定在一种姿势下工作（所谓职业性损害），局部关节囊在腕背伸时松弛而掌屈时紧张，这种持久而强力的伸屈运动易造成早期软骨面发生退行性变，久而久之就出现软骨面唇样增生或软骨内骨化。

（二）临床表现

1. 症状　患者诉腕背部逐渐隆起，伴有局部疼痛，特别是腕部用力时疼痛加剧，疼痛可放射至手指部，持物及劳动时腕部无力，但不影响腕关节活动。

2. 体征　第2、3掌骨基底的腕掌关节处背侧局部隆起畸形，质硬，隆起部位有压痛，但腕关节活动正常（图4-1-25）。

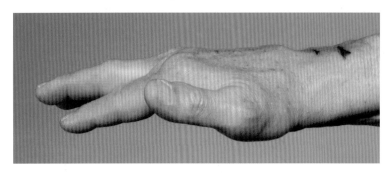

A

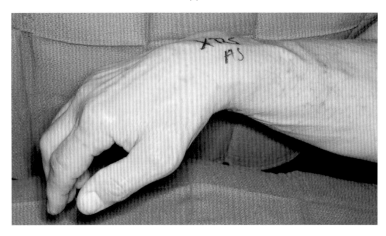

B

图 4-1-25　右手第2、3腕掌关节背侧可见局部隆起畸形

（三）影像学表现

1. X线检查　可见关节缘骨质增生，在侧位及屈曲切线位上，头状骨与第2、3掌骨相邻的关节缘有唇样或尖刺状骨赘形成，骨质增生也可涉及小多角骨或大多角骨，增生较轻者表现为关节缘骨皮质增厚。正位片上骨赘仅呈现关节缘骨密度增加或骨皮质增厚现象，可见第2、3掌骨与头状骨或小多角骨关节间隙狭窄甚至消失，关节缘可呈毛糙不平的现象，但部分病例关节改变并不明显。屈曲切线位上关节间隙改变更为显著，软组织被骨赘顶起，形似土丘状，有时可见受压的皮下脂肪层变薄消失。在邻近关节面的松质骨中有点状骨质增生，或呈局限性骨质吸收现象（图4-1-26）。

2. CT检查　X线检查通常足以诊断腕背隆突综合征，但也需与骨囊肿或陈旧性骨折等鉴别。若诊断有疑问，应行CT检查加以鉴别。

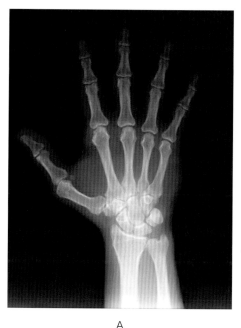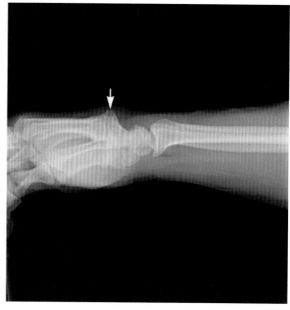

A　　　　　　　　　　　　　　　　　　　　　B

图4-1-26　腕背隆突综合征的X线片表现

A. 正位片上可见骨赘仅呈现关节缘骨密度增加或骨皮质增厚现象　B. 侧位片上可见头状骨与第2、3掌骨相邻的关节缘有唇样或尖刺状骨赘形成

（四）诊断及鉴别诊断

1. **骨囊肿**　病因不明，是同为溶骨性改变的一种骨性疾病。发病特点：以近节指骨多见，多发于青少年，病变进展缓慢，囊肿大时手指可见梭形膨大，有轻度胀痛及压痛，可发生病理性骨折。囊肿多呈椭圆形，囊壁内有一层纤维薄膜，囊内为黄色或棕色液体，囊肿部位骨干的骨皮质变薄及扩张。X线片表现为位于干骺端的溶骨性病变，边界清楚，有分隔或有少量骨小梁；囊肿壁可见轻度硬化，无骨膜反应，合并骨折时常有新生骨形成的阴影。

2. **骨转移癌**　手部骨骼的转移癌罕见，癌症患者发生指端转移者不到0.3%；手部转移癌通常是恶性肿瘤终末前的表现，也可能是全身转移的一部分。发病特点：以腺癌转移为主，在男性中，支气管源性肺癌是发生手部转移的最主要的原发性肿瘤，其他原发性肿瘤有肾癌、食管癌、乳腺癌、结肠癌、前列腺癌、甲状腺癌、骨癌等。临床表现通常为炎症的典型体征：疼痛、肿胀、红肿，容易被诊断为感染，误诊为骨髓炎、化脓性指头炎、痛风、类风湿关节炎等。X线片通常表现为溶骨性破坏，前列腺转移癌表现为硬化病变，罕见蔓延到邻近关节。

3. **腱鞘囊肿**　腱鞘囊肿是腱鞘、关节囊及韧带附近鞘内液体增多的囊性肿块，以腕关节背侧（相当于桡骨和月骨背面）、腕关节掌侧面、手指掌侧面多见，身体其他部位的关节囊、腱鞘、韧带上也可生长，是手部最常见的一种肿块。此病多发于青壮年，女性多于男性，以从事体力劳动的中青年女性多见。囊肿可为单房或多房，很少与关节腔及滑膜腔相通。囊壁外层由较坚韧的纤维结缔组织构成，内层为类似滑膜的白色光滑的内皮膜，囊内含淡黄色透明的胶状黏液。囊肿基底部有时可有小型囊肿散布于关节囊上。囊肿生长缓慢，患者一般无自觉症状，可时大时小，时隐时现。若囊肿较大，局部可有酸胀无力感，也可伴酸痛及放射痛；发生于腕背者可有腕力减弱的

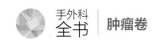

感觉。囊肿的特征多呈半球形隆起，直径大多在1～3cm，表面光滑，触之硬韧。其囊内压与关节位置有关，故质地可硬如肿瘤或呈橡皮样有饱满感，也可有囊性感、波动感。囊肿与皮肤无粘连，基底固定，一般不破出皮肤外。若压迫正中神经及尺神经，可出现相应的感觉及运动功能障碍。

（五）治疗

腕背隆突综合征造成的畸形一般无特殊影响，产生腕部症状时可进行腕关节功能位固定3～4周，或给予醋酸可的松局部治疗，这对合并滑囊炎者更为有效。但劳累后常易复发，可重复治疗。

1. 局部注射　对于病程较短、隆起不明显的患者可行局部注射治疗。对于病程长且疼痛明显的患者，也可行局部注射治疗来缓解疼痛。

（1）隆起周围局部注射：局部皮肤消毒后，抽取0.5%利多卡因与泼尼松龙12.5mg的混合液共8ml，于隆起压痛最明显处进针，直达骨膜后给药，应尽可能浸润隆起的顶部和四周，必要时可进行多点注射。

（2）腕关节局部注射：于肿块近侧腕背横纹处进针，针尖垂直刺入，穿过伸肌支持带及腕关节囊时有落空感，表明已进入腕关节，注入0.5%利多卡因与泼尼松龙12.5mg的混合液共2～3ml，可明显缓解症状。

2. 手术治疗

（1）手术适应证：对于病程较长、骨隆起增大和疼痛明显的患者，或经非手术治疗效果不明显的患者，应手术治疗。

（2）手术方法：手术中应将增生的骨质切平，刮除病变的关节面。采用臂丛神经阻滞麻醉，气囊止血带充气止血；以第3掌骨基底部为中心，做3～4cm长的背侧横行切口，保护指伸总肌，暴露第2、3掌骨基底部与头状骨，切骨刀凿除或咬骨钳咬除骨唇，并进行活组织病理学检查，术后加压包扎。

（3）注意事项：①术中尽量勿损伤小关节面；②不管采用哪种治疗方法，必须保护桡侧腕伸肌腱止点，特别是桡侧腕短伸肌腱止点。

（4）后续治疗：术后用短臂石膏托外固定患肢腕关节于功能位3～4周。拆除石膏后，进行功能锻炼并辅以理疗。术后应关注病变复发的问题，再次手术可采用关节融合术。

十六、佩吉特病（Paget病）

佩吉特病（Paget病，Paget disease），又称为变形性骨炎、畸形性骨炎，属于代谢性骨病之一，为成年后原因不明的慢性进行性骨代谢异常、骨质软化。受累骨既有破坏又有新骨形成，但新骨结构紊乱，组织脆弱、疏松，易发生病理性骨折，骨周围血管增生或出现成骨肉瘤。佩吉特病全身骨骼均可受累，好发部位是股骨、胫骨、颅骨、脊椎的腰骶部及骨盆，也可发生于手的短管状骨，但非常罕见，与总人群中畸形骨炎（约占3%）的发病率相比更是如此。

（一）病因及发病机制

佩吉特病为一种原因未明的慢性侵袭性代谢性骨病。有人以糖皮质激素和水杨酸类能缓解症状为由，提出炎症学说，但其本质并非炎症细胞浸润。有资料显示，患者的组织相容性复合体HLA-DQW1基因频率较高；15%～30%的患者有家族病史，较普通人群发病率高7倍，且家族史阳性的患者发病较早、病情较重。本病可能为常染色体显性遗传，但未得到验证。有资料提示，本病可能与某些病毒感染相关，已在患者病理部位的破骨细胞核和细胞质内发现病毒壳体样物，根据包涵体的形状似为副黏病毒家族。在体外研究中发现，次病毒可与感染细胞融合，并形成多核巨细胞；白介素-6（IL-6）可调节此过程，但尚未分离得到完整的病毒体。

佩吉特病发生的原因是破骨细胞活性增加，发生严重的局限性骨质吸收。病变过程一般分为三期：早期以溶骨为主，后期以骨硬化为主，中期为两种改变的混合型。溶骨期的骨组织轻而软，富含血管；硬化期的骨骼肥大变硬，镜下破骨细胞和成骨细胞均显著增多，骨髓被纤维结缔组织侵袭，骨皮质和骨髓质分界不清，结构杂乱，呈镶嵌构象。新骨形成不规则，排列杂乱无章，形成编织骨，编织骨和板层骨镶嵌，骨小梁的粗细和方向不规则，似一堆乱麻，这些病理变化导致病变部位骨质脆性增加，易发生骨折征象。佩吉特病可为一处或多处，并同时并发肿瘤，其中以成骨肉瘤多见。

（二）临床表现

本病以中老年人多见，少数无症状，疼痛、骨畸形和骨折为本病的主要表现。疼痛主要表现为关节疼痛，一般为钝痛或烧灼样疼痛，以夜间和休息时明显；手足部短管状骨畸形可引起骨弯曲，导致继发性骨关节炎；骨质变脆后可引起自发性或轻微外伤后骨折，常为横断性骨折。局部血管病变形成，使该处骨和皮肤的血管过度增生，致使局部温度升高。

血清碱性磷酸酶（ALP）升高有助于本病的诊断，但正常时不能排除其他可能。部分患者血钙升高，血磷稍低。尿羟脯氨酸排泄量升高，能够反映骨重建活动的水平和本病的病变程度。

（三）影像学表现

X线片的表现较为复杂，主要表现为以下几点（图4-1-27）：

1. 骨质破坏，骨小梁粗糙稀疏，伴局限性骨质疏松，晚期结构模糊如网状。

2. 骨干增粗，膨大，弯曲变形。

3. 长骨溶骨性病灶有时呈V形。

4. 病变区病理性骨折。

骨扫描在佩吉特病中有明显的特征：受累骨通常有显著的放射性摄取增加，核素分布均匀，当有局限性骨质疏松时，仅在病灶边缘表现为强摄取。

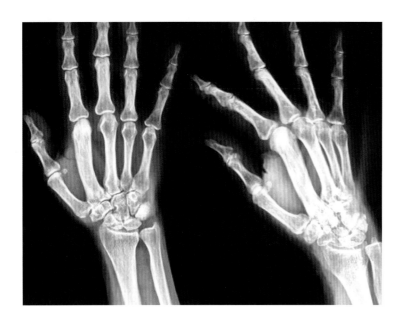

图4-1-27　X线片显示第2掌骨密度增加，骨干增粗，膨大，弯曲变形

（四）组织病理学表现

1. **肉眼观察**　可见病变骨骨质明显增厚，原来的骨内板及骨外板结构消失，被疏松多孔的骨松质所替代。

2. **显微镜检查**　骨质呈镶嵌样结构为本病形态学的主要特征。由于骨的吸收和新生过程都很活跃，可见许多破骨细胞，同时可见到类骨质及成骨细胞，因骨的吸收和新生并无一定规律，故新骨与旧骨之间的接合线为错综迂回的嗜碱性蓝线；同一区域的骨质遭受反复吸收与新生，从而形成了镶嵌状排列，骨髓主要由疏松的纤维结缔组织组成。

（五）诊断及鉴别诊断

根据临床表现及X线片表现诊断不难，但需与以下疾病相鉴别：

1. **骨纤维异常增殖症**　与佩吉特病相反，骨纤维异常增殖症很少在30岁以后发病。在X线片上，骨纤维异常增殖症与佩吉特病均可呈磨砂玻璃状，但佩吉特病并不如此均匀。

2. **甲状旁腺功能亢进**　佩吉特病在溶骨期，尤其是骨质疏松者，需与甲状旁腺功能亢进者相区别。甲状旁腺功能亢进有全身性骨病变，而佩吉特病多为单骨性或多骨性疾病；甲状旁腺功能亢进者骨皮质可变薄，骨小梁不规则且稀少，约40%的患者合并棕色瘤或假性囊肿，而佩吉特病患者皮质增厚但疏松，骨小梁不规则。

（六）治疗

1. **非手术治疗**　降钙素、双磷酸复合物、非甾体抗炎药、光神霉素（mithramycin）等。

2. **手术治疗**　适于病理性骨折、严重的关节炎、骨畸形，以病段切除、植骨为主。

（王培吉）

第二节
恶性骨组织肿瘤

一、软骨肉瘤

软骨肉瘤（chondrosarcoma，CS）是来源于软骨细胞的原发性恶性肿瘤，在原有良性软骨肿瘤（如骨软骨瘤、内生软骨瘤）基础上发生恶变可形成继发性软骨肉瘤。按病变部位可分为中央型软骨肉瘤、边缘型软骨肉瘤、骨皮质旁软骨肉瘤；按细胞分化程度可分为低度恶性软骨肉瘤、中度恶性软骨肉瘤、高度恶性软骨肉瘤；按细胞组织学特点分为传统型软骨肉瘤、透明细胞型软骨肉瘤、间质细胞型软骨肉瘤。其中临床上以传统型软骨肉瘤最常见，包括原发的和继发的发生在髓内的中心型软骨肉瘤以及发生在骨表面的骨膜软骨肉瘤。好发年龄为40～70岁，40岁以上病例占50%以上，男女发病率相当。软骨肉瘤常见于骨盆、肩胛带以及长骨近端。极少数病例发生在儿童期和青春期，并且常发生在少见部位，预后更差，应与成骨肉瘤鉴别。

（一）病因及发病机制

软骨肉瘤发病原因不明。实验性病理认为，软骨肉瘤与病毒感染有关，而边缘型软骨肉瘤与遗传因素有关。

（二）临床表现

本病主要表现为疼痛、缓慢增大的质硬肿块。从出现症状或症状加重到就诊时间为1个月到10年，平均11.3个月。早期无症状，以后表现为疼痛，常为不严重的间歇性钝痛，逐渐加重呈持续性剧痛。肿瘤表面皮肤一般无改变，晚期肿瘤巨大时，可出现静脉怒张，局部可扪及质硬肿块；部分患者碱性磷酸酶升高。发生于脊柱、骶骨、肋骨或骨盆的病例可引起剧烈疼痛，可因压迫神经而引起放射性疼痛。有些病例肿瘤突然迅速生长，破入软组织，应考虑为去分化征象或恶性升级。偶尔有肿瘤经骨端侵入关节而引起关节症状，病理性骨折少见。有时复发的软骨肉瘤表现出比原发的肿瘤更强的侵袭性。

（三）影像学表现

1. X线检查

（1）肿瘤位于长骨的表现：在干骺端可表现为偏心性生长，在骨干为中心性生长。早期为一密度减低的破坏区，范围不大，有清晰的硬化边缘，似良性表现。随着肿瘤的生长，髓腔内可出现不同程度的膨胀性破坏区，呈梭形或多个囊腔，甚至类似肥皂泡样表现，边缘不规则或模糊，破坏区内可有骨性间隔。约2/3病例出现软骨钙化，钙化形态不一，表现为斑点状、团块状、环状及絮状等。大量絮状钙化甚至可以把已破坏的骨缺损遮盖起来。骨膜反应一般较少，多局限于骨干侧，有少量的单侧骨膜增生。骨皮质被穿破时，可形成软组织肿块，其内有各种形态的钙化。

（2）肿瘤位于其他骨的表现：骨盆和颌骨是软骨肉瘤的相对好发部位，主要表现为溶骨性、膨胀性破坏，边缘不清，常有软组织肿块；破坏区和肿块内常见各种形态的钙化斑点。手足骨的表现类似，常累及关节为其特点。肩胛骨的软骨肉瘤常引起巨大的软组织肿块，肿块内含有大量钙化团块。

2. CT检查　显示溶骨性破坏，边缘呈穿透样，内有斑点状钙化。病变周围的皮质骨因骨膜反应而增厚，无增强效应。

3. MRI检查　MRI呈低信号改变。

4. 放射性同位素扫描　可见核素浓集区大于X线片所示的病变范围。

5. 血管造影　显示低血运病灶。

（四）组织病理学表现

大体可见肿瘤体积一般较大，呈不规则圆形或哑铃形，有一部分在骨内，另外一部分在骨外，边缘很清楚，常分叶；切面呈灰白色或灰蓝色，有光泽，呈半透明状。某些区域可见分化较好的软骨，但较正常软骨或软骨瘤软骨更灰暗、更柔软、更透明，多呈凝胶样改变。部分肿瘤可呈黏液性病变或出现小囊，也可因出血、坏死而呈暗红色，肿瘤内常出现白色钙化区域。低度恶性（组织学Ⅰ级）的软骨肉瘤骨皮质可表现为正常或轻度膨胀而无肿瘤浸润；而中度恶性（组织学Ⅱ级）～高度恶性（组织学Ⅲ级）的病例骨皮质几乎都被浸润或破坏。

镜下见细胞软骨呈分叶状，细胞分布均匀，细胞核肥大，常可见双核细胞，偶见巨大的不规则形软骨细胞。细胞/基质比例随分级不同而异。根据组织学表现可将软骨肉瘤分为三级：低度恶性（Ⅰ级）、中度恶性（Ⅱ级）、高度恶性（Ⅲ级）。Ⅲ级软骨肉瘤少见，占5%～10%。Ⅰ级软骨肉瘤总是有分化良好的软骨，核大小不等，大多保持圆形，核轻度增大，可有双核细胞，同软骨瘤相比有较多的细胞数。Ⅱ级软骨肉瘤核大而深染，双核细胞多见，异型性较明显，偶见有丝分裂。Ⅲ级软骨肉瘤几乎总是有分化好的软骨，然而软骨小叶的边缘都由致密的软骨细胞及未分化的间质成分组成，且颜色深染，软骨细胞呈明显异型性，有多核细胞，可见到有丝分裂。软骨肉瘤的组织学分级与病程及预后明显相关，因此软骨肉瘤的分级在确定治疗计划时有很高的参考价值。坏死、钙化和溶骨现象在所有软骨肉瘤中都很普遍。软骨肉瘤中的骨化由新生骨组成，无恶性特征，这是一种替代退化及钙化软骨的修复骨，或仅是内骨膜或外骨膜对肿瘤侵犯的反应骨，无间质细胞直接产生类骨质，否则要考虑为成骨肉瘤。电镜下，肿瘤细胞形态不一，瘤细胞核大，核浆比例明显增加，核膜常形成不规则凹陷，核仁肥大，有时为一个或数个，并有边移现象。瘤细胞表面常形成各种类型的微绒毛突起，为软骨肉瘤最有特征性的表面突起。瘤细胞周围有较成熟的胶原纤维，纤维间有基质小泡，胶原纤维上有不规则（或颗粒状）钙盐结晶。

（五）诊断及鉴别诊断

根据软骨肉瘤典型的症状、体征，结合辅助检查，诊断并不困难，但必须与以下骨肿瘤相鉴别。

1. **成软骨细胞瘤**　多数学者认为其来源于骨髓软骨，病程较长，平均2年以上。常见部位是长骨骨端中央，或呈偏心性生长，表现为圆形或卵圆形溶骨样破坏，皮质隆起变薄，可有不规则钙化及粗糙纹理，但其边界清楚。大体标本见周边硬化，瘤壁有不规则骨蜡样隆起，突出骨外则皮质变薄或仅有纤维包膜。

2. **内生软骨瘤**　是常见的良性软骨肿瘤，包括孤立性内生软骨瘤和多发性内生软骨瘤。有学者认为，该病本质是干骺部软骨发育异常，常见部位是手、足小管状骨，呈孤立性或多发性溶骨性改变，有散在钙化，可发生病理性骨折，但肿瘤不侵袭软组织。

3. **骨软骨瘤**　是最常见的良性骨肿瘤，是边缘型软骨肉瘤的癌前病变，发生在长管状骨干骺端，为一生长缓慢的无痛性肿块。X线片显示有的如鹿角样，有的如鸟嘴样小突起，有的像山丘样隆突，压痛不明显。当肿瘤在短期内快速增长，疼痛加剧，且成人软骨帽盖厚度大于1cm，儿童、青少年大于3cm时，应考虑恶性病变。

（六）治疗

1. **手术方法**　对软骨肉瘤，应早期进行彻底手术清除。由于软骨肉瘤的不同分级，其自然转归及预后各不相同，因此手术方案应根据具体情况而定。如肿瘤位于肢体骨骼，病变较小且局限于骨内，或组织学表现为恶性程度较低，可以做局部整块骨切除及大块植骨术，在合适的部位也可做人工关节置换术。如病变广泛且侵及周围软组织较多，与病变周围的重要神经血管粘连，组织学上恶性程度较高，可考虑行截肢术。骨盆部位的软骨肉瘤常体积较大，且侵及部分骨盆，故常采用半骨盆或部分骨盆切除骨盆重建术。

2. **典型病例**

患者，男性，23岁，发现左手第3掌骨背侧肿块4个月余，既往无外伤或潜在系统性疾病的病史。体格检查：左手第3掌骨背侧可触及一大小约3cm×3cm肿块，局部皮肤无破溃，质硬，活动度良好，左手第3掌指关节活动良好。术前X线片可见第3掌骨远端膨大，皮质变薄，骨质破坏。MRI检查显示第3掌骨远端有一大小约27mm×15mm×16mm的分叶状膨胀性病变，病灶内可见曲线状及少量点状钙化，第3掌骨背侧有皮质破坏，肿块向周围皮下组织浸润，包裹部分伸肌腱。术中截除左手中指及第3掌骨。术后病理切片显示细胞软骨呈分叶状，细胞分布均匀，细胞核肥大，可见多形性细胞及巨大的不规则形软骨细胞，诊断为软骨肉瘤（图4-2-1）。术后恢复良好。术后5个月随访，无局部复发或转移迹象。

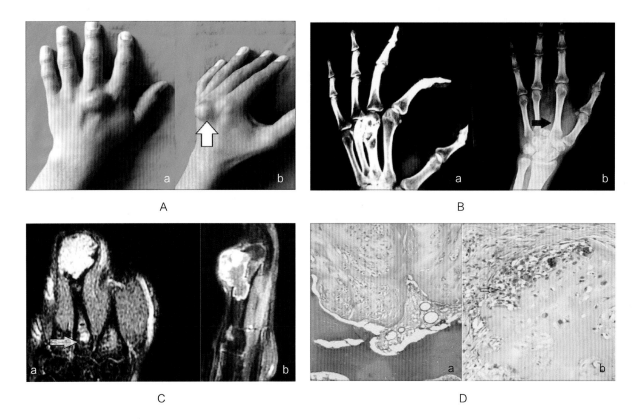

图4-2-1 左手第3掌骨远端软骨肉瘤

A. 左手第3掌骨远端背侧突起肿块，关节活动良好 B. (a)术前X线片可见左手第3掌骨远端膨大，皮质变薄，骨质破坏；(b)术后X线片 C. MRI检查显示掌骨基底分叶状膨胀性病变伴皮质破坏，掌骨基底部软组织浸润性肿块（箭头所示） D. 术后病理切片显示细胞软骨呈分叶状，细胞分布均匀，细胞核肥大，可见多形性细胞及巨大的不规则形软骨细胞

3.预后　软骨肉瘤的预后较成骨肉瘤好，手术治疗后5年生存率可达40%～50%。

二、成骨肉瘤

成骨肉瘤（osteoblastic sarcoma）也称为骨肉瘤，是指骨间叶细胞产生的原发的恶性骨或软组织肿瘤，是较为常见的骨组织原发性恶性肿瘤，约占原发性恶性肿瘤的20%。成骨肉瘤可分为原发性和继发性两类，男性多于女性。原发性成骨肉瘤主要见于10～20岁患者，继发性成骨肉瘤更多见于老年患者。所有骨骼部位都有可能累及，但大多数原发性成骨肉瘤发生于生长快速的骨骼，包括股骨远端、胫骨近端和肱骨近端。成骨肉瘤在小儿恶性骨肿瘤中最多见，约占小儿肿瘤的5%。原发性成骨肉瘤可因生长部位不同分为中心型、表面型等亚型。中心型成骨肉瘤包括传统型、血管扩张型、小细胞型、低度恶性髓内型、皮质内型、纤维组织细胞型和多中心型（又称为成骨肉瘤病）。表面型成骨肉瘤包括骨旁成骨肉瘤、骨膜成骨肉瘤、高度恶性表面成骨肉瘤、去分化骨旁肉瘤、颌骨成骨肉瘤和软组织成骨肉瘤。继发性成骨肉瘤是指良性骨肿瘤或在瘤样病变的基础上或某些骨疾病经过放疗恶变而成的肿瘤。继发性成骨肉瘤相对少见，病理改变和原发性成骨肉瘤相同。

（一）病因及发病机制

成骨肉瘤有自身的复杂性。在人体中形成某一类疾病，是综合性因素共同作用所致，没有哪一种原因可以单独导致一类疾病或肿瘤发生。综合各种因素考虑，本病可能与以下因素有关：

1. 化学因素　如碳氢类物质或偶氮类物质，可以在家兔和田鼠中诱发成骨肉瘤。

2. 放射性因素　如应用放疗治疗乳腺癌，5年后照射部位发生成骨肉瘤的概率增大，可能继发形成成骨肉瘤。

3. 良性恶变　如急性骨炎可恶变为成骨肉瘤。

4. 病毒学说　其根据是将肿瘤提取物注入田鼠体内能产生不同类型的肉瘤。

5. 家族遗传　有父母兄弟发生成骨肉瘤的现象。

（二）临床表现

成骨肉瘤的突出症状是肿瘤部位疼痛，几乎所有成骨肉瘤患者都主诉有进展性疼痛（低度恶性的表面型成骨肉瘤可能主诉为无痛性肿块），疼痛源于侵袭性肿瘤细胞破坏受累骨骼引起的微小梗死。

1. 疼痛　最早出现的临床症状是疼痛，可放射至邻近关节，多为隐痛不适，呈间歇性；随病情发展，疼痛逐渐加重，成为持续性疼痛；在活动后疼痛加重，休息、制动或一般止痛药无法缓解，尤以夜间疼痛明显。疼痛加重可引起患肢功能受限，下肢出现跛行，且随着病情的进展而加重。患病时间长者，可出现关节活动受限和肌肉萎缩。

2. 肿块　随着病情的发展，相应的疼痛部位可出现肿块，肿块大小与肿瘤位置、深浅、类型相关。在肢体疼痛部位触及肿块，伴明显压痛。肿块增长迅速者，可以从外观上发现。肿块表面皮温增高，浅表静脉曲张，肿块表面和附近软组织可有不同程度的压痛。因骨化程度的不同，肿块的硬度各异。肿块增大，可造成关节活动受限和肌肉萎缩。肿块常发于股骨、肱骨、胫骨、腓骨、尺桡骨等长管状骨中，好发于骨的干骺端，此处为骨组织生长活跃的部位。

3. 全身状况　诊断明确时，全身状况一般较差，表现为发热、不适、体重下降、贫血甚至衰竭。个别病例肿瘤增长很快，早期就发生肺部转移，致全身状况恶化。瘤体部位的病理性骨折使症状更加明显。

（三）影像学表现

1. X线检查　典型的成骨肉瘤的X线片表现为骨组织同时具有新骨生成和骨破坏的特点。肿瘤多位于长管状骨的干骺端，边缘不清，骨小梁破坏，肿瘤组织密度增高。肿瘤穿破骨皮质后，将骨膜顶起，病损边缘一般无反应骨，产生该病具有特征性的X线征象——骨膜三角（Codman三角）。这种现象在部分骨髓炎和尤因肉瘤患者中可见到，在成骨肉瘤患者中则是非常典型的。病变的其他部位不完全矿化，有不定型的非应力定向瘤性骨。当新生骨与长骨纵轴成直角时，呈日光放射线状，以前曾被认定为成骨肉瘤的独特表现，但后来发现其他一些恶性骨肿瘤也可有此表现，因此，日光放射线状并不仅仅是成骨肉瘤的独特表现。晚期可看到肿瘤浸润软组织的阴影，可在部分病例中见到病理性骨折。若X线片主要表现为不透过放射线的影像，这种病损为成骨型成骨肉瘤；若X线片以透亮为主，则称为溶骨型成骨肉瘤；若这两种X线影像均存在，则称为混合型成骨肉瘤。三者临床进程或预后无明显差异。

2. **CT检查**　CT用于明确髓内和软组织肿瘤范围较X线敏感。髓内CT值增加一般提示已有肿瘤浸润，并能及早发现髓腔内的跳跃灶。CT对成骨肉瘤的瘤骨显示优于X线和MRI，这是由于瘤骨周边部分的骨化弱于中央部分，CT扫描可以敏感地分辨较弱成骨的周边部分，MRI常不易区分信号相近的弱成骨区和未成骨区，而且胸部CT是确认有无肺转移灶的最好方法。

3. **MRI检查**　成骨肉瘤的MRI信号错综复杂，其影像特点取决于肿瘤组织中主要细胞类型和有无出血坏死。成骨型成骨肉瘤在T1、T2加权像上都表现为低信号；成软骨型成骨肉瘤在T2加权像上为高信号，其中局限性低信号区为软骨钙化的成分；成纤维型成骨肉瘤通常有短T1、T2的纤维组织特点，T1、T2加权像上均为低信号；毛细血管扩张型成骨肉瘤内部含有较大的囊性血腔，T1、T2加权像上表现为低信号；髓腔内病灶在T1加权像上显示为更低信号区或低、中等、高信号区混杂。冠状面或矢状面图像能确切显示长骨骨髓腔内的扩散，易发现髓腔内跳跃式的转移灶。肿瘤部位的骨膜和伴存的水肿在MRI横断面T2加权像上表现为高信号的厚环，矢状面和冠状面图像上可显示低信号的骨膜三角位于更低信号的骨皮质和稍高信号的软组织之间，颇具特征。

4. **骨扫描**　可以显示病变的骨代谢强弱。肿瘤性成骨有很强的摄取核素能力，表现为病灶范围内的核素浓集，如有其他骨转移灶及跳跃的病灶存在，能很清楚地显示。此外，化疗前后全身骨扫描检查的对比分析，可以清楚地显示病变在化疗前后的发展和变化。

5. **血管造影**　可提供骨外肿瘤部分的轮廓及肿瘤周围血管的受压情况。近年来国内采用了选择性血管造影及数字减影等技术，可以通过导管只选择供应肿瘤的血管造影，并通过数字减影将周围骨组织减去，因而可将肿瘤局部血液供应情况显示清楚。这不仅为术前评估术中出血情况提供了分析依据，而且通过导管可用明胶海绵将供应肿瘤的血管堵塞，使肿瘤区血运大为减少。由于这种临时性堵塞可持续3天，故3天内行手术治疗可大大减少失血。如果肿瘤不能切除，永久性栓塞对抑制肿瘤的发展有一定的作用。

（四）组织病理学表现

成骨肉瘤来源于原始祖细胞，这种细胞有多向潜能的特征，可分化为骨、软骨及纤维组织，因此成骨肉瘤中除了有恶性骨母细胞外，还有软骨母细胞及成纤维细胞。根据这三种细胞成分的多少，中心型成骨肉瘤可分为骨母细胞型（成骨型）、软骨母细胞型（成软骨型）及成纤维细胞型（成纤维型）。

1. **肉眼观察**　肿瘤发生在髓腔并在髓腔内扩张和破坏，穿破骨皮质进入软组织。肿瘤因发生部位不同而形状不一，肿瘤切面可因细胞成分不同而色彩不同、质地各异，有些灰白色、质软呈鱼肉样，有些蓝白色、质脆呈软骨样，有些灰白色、质韧呈橡皮样，还有些坚硬如象牙样的瘤骨。坏死出血区为灰黄色和红褐色，分布在肿瘤中间。肿瘤偏于某侧被穿破的骨皮质无膨胀，骨膜被掀起可见骨膜三角现象。

2. **显微镜检查**　肿瘤细胞可呈梭形、多角形、圆形，细胞间变明显；细胞大小不一，形态各异；细胞核较大，核仁较明显，病理性核分裂较常见，分化好的部分可以见到肿瘤细胞直接形成肿瘤性骨及骨样组织，呈粉染均质条索状及小片状。肿瘤越成熟，形成的骨及骨样组织越多，有时还可见到破骨细胞型骨巨细胞及出血和坏死区域。

（1）骨母细胞型：主要由具有明显异型的恶性骨母细胞组成，形成较多的肿瘤性骨及骨样组织。细胞分化程度不一，有的分化较成熟，异型性不明显，形成瘤骨较多；有的则分化比较差，瘤骨异型性十分明显，核分裂明显，形成瘤性骨及骨样组织较少。

（2）软骨母细胞型：瘤骨组织中除骨母细胞外，半数为软骨肉瘤结构，同时可以见到瘤骨细胞直接形成肿瘤性骨及骨样组织。

（3）成纤维细胞型：肿瘤细胞呈梭形，形成车辐状，其间可见肿瘤细胞直接形成肿瘤性骨及骨样组织。临床上无单种细胞独立存在，往往三种细胞混合存在。

3. 电镜检查 电镜视野中最基本的是以恶性成骨细胞为主，其次为恶性成软骨细胞、恶性成纤维细胞、肌成纤维细胞以及未分化细胞。除了这五种细胞，还可以见到肿瘤性骨样组织。

（1）恶性成骨细胞：细胞核为不规则的圆形、卵圆形，核膜呈锯齿状，核染色质轻度凝集，核仁比较明显；细胞内充满粗面内质网，线粒体较少，内含少量的嵴，高尔基体比较发达，细胞表面突起，细胞间存在细胞连接器。

（2）恶性成软骨细胞：细胞核有明显的间变，表面有不规则的微绒毛，细胞周围有一透明带；细胞质内可见发达的粗面内质网，线粒体为卵圆形，有明显的嵴，高尔基体发达，细胞质有液泡，偶见溶酶体。

（3）恶性成纤维细胞：细胞为纺锤形，细胞质不规则，细胞核为长卵圆形，核膜表面有凹陷，染色质边集（margination），细胞质内可见丰富的粗面内质网，线粒体数量中等。

（4）肌成纤维细胞：大多数成骨肉瘤均可见该细胞，呈长纺锤形，细胞质内含较丰富的微丝和粗面内质网。

（5）未分化细胞：细胞有相对较高的核质比，细胞器较少，是成骨肉瘤主要的细胞成分。

（6）肿瘤性骨样组织：由胶原纤维和蛋白多糖组成，在肿瘤不同区域内有不同的表现。成骨区域内骨样基质较多，为主要成分；成软骨细胞区域内由胶原纤维组成，并有大量的蛋白多糖存在；纤维细胞区域内，纤维细胞无明显成骨。

（五）实验室检查

1. 血沉 成骨肉瘤早期、硬化型成骨肉瘤、分化较好的成骨肉瘤血沉可在正常范围内。分化较差、有转移者血沉加快。因此，血沉可作为成骨肉瘤发展过程的检测指标。

2. 碱性磷酸酶 成人正常值30～130U/L，儿童生长期可达200～300U/L。成骨肉瘤早期、分化比较好的成骨肉瘤、硬化型成骨肉瘤、骨皮质旁成骨肉瘤的碱性磷酸酶可正常。瘤体较大、转移者，碱性磷酸酶可高达20倍。采用大剂量化疗的大部分患者碱性磷酸酶下降。如果复发或转移，则碱性磷酸酶再次升高。

3. 血清铜、锌及铜锌比 男性血清铜正常值16.3μmol/L（104μg/100ml），女性17.7μmol/L（90μg/100ml）；男性血清锌正常值16.6μmol/L（109μg/100ml），女性14.3μmol/L（94μg/100ml）。在成骨肉瘤无转移的患者中，铜锌比为0.94±0.47；在有转移的患者中，其比值为2.28±0.48。血清铜、锌及铜锌比在成骨肉瘤的诊断、疗效判定、转移判断及预后评估等方面有一定的作用。

（六）诊断及鉴别诊断

1. **骨化性肌炎** 该病患者多有外伤史，临床表现为无痛性肿块，无局部痛和夜间痛，碱性磷酸酶、血沉等实验室检查多正常。其典型的X线片表现为受伤软组织片状或层状高密度钙化、骨化影。骨化性肌炎与成骨肉瘤在临床和影像学表现上有相似之处，但由于发病机制和病理基础有本质不同，影像学上主要是骨化和瘤骨的区别。骨化性肌炎的骨化成分为钙化的骨样组织和成熟的骨小梁，骨化影呈条片状或不定型，但其间可见骨小梁结构；而起源于骨或软骨的肿瘤可有瘤骨或瘤软骨形成。影像学表现有其特点，成骨肉瘤起源于骨膜及皮质旁成骨性结缔组织，X线片表现为骨旁分叶状骨性肿块，围绕骨干生长，与骨干之间有细透亮分隔。

2. **Brodie骨脓肿** 又称为慢性局限性骨髓炎，是一种侵犯长骨干骺端松质骨的孤立性骨髓炎，好发于儿童及青少年。以胫骨下端最为常见，其他部位如胫骨上段、桡骨下段等也可发生。一般由毒性较低的化脓性细菌感染所致，或因身体对病菌抵抗力强而使化脓性骨髓炎局限于骨髓的一部分。脓液病菌培养常为阴性，在脓腔内，脓液逐渐被肉芽组织所替代，肉芽组织周围因胶原化而形成纤维囊壁。本病病程长，全身症状轻微，局部疼痛及肿胀通常也不剧烈，症状常有缓解期。X线片可见长骨干骺端或骨干皮质显示圆形或椭圆形低密度骨质破坏区，边缘较整齐，周围密度增高为骨质硬化反应，硬化带与正常骨质间无明确分界。

3. **骨样骨瘤** 该病的影像学表现具有特征性，其典型表现为一小圆形的透亮瘤巢，周围有不同程度的骨质硬化，还可伴有骨膜反应及周围软组织或相邻关节肿胀。CT被认为是诊断骨样骨瘤最有价值的检查方法，可以准确地显示瘤巢，也更易显示瘤巢内的钙化而表现为牛眼征。

（七）治疗

由于受治疗水平的限制，过去成骨肉瘤的治疗一般仅行手术治疗，但5年生存率仅为20%左右。近年来新辅助化疗的出现，使患者的5年生存率大为提高，以手术为主，以化疗以及区域性介入化疗为辅，联合放疗、基因治疗、免疫治疗、生物治疗、中药治疗等多层次的治疗方案，使患者的5年生存率大大提高，可达到60%～70%。

1. **化疗** 成骨肉瘤的化疗疗效得到肯定始于20世纪70年代，手术结合多种药物联合化疗对于成骨肉瘤的预后至关重要，使成骨肉瘤的保肢手术取代了常规截肢术。化疗的效果决定了患者的预后，也关乎保肢手术的成败及患者远期的生存率。目前临床治疗成骨肉瘤的化疗药物仍以阿霉素（ADM）、顺铂（DDP）和大剂量氨甲蝶呤（high dose methotrexate，HDMTX）为主，其他还有副作用比较小的异环磷酰胺（ifosfamide，IFO）、长春新碱（VCR）等。近年来研究表明，异环磷酰胺对成骨肉瘤有效，其效果优于环磷酰胺并已取代后者。化疗的疗效指标包括：临床上疼痛的缓解程度、化疗后肿瘤体积是否缩小、水肿是否消退、邻近关节活动度有无增加、X线片上肿瘤是否不同程度地缩小及成骨是否增加、血清碱性磷酸酶降低程度、肿瘤细胞坏死率等。其中肿瘤细胞坏死率已成为判断术前化疗有效性的"金标准"。大部分成骨肉瘤患者可发生肺部转移。肿瘤学者认为，成骨肉瘤是一种全身性的癌症，患者就诊时80%已有微小癌灶全身血液转移，因此术前提倡大剂量全身化疗，即新辅助化疗。它具有以下优点：

（1）可杀灭血液及肺部微小转移灶，控制远隔转移。

（2）根据获得的组织反应率初步确定预后，并可根据术前化疗的效果调整术后化疗的方案。

（3）减小肿瘤的大小，甚至形成假包膜，使肿瘤易于被完整切除，易于骨骼软组织的重建。

（4）使骨肿瘤外科医生有充足的时间对保肢手术方案进行设计。

现在常用的化疗药物组合为：ADM、HDMTX、BCD（博来霉素）；ADM、HDMTX、DDP；ADM/DDP、MTX；ADM、HDMTX、IFO/DDP等。我国目前推荐使用的化疗方案有两种：一是以ADM（45mg/m²）、DDP（100～120mg/m²）、MTX（8～12g/m²）为主的化疗方案，术前11周，术后15周。另一个是以MTX（8～12g/m²）、DDP（120mg/m²）、ADM（60mg/m²）为主的化疗方案，对于肿瘤坏死率小于90%的患者，加用IFO（15g/m²）并增加MTX的用量（15g/m²）。由于单纯一种化疗药物常产生耐药性，因此联合化疗能获得相加或协同作用，且不增加细胞毒性，还能克服耐药性的产生。虽然化疗在成骨肉瘤的治疗中具有举足轻重的作用，但成骨肉瘤化疗的总体有效率仍徘徊在60%左右。制约其疗效的主要因素有两个方面：一是高剂量强度化疗药物所导致的严重毒副作用，由于化疗药物个体差异较大，有效剂量与中毒剂量十分接近，因此相同剂量可能导致有些个体发生严重的粒细胞和（或）血小板下降；二是肿瘤细胞原发或继发耐药的问题，这也是化疗失败的主要原因。

2. 手术治疗　以往截肢术是成骨肉瘤治疗的重要手段，包括高位截肢和关节离断术，适合于ⅡB期和不伴有肺外转移的ⅢA期患者，现在适用于手术后复发及对化疗不敏感的患者。随着新辅助化疗的有效开展、成骨肉瘤临床研究取得新进展以及骨肿瘤患者对生活水平的高要求，外科保肢手术在成骨肉瘤的治疗中占主导地位。瘤段骨灭活再植、异体骨移植、带血管腓骨移植、肿瘤型假体置换术、复合型假体置换术、旋转铰链式假体置换术、可延长假体置换术等的出现，逐渐取代了传统的截肢术。随着治疗方法的不断完善和发展，保肢手术的适应证不断扩展，临床已有ⅡB期成骨肉瘤、儿童成骨肉瘤、成骨肉瘤病理性骨折患者进行保肢治疗。现保肢手术方法主要分为三个阶段：第一是肿瘤切除阶段，第二是骨骼重建阶段，第三是软组织重建阶段。

目前比较公认的手术适应证为：①肿瘤恶性程度按Enneking分级为ⅡA期术后疗效最好，对化疗反应好的ⅡB期患者，保肢手术治疗效果也不错；②MRI检查肿瘤范围较局限，未侵犯重要血管、神经，无粘连，估计肿瘤能完全切除；③肿瘤具有侵袭性，严重破坏到关节面且关节面缺损塌陷的良性骨肿瘤；④骨骼已发育成熟的16岁以上患者，肿瘤切除术后肢体长度稳定；⑤保肢手术后功能估计要比假肢好，保肢手术后的局部复发率低。

禁忌证：①主要血管、神经被肿瘤侵犯，粘连严重，肿瘤无法切除或大部分不能被切除的患者；②肿瘤侵犯较广，皮肤受累，或反复手术放疗致局部大量瘢痕形成及感染，导致局部软组织条件不好的患者；③软组织受累较重，肿瘤细胞播散广泛的病理性骨折患者。

成骨肉瘤保肢重建术主要有关节融合术、人工关节假体置换术、同种异体骨及关节移植术、异体骨和人工假体复合移植术、带血管自体骨移植术、旋转成形术和瘤段骨灭活再植术等。其中人工关节假体置换术是目前骨肿瘤切除后骨缺损重建的首要选择方法。近年来人工骨研究进展较快，用珊瑚羟基磷灰石、高纯磷酸三钙等制成人工骨或复合人工骨有良好的应用前景。

3. 免疫治疗　包括特异性免疫治疗、非特异性免疫治疗、过继免疫治疗和导向治疗等。过继免疫治疗在体外实验研究中效果显著，是成骨肉瘤患者保肢治疗的又一种新的辅助治疗方法，有待临床进一步验证。机体 T 细胞识别肿瘤本身表达的肿瘤相关抗原和肿瘤特异性抗原，同时把它杀伤，部分肿瘤细胞凭借复杂的逃逸机制逃避了宿主对其进行的免疫监视和杀伤作用，因此免疫治疗只是一种新的辅助治疗方法。肿瘤的免疫治疗主要包括两方面：增强免疫系统对肿瘤的免疫识别能力和增强机体免疫系统功能。

4. 分子靶向治疗　这是特异性的针对肿瘤发生、发展与转移等环节的一种新的治疗方法。分子靶向治疗具有较好的分子选择性，与靶分子结合时呈高亲和力，能高效并选择性地杀伤肿瘤细胞，不良反应轻微。分子靶向治疗主要有两方面：一是分子靶向药物通过诱导肿瘤细胞分化或通过联合手术、放疗、化疗等传统治疗措施，提高患者 5 年总体生存率；二是分子靶向药物通过延缓肿瘤进展，在提高生活质量的同时延长患者姑息性治疗的生存期。在分子靶向细胞方面，对胃肠道间质瘤（gastrointestinal stromal tumor，GIST）类型的研究进展显著，而对其余类型的肉瘤治疗效果不佳，多数学者认为与药物针对的靶点特异性不强、功能不够关键有关。目前，在成骨肉瘤方面，专家学者对肿瘤干细胞的研究报告仍处在早期阶段，研究热点主要集中于肿瘤干细胞的分离和鉴定，而靶向治疗方面的研究在国内外的相关报告极少。

5. 基因治疗　是指将正常的和野生型的基因插入靶细胞的染色质基因组中，以替代致病或变异基因，从而恢复细胞正常表达的一种治疗方法。基因治疗主要包括靶细胞的选择、将目的基因导入靶细胞、目的基因的正常表达、目的基因的选择和应用四个方面。成骨肉瘤的基因治疗主要有自杀基因治疗、抑癌基因治疗、肿瘤血管基因治疗、免疫相关基因治疗、联合基因治疗以及反义基因治疗等，目前还处于研究阶段，要真正应用于临床还需继续努力。

目前，在成骨肉瘤的综合治疗中，外科保肢手术治疗仍然是首选方案，新辅助化疗是治疗中的重要环节，肿瘤细胞对化疗的敏感度直接关系患者的生存率，因此良好的术前化疗是前提。同时，随着各种综合治疗手段的不断进步，尤其是基因治疗和分子靶向治疗的临床应用进展，将为成骨肉瘤的治疗提供良好的研究前景。

6. 典型病例

患者，男性，60 岁，因右手第 1 掌骨背侧肿块较 1 年前增大来院就诊。肿块无明显疼痛不适，既往无右手外伤史，无其他疾病史。体格检查：右手第 1 掌骨背侧弥漫性肿胀，质硬，末梢血运良好。影像学检查显示右手第 1 掌骨背侧骨皮质处边界清楚的骨性病变，累及骨髓腔。病理活检证实为成骨肉瘤，给予病变广泛切除，通过吻合血管的自体腓骨移植重建右手第 1 掌骨。术后 4 年随访，患指恢复良好，无复发或转移（图 4-2-2）。

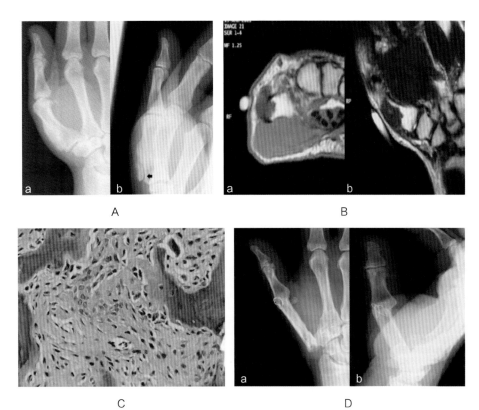

图 4-2-2 右手第 1 掌骨成骨肉瘤

A. 术前右手第 1 掌骨正侧位片
B. 术前右手第 1 掌骨 MRI
C. 组织病理学表现
D. 术后 4 年，右手第 1 掌骨正侧位片

（王培吉）

三、尤因肉瘤（Ewing肉瘤）

尤因肉瘤（Ewing 肉瘤，Ewing sarcoma）是一种常见于儿童和青少年的恶性成骨肿瘤，发病率仅次于成骨肉瘤，占小儿恶性实体肿瘤的 3%。自 1921 年 Ewing 最先报告了骨尤因肉瘤后，关于该肿瘤的起源一直有争议。现在的研究认为，尤因肉瘤起源于神经外胚层细胞，与原始神经外胚叶肿瘤、神经上皮瘤、Askin 瘤等同属于尤因肉瘤家族的肿瘤（Ewing sarcoma family of tumors，ESFT）。最常见的发病部位为骨盆（约占 26%）、股骨（约占 20%）、胸壁（约占 16%）、胫骨（约占 10%）、腓骨（约占 8%）、肱骨（约占 6%）和椎体（约占 6%）。尤因肉瘤好发部位在长骨的骨干部位，这与成骨肉瘤在干骺端不同。在手部罕见，多发于 10 岁或者 20 岁以内。有记录的最小患者是患有远节指骨尤因肉瘤的 5 个月婴儿。

（一）病因及发病机制

尤因肉瘤系 Ewing 于 1921 年首先报告的，当时取名为"骨的弥漫性血管内皮瘤"。此后，Oberling（1928）认为该病起源于骨髓网状细胞，称之为"网状肉瘤"。但长久以来，人们对其组织发生意见不统一，文献中一直以姓氏命名。目前尤因肉瘤已被公认为一种独立的骨肿瘤，但对其来源（如间充质细胞、成骨细胞）和性质仍存在不同的意见，占恶性骨肿瘤的 10%～14.2%，在我国此病并不多见。尤因肉瘤多见于青少年，以男性略多见。与其他肿瘤一样，本病无确切的病因。

（二）临床表现

手部尤因肉瘤的表现酷似感染，常有疼痛、肿胀、红肿，并有明显的软组织肿块，具有全身性疾病的表现，如发热、白细胞计数增高、血沉加快等，常常被误诊为感染而延误治疗。手部尤因肉瘤多见于掌骨和指骨，具有广泛的软组织浸润。腕骨上的病例记录资料不完整，中节指骨上罕见。

（三）影像学表现

尤因肉瘤典型的X线片表现为巨大的溶骨性病变，边界清楚，骨皮质破坏，有扩张，有软组织浸润，有时溶骨和破坏混合在一起。对原发的部位，最好选择MRI检查，因MRI可以更好地显示肿瘤及周边组织（如神经、血管、骨髓）的侵犯程度（图4-2-3）。

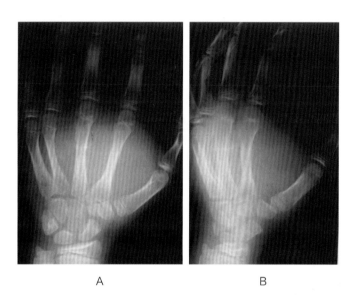

A B

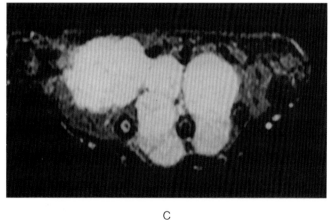

C

图4-2-3 左手第3掌骨尤因肉瘤

A、B. X线片显示第3掌骨骨干硬化，骨膜下有新骨形成

C. MRI显示巨大的软组织肿块包裹第3掌骨，向桡掌侧有广泛浸润

（四）组织病理学表现

1. **肉眼观察** 肿瘤多发生于骨干，从骨干中央向干骺端蔓延，自骨内向骨外破坏。肿瘤呈结节状，质地柔软，无包膜；切面呈灰白色，部分区域因出血或坏死而呈暗红色或棕色。肿瘤坏死后可形成假囊肿，其内充满液化的坏死组织。肿瘤破坏骨皮质后，可侵入软组织。

2. **显微镜检查** 肿瘤细胞呈圆形或多角形，形态相当一致，胞浆很少，染色浅，细胞膜不清楚。细胞核呈圆形或椭圆形，大小比较一致，颗粒细，分布均匀，核分裂象多见。肿瘤组织内细胞丰富，细胞排列成巢状，偶见肿瘤细胞呈环形排列，形成假菊花样结构。肿瘤组织常有大片坏死，在肿瘤周围可有新骨形成，为反应性新生骨，而不是肿瘤本身成分。

在组织学检查方法上，穿刺活检是一种简单安全和较可靠的方法，因为尤因肉瘤质地柔软，易获得可用于检查的标本。实施活检前应周密计划，避免肿瘤细胞污染软组织，否则会影响之后的保肢手术或截肢术。事先应与病理医生会诊，安排进行细胞遗传学分析，提高诊断标准，有助于对难度较大病例的诊断。

（五）诊断及鉴别诊断

本病主要与急性化脓性骨髓炎、骨原发性网织细胞肉瘤、神经母细胞瘤骨转移以及成骨肉瘤相鉴别。

1. **急性化脓性骨髓炎** 本病发病急，多伴有高热，疼痛较尤因肉瘤剧烈，化脓时常伴有跳痛，夜间疼痛并不加重，有些病例伴有胸部其他部位感染。早期的X线片上受累骨改变多不明显，以后于髓腔松质骨中出现斑点状稀疏破坏，在骨破坏的同时很快出现骨质增生，多有死骨出现。穿刺检查：在骨髓炎的早期即可有血性液体或脓性液体析出，细菌培养阳性，而尤因肉瘤则无。脱落细胞学检查有助于诊断。抗感染治疗对骨髓炎有明显效果，尤因肉瘤对放疗极敏感。

2. **骨原发性网织细胞肉瘤** 多发生于20岁以上患者，病程长，全身情况尚好，临床症状不明显。X线片表现为不规则的溶骨性破坏，有时呈融冰状，无骨膜反应。病理学检查：细胞核多不规则，具有多形性，网织纤维比较丰富，包绕着肿瘤细胞。组织化学检查：包浆内无糖原。

3. **神经母细胞瘤骨转移** 多见于5岁以下的幼儿，60%来源于腹膜后，25%来源于纵隔，常无明显的原发病症状，转移处有疼痛、肿胀，多合并病理性骨折，尿液检查儿茶酚胺升高。X线片上常很难鉴别；病理上神经母细胞瘤的细胞呈梨形，形成真性菊花样；电镜下瘤细胞内有分泌颗粒。

4. **成骨肉瘤** 临床表现发热较轻微，主要为疼痛，夜间加重，肿瘤穿破骨皮质进入软组织，形成的肿块多偏于骨的一旁，内有骨化影，骨反应的大小、形态常不一致，常见骨膜三角（Codman三角）及放射状骨针改变。病理学上肿瘤细胞不呈假菊花样排列。

（六）治疗

由于尤因肉瘤恶性程度高，病程短，转移快，采用单纯的手术、放疗、单药化疗，效果均不理想。以往单纯的放疗或手术治疗后多会出现肿瘤的转移或复发，后来人们发现这与肿瘤的微小转移有关。化疗作为全身的治疗手段，显著提高了患者的存活率。目前的治疗方案主要以放疗或手术治疗达到局部控制，同时全身化疗及靶向治疗防止肿瘤复发。

在何时用何种方法治疗手部病变以获得局部控制存在很大分歧。有文献支持采用普通放疗加全身化疗获得局部控制，手外科文献则支持用根治术，用或不用放疗，结合全身化疗。放疗与手术局部控制率相似，在初次治疗中获得局部控制非常重要，有数个病例报告复发肿瘤会危及生命。手部和足部的尤因肉瘤患者生存率处于平均水平，除骨盆尤因肉瘤外，手部尤因肉瘤的生存率与身体其他部位相似。

尤因肉瘤是一种致命的恶性肿瘤。在局部治疗之前先进行全身化疗，对患者的生存率具有积极作用。化疗是尤因肉瘤最重要的治疗方案，可使局部尤因肉瘤的治愈率从原来的10%提高至70%左右。在大多数情况下，有效化疗能够减小肿瘤体积，便于手术切除。通过对切除标本进行分析，了解化疗效果，可以指导下一步化疗，决定是否需要放疗，评估预后。Athanasian推荐手部尤因肉瘤采取扩大切除，如果分析标本后认为切除边缘不够充分，则在全身化疗后采用放疗。放疗对局部控制有一定的作用，但同时有可能造成软组织挛缩、神经损伤、病理性骨折、生长抑制和放射诱导的恶性肿瘤等并发症。如果扩大切除的边缘充分，术后则不需要放疗，可以避免相关的并发症。

把放疗作为首要治疗方法治疗手部尤因肉瘤看似局部控制率与手术治疗相差无几，但现有的数据有限，无法全面分析。在用放疗治疗原发性肿瘤患者时，即使没有局部复发，但尸体解剖后仍发现20%的患者在原发部位有残留病变，最终死于肺转移。局部复发对患者生存有负面影响，因此初始治疗必须获得局部控制。

四、转移癌

恶性肿瘤（癌）常转移至骨骼，但手部转移罕见，不到0.3%。Kerin（1958）从文献上收集到23例，加上自己的7例，共报告了30例。Clain（1965）报告了恶性肿瘤骨转移2001例，其中手部转移只有5例，占0.2%。原发肿瘤以肺癌最多见，占半数以上，其次是乳腺癌、子宫癌、腮腺癌等，转移部位为远节指骨，尤其是拇指多见，也有转移至掌骨和腕骨的病例报告。据Kerin的报告，平均年龄为53岁，男性多于女性。

（一）病因及发病机制

骨转移病灶的形成是原发癌经血行转移，肿瘤细胞与宿主相互作用的结果，较公认的转移方式有以下几种：①原发的肿瘤细胞浸润周围组织，进入脉管系统（血液和淋巴）；②肿瘤细胞脱落，释放于血液循环内；③肿瘤细胞在骨髓内的血管壁停留；④肿瘤细胞透过内皮细胞逸出血管，继而增殖于血管外；⑤转移癌病灶内血运建立，形成骨转移病灶。

（二）临床表现

临床症状通常为炎症的典型体征：手指疼痛、肿胀、发热感，容易与化脓性指头炎、痛风等相混淆。误诊很常见，包括骨髓炎、化脓性指头炎、痛风、类风湿关节炎、创伤性骨折等，多数经手术探查和病理学检查后才能确诊。

（三）影像学表现

1. X线检查　X线片上可见明显的溶骨性破坏，若继续发展可破坏关节。前列腺转移癌表现为硬化性病变，罕见蔓延至邻近关节。对没有原发癌的患者，手部溶骨性破坏病变要及时取样检查。比如孤立性内生软骨瘤典型的X线片表现为骨干或干骺端呈圆形或卵圆形膨胀性低密度区，呈溶骨性改变，边界清楚，骨皮质变薄，低密度的病变具有特征性的斑点状或爆米花状钙化影，为残存的骨嵴；多发性内生软骨瘤病灶常见于干骺端，早期X线片可见干骺端不规则增宽，内有斑点状和条状钙化影。

2. CT检查　主要用于溶骨性破坏的显示，其分辨率较X线片高，可以确定溶骨性破坏的范围。

3. MRI检查　MRI在骨转移中，T1、T2信号不均匀，信号强度随肿瘤侵犯部位的不同而有所变化。正常骨髓与肿瘤侵犯的骨髓信号反差大，分界清。正常骨皮质与肿瘤侵犯的骨皮质相比，信号改变不明显。

（四）组织病理学表现

1. 肉眼观察　骨膜新骨沉积，骨皮质增厚，越向骨端厚度越小。

2. 显微镜检查　开始时，骨膜新骨沉积和骨皮质之间有明显的边界。沉积的新骨内含有疏松的原始骨小梁。当新骨增厚时，其深层逐渐变成板层骨，但它的厚度不会达到原来骨皮质的厚度。同时，原来的骨皮质变得疏松，新骨与骨皮质逐渐消失。在骨内膜一侧，无新骨沉积。皮质和软骨下的疏松骨小梁逐渐被吸收，小梁间骨髓也发生纤维化。

（五）诊断及鉴别诊断

1. 骨髓炎　骨髓炎的发生多因穿刺所致，其中也可以伴有血液感染。病原体多为金黄色葡萄球菌和定居于表皮的一些病原体。全身表现有发热、寒战、乏力等，多见于血源播散性骨髓炎患者和儿童。Waldvogel等人报告，手部骨髓炎患者都有局部感染症状，只有1/3的患者伴有发热和白细胞增高。全身症状提示医生应清除病灶。如果经过恰当的治疗后软组织感染症状不缓解，应考虑骨髓炎存在的可能。穿刺可见骨膜下脓肿，穿刺液培养通常可见病原体，可合理选择抗生素。

2. 骨巨细胞瘤　病因不明，部分病例有外伤史，为溶骨性病变的肿瘤。发病特点：以胫骨上端及股骨下端多见，在手部以桡骨远端及掌骨发生者较多；多发生在20岁以后，生长缓慢，逐渐膨大，有轻度胀痛及压痛，瘤体较大时外壳变薄，触之有乒乓球感，常发生病理性骨折。肿瘤多起自骨骺，向骨干生长，膨胀皮质变薄，个别突破皮质进入软组织；瘤体剖面有暗红色及灰色相间的、质脆的软组织，可有囊性变、出血及坏死灶，血运丰富。病理特点是成纤维细胞和多核巨细胞为主的结构。X线片显示偏心位较广泛的溶骨区，骨皮质膨胀、变薄，溶骨区呈单房或多房，呈典型的肥皂泡样影像，边界不清。

（六）治疗

1. 治疗方法　以减轻疼痛、保留手功能为主要目标。截肢或纵列截指能够有效缓解疼痛，获得局部控制。对腕骨的病变可以采取截肢，也可以采取刮骨、骨水泥填塞。对多发病或者无法手术的可以放疗，但对于缓解疼痛有多大作用难以预测。诊断为转移癌后，应该对患者进行外科分期，积极治疗原发癌。手部转移癌患者的平均生存期为6个月，并且与原发癌有关。早期诊断能够延长患者的生存时间。

对于已有内脏转移的骨癌晚期患者，局部瘤体巨大且疼痛严重的，为了减少痛苦，可作姑息性截肢。但这种治疗无法将癌细胞完全清除，并且会给骨癌晚期患者带来巨大的身心痛苦。此时配合放、化疗可减轻一些手术症状，提高疗效，但都不能真正抑制癌细胞的再度转移和复发。

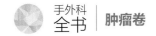

2. 典型病例

患者，男性，68岁，发现右中指肿块1个月，既往有肺部中心型鳞状细胞癌病史10年。X线片显示右中指近节指骨有明显的溶骨性改变，诊断为转移癌（图4-2-4）。

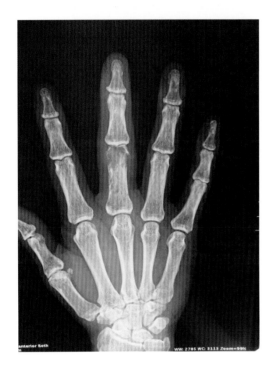

图4-2-4　右中指骨转移癌的X线片表现

（詹海华　宫可同）

参考文献

［1］LUBAHN J D, BACHOURA A. Enchondroma of the hand: evaluation and management ［J］. J Am Acad Orthop Surg, 2016, 24 (9): 625-633.

［2］SCHWARTZ H S, ZIMMERMAN N B, SIMON M A, et al. The malignant potential of enchondromatosis ［J］. J Bone Joint Surg Am, 1987, 69 (2): 269-274.

［3］SCHAJOWICZ F, CLAVEL SAINZ M, SLULLITEL J A. Juxta-articular bone cysts (intra-osseous ganglia): a clinicopathological study of eighty-eight cases ［J］. J Bone Joint Surg Br, 1979, 61 (1): 107-116.

［4］陈山林, 田光磊, 胡溱, 等. 腕关节骨内腱鞘囊肿的诊断与治疗 ［J］. 中华骨科杂志, 2003, 23 (5): 279-282.

［5］THAM S, IRELAND D C. Intraosseous ganglion cyst of the lunate: diagnosis and management ［J］. J Hand Surg Br, 1992, 17 (4): 429-432.

［6］EIKEN O, JONSSON K. Carpal bone cysts: a clinical and radiographic study ［J］. Scand J Plast Reconstr Surg, 1980, 14 (3): 285-290.

［7］刘坤, 田文, 刘波, 等. 腕关节内骨内腱鞘囊肿的诊断与治疗 ［J］. 中国骨与关节杂志, 2014, 3 (3): 180-183.

［8］殷耀斌, 田光磊. 邻关节骨囊肿 ［J］. 中华损伤与修复杂志 (电子版), 2007, 2 (1): 54-56.

［9］KARPIK M. Giant cell tumor (tumor gigantocellullaris, osteoclastoma) - epidemiology, diagnosis, treatment ［J］. Ortop Traumatol Rehabil, 2010, 12 (3): 207-215.

［10］MEALS R A, MIRRA J M, BERNSTEIN A J. Giant cell tumor of metacarpal treated cryosurgery ［J］. J Hand Surg-Am, 1989, 14 (1): 130-134.

［11］FELDMAN F. Primary bone tumors of the hand and carpus ［J］. Hand Clin, 1987, 3 (2): 269-289.

［12］OSTROWSKI M L, SPJUT H J. Lesions of the bones of the hands and feet ［J］. Am J Surg Pathol, 1997, 21 (6): 676-690.

［13］PATEL M R, DESAI S S, GORDON S L, et al. Management of skeletal giant cell tumors of the phalanges of the hand ［J］. J Hand Surg-Am, 1987, 12 (1): 70-77.

［14］MANKIN H J, HORNICEK F J. Treatment of giant cell tumors with allograft transplants: a 30-year study ［J］. Clin Orthop Relat Res, 2005, 439: 144-150.

［15］MURAMATSU K, IHARA K, TAGUCHI T. Treatment of giant cell tumor of long bones: clinical outcome and reconstructive strategy for lower and upper limbs ［J］. Orthopedics, 2009, 32 (7): 491.

［16］ATHANASIAN E A, WOLD L E, AMADIO P C. Giant cell tumors of the bones of the hand ［J］. J Hand Surg-Am, 1997, 22 (1): 91-98.

［17］ERRANI C, RUGGIERI P, ASENZIO M A, et al. Giant cell tumor of the extremity: a review of 349 cases from a single institution ［J］. Cancer Treat Rev, 2010, 36 (1): 1-7.

［18］NIU X, ZHANG Q, HAO L, et al. Giant cell tumor of the extremity: retrospective analysis of 621 Chinese patients from one institution ［J］. J Bone Joint Surg Am, 2012, 94 (5): 461-467.

［19］王云钊. 中华影像医学: 骨肌系统卷 ［M］. 北京: 人民卫生出版社, 2002: 480.

［20］段承祥, 王晨光, 李健丁. 骨肿瘤影像学 ［M］. 北京: 科学出版社, 2004: 53.

［21］张好生, 李沛雨, 刘洪一. 腹膜后骨外骨瘤1例 ［J］. 中国普通外科杂志, 2008, 17 (5): 448.

［22］王东风. 腕背隆突综合征治疗体会 ［J］. 中华手外科杂志, 2007, 23 (2): 73.

［23］PARK M J, NAMDARI S, WEISS A P. The carpal boss: review of diagnosis and treatment ［J］. J Hand Surg-Am, 2008, 33 (3): 446-449.

［24］LADAK A, SHIN A Y, SMITH J, et al. Carpometacarpal boss: an unusual cause of extensor tendon ruptures ［J］. Hand (N Y), 2015, 10 (1): 155-158.

［25］ROULET S, BACLE G, MARTEAU E, et al. Surgical treatment of carpal boss by simple resection: results in 25 cases at a mean of 8 years' follow-up ［J］. Hand Surg Rehabil, 2017, 36 (2): 109-112.

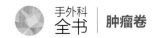

［26］RALSTON S H. Clinical practice. Paget's disease of bone ［J］. N Engl J Med，2013，368（7）：644-650.

［27］GRIZ L，FONTAN D，MESQUITA P，et al. Diagnosis and management of Paget's disease of bone ［J］. Arq Bras Endocrinol Metabol，2014，58（6）：587-599.

［28］CAKMAK S，UMUR L，KEKLIKCI K，et al. Monostotic Paget's disease of the second metacarpal ［J］. BMJ Case Reports，2015，2015. pii：bcr-2014206877.

［29］APPELMAN-DIJKSTRA N M，PAPAPOULOS S E. Paget's disease of bone ［J］. Best Pract Res Clin Endocrinol Metab，2018，32（5）：657-668.

［30］DONATI D，YIN J Q，COLANGELI M，et al. Clear cell chondrosarcoma of bone: long time follow-up of 18 cases ［J］. Arch Orthop Trauma Surg，2008，128（2）：137-142.

［31］RYU K M，MYUNG N H，SEO P W. Clear cell chondrosarcoma arising from the sternum: a rare tumor in an uncommon location ［J］. Ann Thorac Surg，2012，93（5）：1725-1727.

［32］SHARMA V，VERMA L，CHANDER B，et al. Chondrosarcoma third metacarpal: Diagnosis and management options ［J］. J Cancer Res Ther，2018，14（3）：719-721.

［33］JONES K B，BUCKWALTER J A，MCCARTHY E F. Parosteal osteosarcoma of the thumb metacarpal: a case report ［J］. Iowa Orthop J，2006，26：134-137.

［34］仇志强，廖琦. 骨肉瘤治疗的研究进展 ［J］. 中国修复重建外科杂志，2010，24（12）：1469-1475.

［35］CIERNIK I F，NIEMIERKO A，HARMON D C，et al. Proton-based radiotherapy for unresectable or incompletely resected osteosarcoma ［J］. Cancer，2011，117（19）：4522-4530.

［36］ANDO K，HEYMANN M F，STRESING V，et al. Current therapeutic strategies and novel approaches in osteosarcoma ［J］. Cancers（Basel），2013，5（2）：591-616.

［37］BISHOP M W，JANEWAY K A，GORLICK R. Future directions in the treatment of osteosarcoma ［J］. Curr Opin Pediatr，2016，28（1）：26-33.

［38］GELLER D S，MORRIS J，REVSKAYA E，et al. Targeted therapy of osteosarcoma with radiolabeled monoclonal antibody to an insulin-like growth factor-2 receptor（IGF2R）［J］. Nucl Med Biol，2016，43（12）：812-817.

［39］AZNAB M，HEMATTI M. Evaluation of clinical process in osteosarcoma patients treated with chemotherapy including cisplatin，adriamycin，ifosfamide，and etoposide and determination of the treatment sequels in a long-term 11-year follow-up ［J］. J Cancer Res Ther，2017，13（2）：291-296.

［40］BALAMUTH N J，WOMER R B. Ewing's sarcoma ［J］. Lancet Oncol，2010，11（2）：184-192.

［41］沃尔夫，霍奇基斯，佩德森，等. 格林手外科手术学 ［M］. 田光磊，蒋协远、陈山林，主译. 6版. 北京：人民军医出版社，2012：2027.

第 五 章

神经组织肿瘤

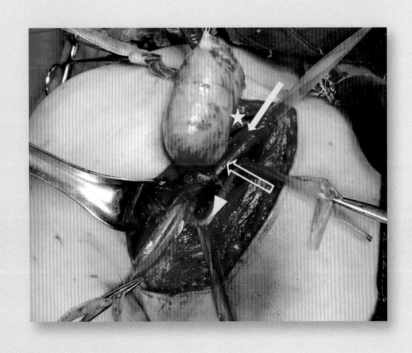

第一节
良性神经组织肿瘤

一、神经鞘瘤

周围神经的基本结构包括轴突（axon）及包绕其外的神经鞘状结构，后者包括神经外膜（epineurium）、神经束膜（perineurium）、神经内膜（endoneurium）以及施万细胞（Schwann cell）组成的髓鞘（myelin sheath）。虽然周围神经肿瘤的种类很多，但常见的病变来源于周围神经鞘瘤（peripheral nerve sheath tumor，PNST），其中良性病变以神经鞘瘤（neurilemmoma）、神经纤维瘤（neurofibroma）多见，两者之间的鉴别主要依赖于对肿瘤细胞组织免疫学、超微结构的检测。当肿瘤细胞的构成表现为施万细胞特点时，肿瘤被命名为施万细胞瘤（Schwannoma，即神经鞘瘤）；当肿瘤细胞的构成表现出的施万细胞特点不明显时，肿瘤被命名为神经纤维瘤。典型的神经鞘瘤是一种有包膜的良性周围神经鞘膜肿瘤，肿瘤细胞在免疫表型和超微结构上具有施万细胞的形态特征。

（一）病因及发病机制

神经鞘瘤的发病机制不明，但可能与 22 号染色体 NF2 基因的改变与缺失有关。对于多发的神经鞘瘤患者，NF2 基因改变相关性更为明显。

（二）临床表现

神经鞘瘤可在任何年龄段发病，但主要发生在成人（30～50 岁），发病率无性别差异。患者主诉为无痛性肿块，有时受累神经支配区有疼痛表现，尤其是多发神经鞘瘤患者。神经鞘瘤几乎全为单个结节型，多发神经鞘瘤极为少见。神经鞘瘤形体大小不一，但在偶然情况下，神经鞘瘤可能很大甚至巨大，特别是生长在骶部、后腹膜及纵隔部位者。当肿瘤直径达到3～4cm时，往往会出现囊性变。肿瘤多发于头颈部及肢体的屈侧。肿瘤多沿粗大神经长轴缓慢生长，容易侵犯脑神经的感觉部分及脊神经根的感觉支配区，运动神经和交感神经较少累及，如肿瘤生长在髓腔内压迫脊髓，可出现运动障碍。体检时，神经干叩击试验（nerve percussion test，Tinel test，即Tinel征）阳性，并向受累神经感觉支配区产生放射痛。

（三）影像学表现

1. MRI检查　表现多为沿粗大神经生长的、质地均匀的、边界清楚的纺锤形肿块，并可以看到神经进出肿块的影像。T1加权像上有比较典型的呈等信号或等低混杂信号，T2加权像上多呈高信号，增强后多为均匀强化。当神经鞘瘤体积较大时，往往会有囊性变，从而使肿瘤的MRI检查表现出质地不均匀、边界不清等不典型表现。MRI检查需要进行增强扫描，可呈现出不均匀或环状强化（图5-1-1）。

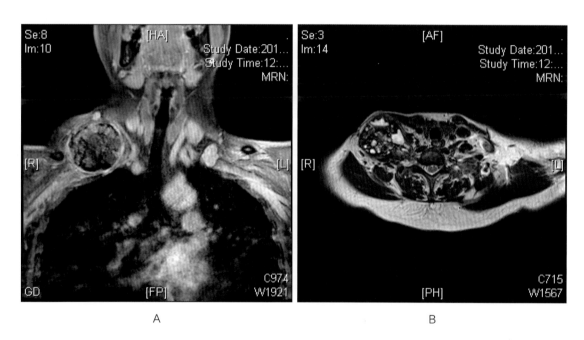

A   B

图5-1-1 神经鞘瘤的MRI表现

A. MRI冠状面脂肪抑制T1加权增强图像可明确肿瘤边界、血供及囊性变范围
B. MRI横断面T2加权像可见肿瘤内部囊性变，质地不均匀

2. 超声检查　高频超声对软组织有较高的辨别力，同时可以沿神经走行方向进行检查，检查图像有较好的连续性。但超声检查对操作者要求较高，操作者有无经验对检查结果的准确性影响很大。超声检查可见神经鞘瘤沿神经长轴偏心性生长，纺锤样形态，质地均匀；如有囊性变，可见实质性肿块内出现大小不一的液性暗区，其内无或偶有神经纤维通过。受累神经在肿块两端呈现鼠尾征，神经纤维被肿块挤向一侧（图5-1-2）。

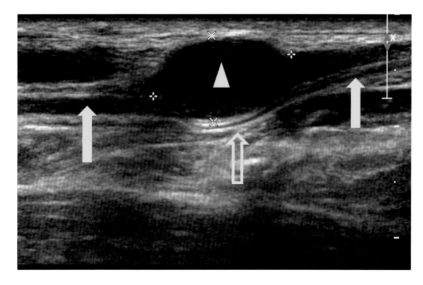

图5-1-2 神经鞘瘤的超声影像

▲ 为偏心性生长的神经鞘瘤
▮ 代表神经鞘瘤远近端神经呈鼠尾征
⬆ 为被肿块挤压至一侧的神经纤维

（四）组织病理学表现

1. **肉眼观察** 典型的神经鞘瘤是一种良性的、有包膜的、来源于神经鞘状结构的肿瘤。

2. **电镜检查** 神经鞘瘤的明确诊断依靠细胞的超微结构及免疫检测，需证实细胞来源为施万细胞。在组织学上神经鞘瘤常分为 Antoni A 和 Antoni B 两种结构。Antoni A 区域的特点为主要由大量梭形细胞呈栅栏样排列组成，有时细胞围绕透明中心呈涡轮状排列，形成 Verocay 小体，这些细胞免疫组化检测 S-100 多为阳性。Antoni B 区域的特点为细胞结构较少，具有水肿的特征，细胞分布稀疏，间距较大，血管壁较厚，并有透明样或黏液瘤样变。

电镜检查在神经鞘瘤的诊断中并非必须，但可以较好地分辨出 Antoni A 和 Antoni B 区的组织结构。

（五）诊断及鉴别诊断

1. **脂肪瘤** 多见于老年患者，躯干较四肢多见。脂肪瘤多位于皮下，位于深部肌间隙的脂肪瘤多呈分叶状生长，可以长到很大才被发现。脂肪瘤质地均匀偏软，活动度较好，边界清楚，无沿神经走行方向生长的规律。叩击肿块无 Tinel 征表现。MRI 脂肪抑制序列能够很好地分辨神经鞘瘤与脂肪瘤。

2. **局部神经纤维瘤** 神经纤维瘤是周围神经中第二多见类型的肿瘤。多发肿瘤与 NF1 基因有关。肿瘤可侵犯局部神经，呈纺锤样生长，肿瘤大小不一。肿瘤如位于浅表部分，表现为肿块；如位于深部，则易引起疼痛或放射痛；如位于椎间孔神经根，会呈哑铃状生长。该类病变恶变少见。术中发现神经纤维瘤与神经纤维混合在一起生长，不能将肿瘤与神经纤维分开。术前超声检查可以明显看到神经纤维通过肿瘤，易与神经鞘瘤相鉴别。

3. **神经内囊肿** 为少见的周围神经良性肿瘤，其形成可能与关节液沿神经的关节支倒灌入主干神经有关。临床上囊肿沿神经长轴生长，逐渐变大，直至发生感觉、运动障碍时才被发现。术中发现囊肿沿神经外膜下呈纺锤样增大，囊肿内均为液体，可向神经远近段延伸。结扎切断关节支，切开神经外膜引流，多能获得较好的功能恢复。超声检查及 MRI 检查均能较清晰地分辨神经内囊肿与神经鞘瘤。

（六）治疗

手术是治疗神经鞘瘤的首选方法。

1. **手术适应证** 对于诊断明确的神经鞘瘤，都可择期进行手术治疗。对于肿块较大或者短期增大明显、伴有疼痛等症状的患者，更应及时手术治疗。

2. **手术方法** 根据神经鞘瘤累及的神经部位，可以选择不同的麻醉方法，如臂丛神经阻滞麻醉或全身麻醉。手术切口应沿神经走行的长轴切开，仔细分离，显露受累神经，尽量将神经鞘瘤远近端的神经游离后标记。由于肿瘤多呈偏心性生长，找到神经鞘瘤表面神经纤维通过较少的区域，纵行逐层切开神经外膜、束膜，将肿瘤像剥洋葱皮样自包膜内钝性剥除，保留受累神经的功能。如肿瘤切除不完全，会发生缓慢的复发，但仍有可能剥除肿瘤。对于巨大的肿瘤，由于有局部复发的倾向，可考虑将受累部分神经束一并切除。肿瘤剥除后的包膜内往往出血较多，需要压迫止血，而不是盲目地用电刀烧灼止血。待出血较少后，用双极电凝小心止血，避免损伤神经纤维而造成相应的功能障碍。

3. **典型病例**

患者，男性，发现右锁骨下无痛性肿块渐进性增大。体格检查：右锁骨下区深面可扪及大小为 5cm×5cm 的肿块，质地中等，较固定，边界清。叩击肿块，Tinel 征阳性，向前臂背侧放射。影像学检查：MRI 平扫＋增强，超声检查。术中沿三角肌、胸大肌间沟做锁骨下切口，保护头静脉，切断胸小肌，于三角肌、胸大肌间隙显露锁骨下臂丛神经，分别游离出臂丛神经内、外侧束，并予以标记，见肿瘤起源于后侧束的桡神经。游离神经鞘瘤两端的桡神经，将神经鞘瘤完整暴露后，沿神经长轴，在神经纤维较少通过的区域切开神经外膜、束膜，将神经鞘瘤完整地剥除，保留桡神经的连续性（图5-1-3）。术中肌电图证实右侧桡神经功能良好。

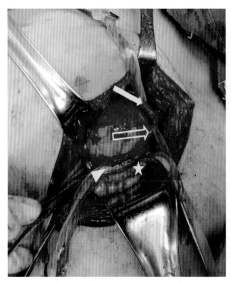 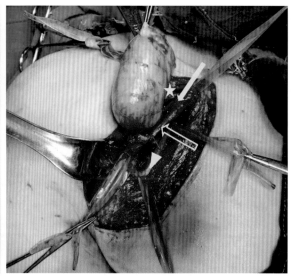

A B

图5-1-3 右锁骨下神经鞘瘤术中

▲ 为臂丛神经内侧束　☆ 为臂丛神经外侧束　⟹ 为神经鞘瘤近端腋神经　⟸ 为神经鞘瘤近端桡神经

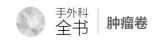

4. 注意事项

（1）手术切口：手术应沿神经长轴（一般为肢体长轴）方向切开，一方面便于术中暴露神经鞘瘤、受累神经及其周围组织；另一方面如果术后病理提示为恶性病变，可以进行扩大切除手术。

（2）术中病理：术中进行的冰冻病理学检查不能作为最后的诊断依据，软组织来源的肿瘤很难仅依靠形态学特点进行病理诊断，需要等待术后石蜡切片、免疫组化，甚至电镜检查、基因检测，方能确诊。

（3）肿瘤剥除：术中需像剥洋葱皮样将肿瘤摘除，保留肿瘤包膜，这点至关重要。未受累的神经纤维走行于包膜表面，保留包膜可以最大限度地减少对神经纤维的损害，而肿瘤的偏心性生长也为操作提供了可能。术中不能将主干神经与肿瘤一同切除，否则术后会造成相应肢体功能障碍。但偶有受累明显的神经纤维可以切除。

5. 后续治疗　术后患肢需要制动，加压包扎2～3天，防止囊内出血。随后可以进行日常活动，但避免用力，防止囊内再次出血。神经鞘瘤如累及交感神经，不仅神经症状较重，而且有较高的复发率。神经鞘瘤恶变者很少见。

二、神经纤维瘤

神经纤维瘤（neurofibroma）是一种良性的周围神经鞘膜肿瘤，由施万细胞、神经束膜样细胞、成纤维细胞以及介于神经束膜样细胞和其他细胞之间的移行细胞混合组成，肿瘤内常夹杂残留的有髓或无髓神经纤维。

（一）病因及发病机制

与NF1基因相关的神经纤维瘤可能与NF1基因功能丢失或缺失有关，典型的病变包括Ⅰ型神经纤维瘤病；与NF1基因无关的神经纤维瘤可能与NF1基因功能改变有关。

（二）临床表现

临床上，神经纤维瘤的表现具有多样性。根据病变累及的部位，可将神经纤维瘤分为四类：

1. 局限性或弥散性皮肤神经纤维瘤　该肿瘤是最常见的一种神经纤维瘤。肿瘤可以单发或多发，累及皮肤或皮下组织。肿瘤多高出皮肤表面，呈结节状、黏液状。肿瘤无痛，生长缓慢，可移动，大小多在1～2cm。90%的患者为单发肿瘤，与NF1基因无关，发病年龄为20～30岁。与NF1基因有关的患者，发病于青春期，肿瘤往往多发，有色素沉着，伴有牛奶咖啡斑。局限性皮肤神经纤维瘤未见恶变者；弥散性皮肤神经纤维瘤多发生于儿童或青少年，好发于颈部、头部。与NF1基因相关的其他病变表现多与局限性皮肤神经纤维瘤有关，但肿瘤面积更大，恶变罕见。

2. 局限性神经内神经纤维瘤　该肿瘤是神经纤维瘤中发病第二多见的。肿瘤可侵犯局部神经，呈纺锤样生长，肿瘤大小不一。多发肿瘤与NF1基因有关。如肿瘤位于浅表部分，表现为肿块；如位于深部，则引起疼痛或放射痛；如位于椎间孔神经根，则呈哑铃状生长。该类病变恶变少见。

3. 丛状神经纤维瘤　该类患者往往有家族史，与NF1基因有关。受累神经往往较粗大。当受累神经为臂丛神经或骶丛神经等分支较多的神经时，神经表现为一团蠕虫样的病变；当受累神经为单根神经时，神经表现为增粗的绳状病变。该类病变有恶变的可能。

4. **软组织巨块型神经纤维瘤**　与NF1基因相关，是四种类型中最少见的。肿瘤侵及皮肤及肌肉软组织时，可以巨大如帽状，覆盖整个肩关节，累及整个肢体时可形成局灶性巨肢症（图5-1-4）。该类肿瘤较少恶变。

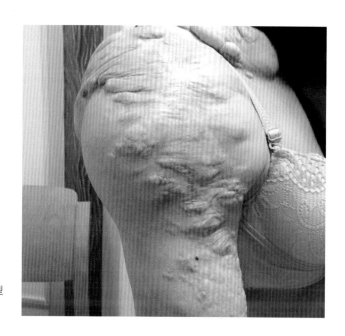

图5-1-4　右肩部软组织巨块型神经纤维瘤

（三）影像学表现

1. **MRI检查**　孤立的神经纤维瘤以等密度伴有显著强化的结节样肿块为特征；丛状神经纤维瘤为多分叶状肿块，T1加权像为等信号，T2加权像为高信号，中度强化为其特点。

2. **超声检查**　局限性神经内神经纤维瘤的超声检查可表现为单发或多发的肿块，肿块两端与神经束相连，并可见神经纤维从中央穿过，肿瘤不易出现囊性变（图5-1-5）。

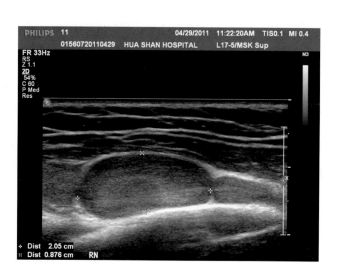

图5-1-5　局限性神经内神经纤维瘤超声影像，可见神经纤维穿过肿瘤中央

（四）组织病理学表现

神经纤维瘤是一种良性的神经鞘状结构肿瘤，细胞来源有多种，如施万细胞、神经束膜样细胞、成纤维细胞，或以其中一种细胞为主。肿瘤内含有大量胶原组织，有髓或无髓神经纤维散发于肿瘤中。多发的神经纤维瘤可表现为雷克林豪森病（von Recklinghausen disease，即Recklinghausen病），多与NF1基因有关。

（五）诊断及鉴别诊断

1. 神经鞘瘤　经典的神经鞘瘤由施万细胞组成，沿神经长轴偏心性生长，神经纤维多被挤压在神经一侧。肿瘤边界清楚，包膜完整，多为单个，易发生囊性变，对神经功能影响较小。手术采用切开包膜将肿瘤剥除，一般不影响神经功能。

2. 恶性神经鞘瘤　该病是起源于神经或神经鞘膜组织不同细胞来源的恶性肿瘤。沿神经侵袭性生长，肿瘤增大速度较快，形状不规则，边界不清，多伴有疼痛、坏死，影响受累神经功能。手术多需扩大根治性切除，甚至截肢，影响受累神经甚至肢体功能。肿瘤易局部复发和转移，预后不佳。

3. 神经束膜瘤　来源于神经束膜细胞的罕见肿瘤。病程缓慢，受累神经呈梭形增大，出现部分或全部功能受损。手术时可见神经束均匀增粗，呈瘤样。组织病理学可见特征性的洋葱头样结构。

（六）治疗

不同类型的神经纤维瘤由于临床表现存在很大不同，因此治疗方案各不相同。皮肤局部或散在的神经纤维瘤可通过手术切除治疗，不会引起神经功能障碍。但肿瘤如果体积较大，只能部分切除。

累及神经的局限性神经内神经纤维瘤、丛状神经纤维瘤完整或大部分切除，均有可能引起相应的神经功能障碍。部分神经纤维瘤切除有时会出现疼痛或肿瘤生长加速。尽管该病恶变风险不大，但肿瘤持续增大伴有疼痛时，提示转变为恶性周围神经鞘瘤的可能（图5-1-6）。

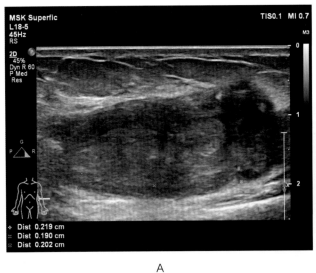
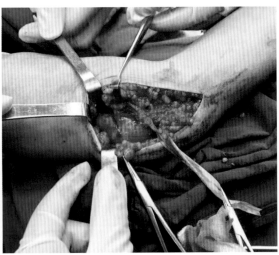

A　　　　　　　　　　　　　　　　　B

图5-1-6　尺神经纤维瘤

A. 术前尺神经超声影像　B. 术中所见：神经行于肿瘤偏下，与肿瘤不能区分

（陈琳）

三、颗粒细胞瘤

颗粒细胞瘤（granular cell tumor，GCT）是一种少见的肿瘤，因其肿瘤细胞胞浆呈颗粒状而命名，又名颗粒细胞神经鞘瘤、颗粒细胞神经纤维。可发生于任何年龄，常见于40～60岁的成人，女性较男性多见。最好发于头颈部，尤其是舌部，其他好发部位有躯干及四肢，全身部位均可发生，包括喉、食管、胃肠道及膀胱等黏膜部位的病变也有报告。颗粒细胞瘤包括良性颗粒细胞瘤（benign granular cell tumor，BGCT）和恶性颗粒细胞瘤（malignant granular cell tumor，MGCT）两种类型，恶性颗粒细胞瘤较为罕见。

（一）病因及发病机制

颗粒细胞瘤的发病原因尚不明确，可能与环境因素、遗传因素、饮食因素有一定关联。

（二）临床表现

颗粒细胞瘤相当少见，可见于各年龄组，通常发生于成人，以40～60岁为多。大多数病例位于头颈部，舌为最常见的部位之一，其次为躯干及四肢，也可侵及内脏器官如胃肠道、呼吸道、乳腺及骨骼肌等。良性颗粒细胞瘤通常为小而散在的淡黄色硬固结节，直径1～2cm，有时可以更大；表面通常光滑发亮，有时可形成溃疡；一般无自觉症状，少数患者有阵发性钝痛；虽然在某一部位可发生不止一个损害，但多发于各处者却极为罕见，90%的病例肿瘤呈单发性。1%～2%的颗粒细胞瘤呈恶性，通常为迅速增长的结节，常发生溃疡；可发生广泛性邻近组织受累和淋巴结转移，影响邻近组织时，可出现一些相关症状。

（三）影像学表现

1. CT和MRI检查　可评价颗粒细胞瘤的深度及大小，有助于识别微小或隐匿的局部或远隔转移灶，可以了解肿瘤发生的部位、侵犯深度以及是否多发生长、有无远隔转移等。

2. 彩色多普勒超声检查　颗粒细胞瘤的声像图表现多样，可呈圆形或类圆形，边界清楚，也可边界不清，呈分叶状或不规则针刺样边缘。

（四）组织病理学表现

1. 肉眼观察　大体上多数为单发肿块，无包膜，边界可清晰或有局部浸润，通常体积较小，质地较硬，切面呈灰白色或灰黄色。

2. 显微镜检查　组织特点为真皮内和皮下组织内边界不清的肿块，瘤细胞较大，呈多角形，形成巢状和索状。细胞具有丰富的细颗粒状、淡嗜酸性胞浆，细胞核小而圆，位于细胞中央，核分裂象罕见或无，其上表皮常呈明显上皮瘤样增生。胞浆内颗粒PAS反应阳性，耐淀粉酶。电镜下胞浆内颗粒被膜为溶酶体和自噬体。免疫组化染色：细胞对S-100、CD57（leu-7）、NSE、Vim和周围神经髓磷脂蛋白呈阳性反应。

（五）诊断及鉴别诊断

1. 鳞状细胞癌　癌细胞内虽偶见颗粒，但电镜下有颗粒，颗粒PAS反应阴性。

2. 颗粒细胞基底细胞癌　颗粒PAS反应虽也呈阳性，但颗粒细胞的细胞核偏向一侧，肿瘤细胞团周边基底样细胞排列成栅栏状。

（六）治疗

结合临床表现及病理变化采用外科手术局部广泛切除，必要时加区域淋巴结清扫为最主要的治疗手段，切除后密切随访。对于体积较大的颗粒细胞瘤，考虑到有潜在恶性或易复发的倾向，需要扩大切除范围。

1. 手术适应证 颗粒细胞瘤以手术切除或扩大切除为主。对于畸形严重、肢体功能丧失或有恶变倾向者可行截肢术，并定期复查，防止复发。

2. 手术方法 上肢的颗粒细胞瘤可采用臂丛神经阻滞麻醉或局部麻醉，如需行区域淋巴结清扫，可采用全身麻醉。手术切口应根据病变的部位和大小，尽量避免影响肢体功能。颗粒细胞瘤以手术切除为主，对于体积较大的良性颗粒细胞瘤，考虑到有潜在恶性或易复发的倾向，可能需要扩大切除范围。恶性颗粒细胞瘤必须做局部广泛的切除手术，因为肿瘤也容易通过淋巴管道转移，所以必要时应加上区域淋巴结清扫。

3. 典型病例

患者，男性，32岁，发现右上肢肿块半年。查体：右上肢可见肿块，突出皮面，边界不清，有轻度压痛（图5-1-7A、B）。手术操作：肿块边界不清，沿肿块周围组织（包括少量皮肤）进行彻底切除，送病理室检查。术中所见：带皮组织块大小为5.5cm×4.5cm×3cm，皮瓣大小为3.6cm×1.5cm，切面可见一大小为3.4cm×2.6cm×1.8cm的结节，灰白色实性，质地中等。病理表现：肿瘤呈巢片状排列，胞浆丰富，嗜酸性，颗粒状，细胞核呈圆形或卵圆形，可见核仁，间质纤维组织增生（图5-1-7C、D）。诊断：右上肢颗粒细胞瘤。

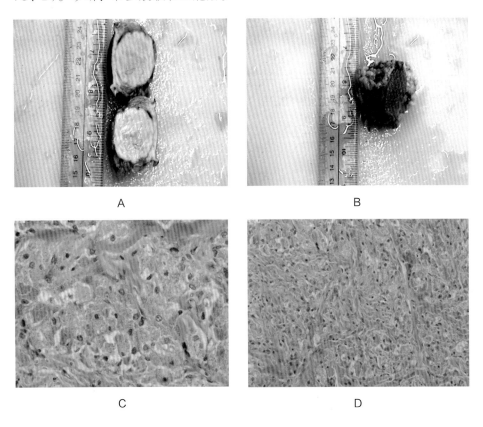

A   B

C   D

图5-1-7 颗粒细胞瘤

A、B. 肿瘤外观 C、D. 病理表现

4. 注意事项

（1）术中行冰冻组织切片检查，若怀疑肿瘤为恶性，需要扩大切除范围，必要时应加上区域淋巴结清扫。

（2）若病变发生在肢体处、手指部，原则上选用手指侧正中切口，屈侧选用横切口或Z形切口；手掌部尽量利用掌横纹处切口，切口线绝对不能与掌横纹垂直交叉；手背部同样选用横切口、L形切口、Z形切口或弧形切口。

（3）对于畸形严重、肢体功能丧失或有恶变倾向者，可行截肢术。

5. 后续治疗　对于体积较大的颗粒细胞瘤，考虑到有潜在恶性或易复发的倾向，可每隔3～6个月复查一次。若术后复发，病变为良性，可再次手术。

四、神经鞘瘤病

神经鞘瘤病（Schwannomatosis）是一种综合征，表现为皮下多发的神经鞘瘤，多为丛状神经鞘瘤，伴有听觉减退和颅内肿瘤。目前国内报告的神经鞘瘤大多为单发的神经鞘瘤，而累及全身多个系统的神经鞘瘤病罕见报告。神经鞘瘤病在临床上比较罕见，1973年由NiiMura首先报告，并将其命名为神经鞘瘤病。其主要特征包括皮肤多发神经鞘瘤、中枢神经系统肿瘤和神经系统各种缺陷。皮损表现为皮肤散在的丘疹、结节、斑块等，直径0.5～1.5cm或更大，皮肤呈正常颜色或淡褐色，质地软或硬，好发于头皮、前额、腹部等部位，多为丛状神经鞘瘤。中枢神经系统肿瘤主要为颅内肿瘤，常见脑膜瘤、星形细胞瘤或其他胶质瘤、神经鞘瘤等。神经系统缺陷有听力减退、耳鸣以及肌肉萎缩等。

（一）病因及发病机制

神经鞘瘤病的发病原因尚不清楚，为一种良性肿瘤综合征。有研究表明，神经鞘瘤病是常染色体显性遗传病，目前尚没有神经鞘瘤病的基因检测和产前核型分析方法。

（二）临床表现

散发的神经鞘瘤可以发生于各个年龄阶段，发病高峰是30～60岁，种族和性别特征尚不清楚。最常见的部位是头部、颈部和肢体的屈侧。感觉神经根的发生率远高于运动神经根和交感神经根。多发神经鞘瘤常伴有Carney综合征（常染色体显性遗传综合征，包括散在的皮肤色素沉着、黏液瘤和内分泌肿瘤），还伴有多发鞘瘤综合征、多发痣以及多发阴道平滑肌瘤。本病病程缓慢，属良性病变，其临床表现除听力减退外，随肿瘤的大小、发病部位而异。当皮肤神经鞘瘤累及周围神经时，表现为多发的皮肤咖啡斑和丛状皮下神经纤维瘤，可伴有压痛或疼痛；当颅内肿瘤压迫神经组织时，可出现感觉或运动障碍等症状。

（三）影像学表现

1. MRI检查　神经鞘瘤病在MRI上主要表现为多发的、散在的、边界较清楚的圆形或卵圆形肿瘤，在肢体沿周围神经干走行方向生长，或在椎旁神经根，可有靶征、神经出入征、脂肪尾征等。

2. 彩色多普勒超声检查　超声可见瘤体与低回声状神经干相延续，通过瘤体两端仔细查找，

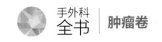

可见典型的束状神经干回声（或轻度水肿增粗，或受压变细）。

（四）组织病理学表现

1. 肉眼观察 有完整的包膜，切面呈囊实性，实性区域呈灰白色或灰黄色，质略脆。

2. 显微镜检查 神经鞘瘤是由组成神经髓鞘的施万细胞起源的肿瘤。镜下观察见肿块由大小不一的圆形和卵圆形结节组成，结节之间为纤维结缔组织间隔；结节由短束状平行排列的梭形细胞组成，细胞核呈梭形，一端尖细，核仁不明显。细胞质丰富，嗜伊红淡染，细胞边界不清，可见栅栏状排列、洋葱皮样结构和较多Verocay小体结构。

（五）诊断及鉴别诊断

本病主要与Ⅱ型神经纤维瘤病进行鉴别。Ⅱ型神经纤维瘤病也称中枢型神经纤维瘤或双侧性听神经纤维瘤病，属常染色体显性遗传性疾病，具有直系亲属家族史。以往报告多将神经鞘瘤病归为Ⅱ型神经纤维瘤病，认为神经鞘瘤病与Ⅱ型神经纤维瘤病有重叠。但近年来研究表明，两者在临床表现、组织病理学、分子遗传学等方面均有显著差别。

（六）治疗

本病在治疗上以手术切除为主。由于典型的神经鞘瘤有完整的包膜，一般完整切除并不困难。对恶性神经鞘瘤，应辅以放疗和化疗。颅内肿瘤出现压迫症状时，也应尽早切除。

1. 手术适应证 当皮肤肿瘤引起疼痛或影响美观时，可完整切除；当压迫神经引起肢体感觉运动障碍时，应尽早完整切除，尽可能保留神经功能。如果肿瘤在短时间内迅速增大，疼痛加剧，应警惕恶变的可能，尽早行根治性切除，术后定期复查，防止恶变。

2. 手术方法 手部的神经鞘瘤病可采用臂丛神经阻滞麻醉；多发性的躯干或肢体神经鞘瘤病可采用全身麻醉。手术切口应根据病变的部位和大小，按手外科原则选择切口；肿瘤与神经关系密切，术中应注意保护神经束支的完整性。一般沿肿瘤表面顺行切开包膜，分离神经纤维束，剥离并切除肿瘤，可保留肿瘤表面的神经纤维束。

3. 注意事项

（1）术中行冰冻组织切片检查，若怀疑肿瘤为恶性，可关闭切口，待病理结果确定后再进一步治疗。

（2）若病变发生在感觉神经或运动神经，手术时应避免损伤神经。

4. 后续治疗 神经鞘瘤病在切除肿瘤后，应注意检查肢体的感觉和运动功能情况。如果肿瘤有潜在恶变或易复发的倾向，可每隔3～6个月复查一次。

五、创伤性神经瘤

创伤性神经瘤（traumatic neuroma）是外周神经受损时，因多种原因导致再生轴突不能到达远端，断端与增生的结缔组织混杂在一起，卷曲成瘤状，可发生顽固性疼痛。Other于1811年首先描述了周围神经部分损伤或完全切断后近断端肿胀、增大，形成创伤性神经瘤。创伤性神经瘤往往引起疼痛、感觉异常，导致功能障碍，但并非所有神经瘤都引起疼痛、感觉异常。

（一）病因及发病机制

关于创伤性神经瘤形成的具体分子生理机制，至今未明。有研究表明，神经生长因子（nerve

growth factor，NGF）可能在创伤性神经瘤的形成过程中起着重要作用。周围神经损伤后，其神经元的存活及轴突的再生有赖于多种神经营养因子。在神经损伤形成创伤性神经瘤的过程中，在局部神经再生和沃勒变性（Wallerian degeneration，WD）交叠共存的状态下，神经营养因子及其受体在创伤性神经瘤形成的早期起着重要作用，神经生长因子及其受体p75开始表达，且呈上调趋势。施万细胞是神经轴突再生必不可少的物质基础，也是分泌神经生长因子的主要细胞。当神经再生因某种原因延迟时，施万细胞就会对轴突再生反应的敏感性下降，增生数量也会进行性减少。久而久之，因神经纤维再生的速度明显慢于瘢痕组织的生长，纤维结缔组织不断长入、增生，逐渐增大，就形成了创伤性神经瘤。

（二）临床表现

当神经被切断后，其近端与远端均发生退行性变，神经纤维再生的速度明显慢于瘢痕组织的生长，纤维结缔组织不断长入、增生，逐渐增大，形成创伤性神经瘤。因神经瘤内无正常神经纤维通过，故造成神经支配区域运动、感觉功能障碍，并因瘢痕压迫断端再生的神经纤维而出现疼痛过敏和反射疼痛，严重者可出现顽固性残端疼痛，但并非所有创伤性神经瘤都引起疼痛、感觉异常。

（三）影像学表现

彩色多普勒超声检查可根据神经的连续性是否存在，分为神经不完全损伤性神经瘤和神经完全离断性神经瘤。神经不完全损伤性神经瘤表现为：纵切面显示神经外膜的条状强回声及神经束线性回声连续或部分中断，内部线性回声不清，损伤的近端部分膨出，呈梭状强回声，前后径明显小于长径；或近端与远端都可见部分膨出，两端之间可见一线样低回声相连，呈驼峰状低回声，分布不均匀，其两端自然延续的神经近端也呈低回声。横断面连续扫查，神经瘤表现为神经横断面突然增大，内部点状回声消失，伴有或不伴有周围软组织粘连。神经完全离断性神经瘤表现为：纵切时神经外膜的条状强回声及神经束线性强回声连续性完全中断，损伤区为紊乱的无回声或低回声结构，神经近端直径增粗，呈粗糙的梭状低回声，分布欠均匀；正常神经的线性回声消失，伴有或不伴有周围软组织粘连；横断面连续扫查，神经瘤表现为神经横断面突然增大，内部点状回声消失，与周围软组织边界欠清晰。若为残端神经瘤，神经的末端局部膨出，呈梭状低回声，与周围软组织粘连。彩色多普勒于瘤体内均未见明确的血流信号。

（四）组织病理学表现

1. 肉眼观察　神经损伤近端或远端可见明显的神经瘤形成，质地硬，创伤性神经瘤无明确的神经外膜及神经束结构，表面被瘢痕组织包裹。

2. 显微镜检查　创伤性神经瘤主要由增生的胶原纤维和再生神经纤维组成，在神经瘤远端的再生神经纤维数量较少，每个神经束内有髓神经纤维，数量差异较大，有的几乎无神经纤维通过而被增生的胶原纤维所填充。神经瘤远端的这些病理表现可能是由于损伤处大量胶原纤维增生，阻碍了近端某些再生神经纤维长入远端；也可能与再生神经纤维错向生长，使远端神经束内的神经纤维分布不均有关。由于长入远端神经内膜管的再生神经纤维数量较少，故随着失神经的时间延长，神经内膜管将进行性塌陷，最终被胶原纤维取代。

透射电镜观察表明，神经瘤远、近端及中央段的有髓神经纤维的髓鞘板层数差异很大，神经瘤内常见脱髓鞘病变，提示再生神经纤维的成熟度不一致，且再生神经纤维即便长入远端神经内膜管，仍可因局部瘢痕组织卡压而出现继发性损害。

（五）诊断及鉴别诊断

1. **神经纤维瘤** 神经纤维瘤为常染色体显性遗传疾病，系外胚层和中胚层组织发生障碍所致。其特点是多系统、多器官受累，以中枢神经系统最为明显，可引起多种肿瘤，如错构瘤、神经纤维瘤、脑膜瘤及胶质瘤等，多灶性是其最常见的病理特点。

2. **神经鞘瘤** 又名施万细胞瘤，是由周围神经的神经鞘（nerve sheath，又称施万鞘）所形成的肿瘤，也有人称之为神经瘤，为良性肿瘤。发生于前庭神经或蜗神经时，也被称为听神经瘤。发病年龄多为30～40岁，无明显性别差异，常发生于脊神经后根。如肿瘤较大，可有2～3个神经根黏附或被埋入肿瘤中。神经根粗大，也可多发于几个脊神经根。少数患者可伴多发性神经纤维瘤，可见患者皮肤上有咖啡色素斑沉着及多发性小结节状肿瘤。脊髓神经鞘瘤的大小通常为2～3cm。

（六）治疗

创伤性神经瘤的形成往往有明确的外伤史，痛性神经瘤形成后，其治疗目的是解除疼痛、恢复功能。

1. **手术适应证** 创伤性神经瘤形成后出现疼痛、功能丧失症状，若出现逐渐加重趋势，应考虑手术治疗。

2. **手术方法** 创伤性神经瘤切除后复发率高，对神经残端可采取多种干预措施，以预防其复发。

（1）神经瘤置入骨内术：将神经瘤或神经残端移至骨髓腔内，可以避免各种刺激并抑制神经瘤的形成，从而使症状消失。

（2）神经瘤置入肌内术：将神经瘤切除后，把神经残端埋入肌肉内，使神经残端避开瘢痕及外部压力、创伤的刺激，从而使症状解除。

（3）神经瘤切除并重建其连续性：将神经残端分成两根，端端外膜下缝合，并在其一端距吻合口近端1cm处再切断神经束，行外膜缝合，此为神经干自行移植术。

（4）神经残端封闭术。

（5）皮瓣修复：将原来被瘢痕组织包绕的神经瘤置于柔软的脂肪组织床中，既减少了刺激，又改善了血供，从而使症状减轻或消失。局部及游离皮瓣虽已广泛用于手指痛性神经瘤的治疗，且效果良好，但需要复杂的外科技术，不应列为第一选择。

3. **注意事项**

（1）创伤性神经瘤切除后复发率高，术后应妥善处理其残端以减少复发率。

（2）切除神经瘤体后，应观察创面是否为正常的神经纤维组织。

（3）重建神经连续性时，若神经张力过大，宜采用神经移植。

4. **后续治疗** 术后定期复查，B超检查可了解创伤性神经瘤是否复发及神经连续性是否存在，肌电图检查可了解神经功能的恢复情况。

（庄永青）

六、肥大性间质性多发性神经病（Dejerine-Sottas病）

肥大性间质性多发性神经病（hypertrophic interstitial polyneuropathy）又称德热里纳-索塔斯病（Dejerine-Sottas病，Dejerine-Sottas disease，DSD），由Dejerine和Sottas于1893年首先报告，临床比较罕见。一般患者常就诊于神经内科。

（一）病因及发病机制

该病是一种遗传异质性周围神经病，多数为常染色体隐性遗传，少数为常染色体显性遗传。目前已证实周围髓鞘蛋白22（PMP22）基因、早期生长应答基因（EGR2/Krox-20）与该病的发生有关。但基因突变如何导致该病的发生还未完全明确，有待进一步研究证实。

（二）临床表现

肥大性间质性多发性神经病多在幼年起病，常表现为双下肢无力，发育迟缓，呈对称性远端肌萎缩，并逐渐向肢体近端扩展，以后上肢也可受累。四肢末端深、浅感觉障碍，腱反射减弱或消失。常见弓形足、马蹄内翻足、爪形趾等畸形。在疾病早期，周围神经近端尤其是神经根先受累，故此时触诊周围神经并不粗大，后期可触及粗大的神经，无触痛。

（三）辅助检查

疾病晚期，彩色多普勒超声或MRI检查可发现周围神经增粗，神经肌电图检测可发现神经传导速度减慢。

（四）诊断及鉴别诊断

目前大家公认的肥大性间质性多发性神经病的特征是：

1. 2岁前发病，父母均正常。

2. 临床症状重，病情进展快，运动、感觉功能均受损。

3. 神经传导速度非常缓慢，运动神经传导速度<12m/s。

4. 神经活检显示严重的脱髓鞘改变，髓鞘形成低下，多数患者髓鞘再生呈葱头样肥大。

在鉴别诊断方面，需要与获得性周围神经炎症性脱髓鞘性疾病进行鉴别，包括慢性炎性脱髓鞘性多发性神经病（chronic inflammatory demyelinating polyneuropathy，CIDP）、麻风病和梅毒等。

（五）治疗

本病病程长、进展缓慢，且预后不良。目前无肯定有效的治疗方法，可给予维生素B_1、维生素B_6、维生素B_{12}、辅酶A、ATP等，也可早期应用激素。尚未见有关手术治疗该病的文献报告。

七、神经内脂肪纤维瘤

神经内脂肪纤维瘤（intraneural lipofibroma），又叫纤维脂肪过度增生、纤维脂肪增生、良性神经内脂肪瘤等。好发于上肢远端的周围神经，尤其是手腕与手掌部的正中神经。该病临床报告较少，治疗上也存有争议。

（一）病因及发病机制

目前对于神经内脂肪纤维瘤的病因和发病机制尚不清楚，通常认为可能是一种先天性疾病，因为有部分患者出生时肿瘤就已经存在；也可能是一种发育性疾病，因为可以随着年龄的增长，肿瘤继续生长，无论是直径还是长度都有所增大，进而出现腕管综合征。手术松解腕管后，神经症状虽然缓解，但是肿瘤继续生长。

（二）临床表现

神经内脂肪纤维瘤常见于正中神经的腕段及手掌段，追问病史，多数在婴幼儿时手腕及手掌部就有无痛性肿块。该肿瘤生长在神经上，呈纺锤状，边界清楚，神经外膜完整，内含大量脂肪纤维组织增生，神经束粗细正常。组织学检查显示，神经外膜与束膜完整，神经束间有大量脂肪纤维组织增生，说明该肿瘤可能是一种先天性良性肿瘤（图5-1-8）。该病可同时伴发巨指症、腕管综合征、血管畸形、骨软骨瘤等。

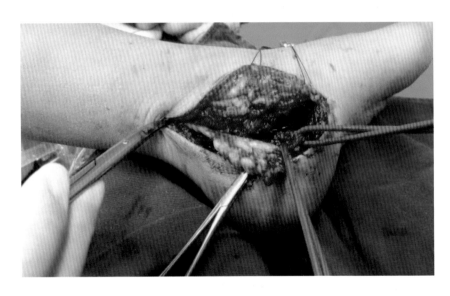

图 5-1-8　胫神经内脂肪纤维瘤
（踝管内）

（三）影像学表现

神经内脂肪纤维瘤的彩色多普勒超声常提示沿神经走行方向一致的、密度均匀的中等回声肿块。MRI对正中神经内脂肪纤维瘤的术前诊断有一定的帮助，在T1和T2加权旋转回声成像检查中显示：肿块内可见神经束周围组织纤维化的低强度信号匍行样结构。据此，可与神经纤维瘤及神经鞘瘤相区别。

（四）组织病理学表现

神经内脂肪纤维瘤的组织学特点是：由脂肪细胞和纤维组织组成的纤维脂肪结缔组织增生，有完整的包膜，这种组织增生浸润至神经束间并与之紧密相连，不能予以分离；胶原纤维呈同心板状排列。病理结果显示：神经外膜、束膜、神经内有大量的脂肪浸润。

（五）诊断及鉴别诊断

神经内脂肪纤维瘤是神经外膜内大量脂肪、纤维组织异常增生，其中神经纤维是正常的。本病好发于正中神经，少数肿瘤发生在尺神经、桡神经以及腓肠神经等。有文献报告，好发于儿童期和青少年，患者通常表现为无痛性肿块，逐渐增大，或者侵袭神经支配区域而感觉异常。部分合并巨指（趾）畸形者需与先天性瘤样脂肪组织增生以及局部肢体肥大相鉴别。巨指（趾）畸形是神经生长异常所致，以手指或足趾体积增大为特征的先天性畸形，在四肢先天性畸形中的发生率很低，约为0.9%。先天性巨指（趾）畸形根据体积大小以分型治疗为佳：轻型选用软组织手术，中型选用骨组织手术，重型选用截指（趾）术。CT、MRI对神经内脂肪纤维瘤的术前诊断起到一定的作用，最终诊断取决于手术中所见及术后病理学检查。

根据上述临床特征，复旦大学附属华山医院王涛等对正中神经内脂肪纤维瘤提出四点诊断依据：

1. 手腕、掌部在幼年时出现无痛性肿块。

2. MRI检查提示正中神经的神经束周围组织有低强度信号葡行样结构。

3. 手术发现正中神经上的肿瘤呈纺锤状，边界清楚，神经外膜完整，肿瘤内大量脂肪纤维组织增生，神经束粗细正常，可初步诊断为该病。

4. 组织学检查如显示神经外膜与束膜完整，神经束间大量脂肪纤维组织增生，则可明确诊断。

（六）治疗

神经内脂肪纤维瘤的生长方式是趋于破坏和浸润神经，有2%的恶变可能，故主张手术切除。对于正中神经内脂肪纤维瘤的手术方式可有如下选择：

1. 对于肿瘤体积较小且有神经卡压症状的患者，宜采用单纯神经减压术，手术简单，且不需要手术显微镜，但是复发率高。据复旦大学附属华山医院王涛等报告，5例单纯肿瘤切除者，术后有4例复发，复发率高达80%。

2. 肿瘤处于周围神经末端的患者可采用单纯瘤段切除，术后感觉缺失范围不大，对功能影响不明显。

3. 对于肿瘤体积较大且瘤段切除后感觉缺失范围大、功能丧失较大的患者，可采用周围神经束间瘤变组织显微切除手术，以最大限度地保留神经功能，可取得较好的临床效果。

4. 病变神经段切除术：在切除病变神经段的同时，通过腓肠神经移植修复神经缺损，或同时二期行功能重建手术。该术式不可避免地存在神经功能受损，故应谨慎选择。

关于手术时机的选择，建议手术应争取在婴幼儿时期完成，其优点是肿瘤相对较小，手术对神经的损伤小，肢体功能恢复快，对患儿的心理影响也最小。

八、周围神经内囊肿

周围神经内囊肿即生长在神经外膜内的黏液性囊肿，又称为神经内神经节（intraneural ganglia）。该病首次报告于200年前，发病率较低，男性较女性多见。下肢常累及腓总神经，上肢以尺神经多见，也可累及肩胛上神经、桡神经、桡浅神经、骨间后神经、正中神经、前臂外侧皮神经、指神经以及尺神经手背支等。

（一）病因及发病机制

国内外文献报告提示有多种周围神经内囊肿的病理机制，包括神经外膜黏液样变性理论、关节理论、神经肿瘤理论、神经外囊肿转化为神经内囊肿理论，以及统一通关节滑膜理论等，这些理论各自得到了不同中心来源的病例报告的支持。Spinner等通过回顾性分析梅奥医学中心（Mayo clinic）及其他医院周围神经内囊肿病例影像学及外科手术资料，提出了统一通关节滑膜理论。该理论有助于解释所有典型或非典型、简单或复杂的周围神经内囊肿的病理机制。Spinner等总结了统一通关节滑膜理论的周围神经内囊肿的形成过程及发展模式：

1. 滑液从病变关节囊进入关节支外膜内。

2. 滑液在关节支外膜内沿阻力最小的路径蔓延并流向关节支所在的主干神经、其他大神经、神经终末支或其他部位，如血管周围等。

3. 滑液压力进一步改变周围神经内囊肿直径、形态和方向。如果滑液从病变关节囊流出关节腔以外而非关节支外膜内，则形成周围神经外囊肿。

（二）临床表现

周围神经内囊肿的临床表现常常与周围神经卡压性疾病的临床表现相似，具体表现为受累肢体明显疼痛、神经支配区皮肤麻木伴功能障碍及肌无力，受累部位可扪及触痛肿块。临床检查可表现为神经囊肿部位的压痛，沿神经干走行区Tinel征呈阳性，受累神经支配区的刺痛觉减退等（图5-1-9）。周围神经内囊肿的临床表现常不具备特异性，往往需要临床辅助检查或手术所见方能诊断此疾病。

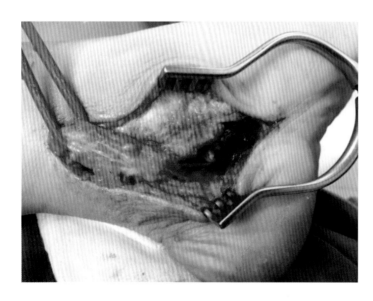

图5-1-9　胫神经内囊肿

（三）影像学表现

周围神经内囊肿因压迫周围神经，术前常被诊断为周围神经卡压性疾病，常规行肌电图检查。偶有部分患者术前可以触及神经走行部位的触痛肿块而接受一些其他辅助检查，如神经B超、CT、MRI、关节造影等检查。神经电生理检查可鉴别受累神经是否有感觉及运动功能障碍，并可较准确地定位受累神经部位。与诊断其他神经肿瘤一样，B超检查可看清囊肿大小及位置，但不易分辨出细小关节支；而MRI检查多数可看清关节支，故对周围神经内囊肿的诊断价值优于B超。MRI显示周围神经内囊肿关节支围绕邻近关节而呈U形、J形或戒指状，可用于术后随访判断转归。关节造影则可用于辨别MRI检查难以显示的细小关节支。

（四）诊断及鉴别诊断

在鉴别诊断方面，由于周围神经内囊肿与周围神经卡压性疾病的临床表现相似，而后者更为常见，往往容易将其误诊为后者。其临床表现及电生理检测表现基本一致，此时则需要通过影像学辅助检测方能将两种疾病区分。MRI对神经内囊肿的诊断价值明显优于 B 超，若术前 MRI 检查难以显示细小的关节支，可用更加准确有效的关节造影帮助诊断。但作为临床筛查或鉴别诊断，B超检查以其方便、价廉、可重复及无创性，具有更大的临床应用价值。

（五）治疗

目前外科手术已被公认为神经内囊肿的有效治疗方法，术后大多数病例疼痛及麻木明显缓解，但运动功能的恢复在不同的文献报告中各不一样，治疗效果与手术方式及术前运动功能损害程度相关。手术治疗应尽早进行，应在神经内囊肿完全破坏所有神经轴束之前完成。尽早手术治疗是获取良好外科效果的关键因素。

1. 手术治疗

（1）囊肿切开引流减压：切开囊壁减压，沿无神经束的最扩张部分的囊壁纵向进行，不需要纵行打开所有或大部分囊壁，不需要切除所有囊壁或神经，这样能最大限度地减少神经束损伤。

（2）神经内囊肿的囊壁切除：利用显微技术切除神经内囊肿的囊壁以减少复发，但往往容易过多切除囊壁，引起医源性神经损伤。

（3）切除受累神经段并行自体神经移植：对该类患者的随访发现功能恢复不佳，所以即使神经损伤很严重也尽量不要切除神经进行移植修复，避免损伤神经束。

2. Spinner 等总结腓总神经内囊肿的治疗原则

（1）囊壁切开引流减压。

（2）切断并结扎关节支。

（3）切除上胫腓关节。

3. 引起神经内囊肿复发或手术失败的原因

根据文献报告，引起神经内囊肿复发或手术失败的原因可能有以下几方面：

（1）相对简单、不彻底的处理，如经皮穿刺、局部有限切除、囊肿引流不彻底等。

（2）没有明确相应的关节支，并予以切除。

（3）神经内囊肿形态复杂时，切开引流不慎或试图切除囊壁而造成神经功能障碍。

（4）切除病段神经后移植修复，造成神经功能不能恢复。

（5）翻修手术造成神经损伤。

（6）未处理压迫神经的神经外囊肿。

（余欣）

第二节

恶性神经组织肿瘤

一、恶性周围神经鞘瘤

原发性周围神经恶性肿瘤以恶性周围神经鞘瘤（malignant peripheral nerve sheath tumor, MPNST）多见，是一种起源于神经鞘膜不同细胞成分或可分化为不同细胞的梭形细胞肉瘤，曾被称为神经源性肉瘤（neurogenic sarcoma）、神经纤维肉瘤（neurofibrosarcoma）和恶性神经鞘瘤（恶性施万细胞瘤，malignant Schwannoma）。

（一）病因及发病机制

诊断恶性周围神经鞘瘤需要具备以下条件之一：

1. 肿瘤起源于周围神经。

2. 肿瘤起源于神经纤维瘤，特别是丛状神经纤维瘤和 I 型神经纤维瘤病，约占 2/3。

3. 肿瘤源自良性神经肿瘤，如神经鞘瘤、局限性神经纤维瘤等，极少见。

4. 不伴有 I 型神经纤维瘤病，但组织学形态与恶性周围神经鞘瘤类似，电镜和（或）免疫组化提示瘤细胞具有施万细胞的分化特点。

有研究表明，NF1、p53 基因在恶性周围神经鞘瘤转化进展中有重要作用。

（二）临床表现

恶性周围神经鞘瘤的发病年龄在 20～50 岁，儿童及青少年少见，有轻度的女性好发倾向。

25%～50%的患者与NF1基因有关。该类患者发病年龄较早，也可继发于放疗（原发肿瘤可以是不同种类的肉瘤或淋巴瘤）之后。该病好发于中、大神经，多累及臀部、大腿、颈肩部、上臂，以坐骨神经最常受累，约30%的恶性周围神经鞘瘤发生于上肢。肿瘤多为单发无痛性，随着肿瘤的增大可出现疼痛。

（三）影像学表现

1. **MRI检查** T1加权像为等信号，T2加权像为高信号，显著或中度强化可显示坏死为特点，脂肪抑制序列并不抑制肿瘤的信号。

2. **超声检查** 恶性周围神经鞘瘤的超声检查显示瘤体较大，与神经关系密切，边界不清，向周围组织侵袭性生长。瘤体较小时，回声可均匀；如出现坏死，内回声不均匀。血运较少，但生长迅速的肿瘤也会血运丰富。

（四）组织病理学表现

尽管任何一种构成神经鞘状结构的细胞均有可能成为恶性周围神经鞘瘤的来源，但分化较好的肿瘤大多表现出施万细胞的特性，故又称为恶性神经鞘瘤、神经纤维肉瘤。

恶性周围神经鞘瘤来源或分化自神经内膜或神经束膜的任何细胞，也可来自神经纤维瘤或正常周围神经组织，但不包括构成神经外膜的软组织以及神经营养血管的血管内皮细胞。恶性周围神经鞘瘤占软组织肿瘤的5%。

（五）诊断及鉴别诊断

1. **神经鞘瘤** 患者多为30～40岁，无明显性别差异，常发生于背神经后根。少数患者可伴多发性神经纤维瘤，可见患者皮肤上有咖啡色素斑沉着及多发性小结节状肿瘤。

2. **神经纤维瘤** 有多系统、多器官受累，以中枢神经最为明显，可引起多种肿瘤。多灶性是其常见的病理特点。

3. **其他软组织来源恶性肿瘤** 如其他软组织来源恶性肿瘤生长在神经周围，较难通过临床表现及影像学加以区别，需要通过组织学尤其是免疫组化、电镜，甚至基因检测才能加以区别。

（六）治疗

1. **以手术治疗为主** 需行扩大的整块切除肿瘤及周围软组织。由于肿瘤会沿神经束膜向远处生长，术中建议行冰冻病理切片检测以确保切缘阴性。术后辅以放疗，可以有效减少局部复发，提高生存率。但化疗对恶性周围神经鞘瘤的治疗作用不明显。

2. **典型病例**

患者，女性，41岁，发现左腋部肿块15年，明显增大，伴伸腕、伸指无力7个月。既往史：曾诊断为Ⅰ型神经纤维瘤病。查体：左腋部皮下实质性肿块，大小为15cm×10cm×10cm，边界不清，质硬，位置固定，压痛明显，左前臂伸腕、伸指肌力0级，左虎口区刺痛。辅助检查：肿块行MRI平扫＋增强及超声检查，均示实质性肿块；胸片可见左胸腔大量积液。仅行肿瘤姑息性切除。术中见：肿瘤来源于左腋部桡神经，向近端延伸至锁骨下区，与周围组织混合生长，无明显边界，局部皮肤破溃，肿瘤中心坏死（图5-2-1）。病理诊断明确：左腋部桡神经恶性神经鞘瘤。

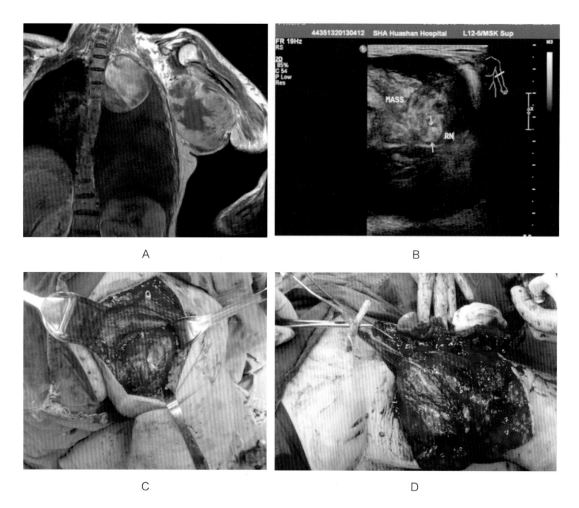

A   B

C   D

图 5-2-1 左腋部桡神经恶性神经鞘瘤

A. MRI 冠状位 T1 加权增强图像 B. 超声检查可见肿块包裹桡神经 C. 术中可见肿瘤与周围组织的关系，肿瘤部分囊性变 D. 术中可见肿瘤包裹桡神经生长

3. 预后 恶性周围神经鞘瘤术后局部复发率在 40%～68%，下肢及臀部复发率较低，脊髓旁肿瘤复发率较高。NF1 基因阳性的患者远处转移率较高。该肿瘤的 5 年生存率为 40%～50%，其预后与肿瘤的大小、切除的范围、组织学分类以及肿瘤的分级等因素相关。

（陈琳）

二、神经纤维肉瘤

神经纤维肉瘤（neurofibrosarcoma）是较少见的一种肿瘤，占恶性软组织肿瘤的 5%～10%。发病人群以青年和中年多见。

（一）病因及发病机制

神经纤维肉瘤的病因及发病机制尚不明确，多发于躯干大神经近侧，起源于周围神经鞘，也可由神经纤维瘤恶变所致。

（二）临床表现

好发部位多在头颈部、臀部、四肢及腹膜后等，也可发生在背部、腹壁及纵隔。一般为无痛性肿块，发展不快，有些病例先出现患肢疼痛，而后出现肿块及受累神经功能障碍。局部压痛，40%的病例伴有神经纤维瘤病。因症状较轻，患者就诊时肿瘤多较大，肿瘤直径多在10cm以上，质韧，可移动，无波动。可发生血行转移及淋巴结转移，5年生存率约30%。

（三）影像学表现

1. X线检查　表现为与其他软组织肉瘤一样的X线密度，肿块与其邻近肌肉的密度相同，因此仅显示轻微的软组织肿胀，没有明显的特征。

2. CT检查　可见肿瘤影，病变部位的邻近组织呈外压性改变。增强CT提示肿瘤呈片状、条索状或网状增强，具恶性肿瘤的特征。

3. MRI检查　可见肿瘤影，病变部位的邻近组织因肿瘤的压迫而呈现外压性改变。

4. 彩色多普勒超声检查　神经纤维肉瘤为混合性肿瘤，无明显包膜，可压迫周围的神经、血管。

（四）组织病理学表现

1. 肉眼观察　典型的神经纤维肉瘤上附有一较大的神经干，但所属神经纤维肉瘤来源于无名神经，故无神经可寻。病变较深在，同其他肉瘤一样，切面呈灰白色，可伴有出血、坏死。

2. 显微镜检查　可见到恶性施万细胞，瘤细胞呈梭形，核大而深染，大小不均，可见核分裂象；还可见到上皮样施万细胞，瘤细胞呈圆形和多形性，胞浆多少不等，粉染颗粒状，排列成实体巢灶，也有呈腺泡状或条索状结构。

（五）诊断及鉴别诊断

临床上主要与纤维肉瘤相鉴别。纤维肉瘤细胞为梭形，交织排列，有明显异型性，但无核栅栏状排列，肿瘤与神经干无联系。

（六）治疗

扩大切除为主要的治疗方法，对复发难行扩大切除者可行截肢术；对发生在骨盆内和脊椎旁，不能广泛切除或切除不彻底者可辅以放疗，但效果不佳。有文献报告，化疗对发生转移的肿瘤有效，常用药物有阿霉素、长春新碱、环磷酰胺等。

1. 手术适应证　神经纤维肉瘤以扩大切除为主要治疗方法。对于畸形严重、肢体功能丧失或复发难行扩大切除者可行截肢术，并定期复查，防止复发及转移。

2. 手术方法　手术切口应根据病变的部位和大小进行选择。根据病变部位、肿瘤的大小及肿瘤压迫组织进行术中操作。肿瘤需行扩大切除，若局部组织缺损面积大，可行皮瓣转移修复或植皮术。就诊时畸形严重、受累神经干功能障碍、复发难行广泛切除者，可行截肢术。

3. 注意事项

（1）神经纤维肉瘤以广泛切除为主要治疗方法，若局部组织缺损，可行皮瓣转移修复或植皮术。

（2）就诊时畸形严重、受累神经功能障碍、复发难行广泛切除者，可行截肢术。

4. 后续治疗　神经纤维肉瘤在切除肿瘤后应定期复查肿瘤是否复发及转移。若存在复发，需限期行肿瘤扩大切除，复发难行广泛切除者可行截肢术。

（庄永青）

参考文献

［1］YOSHIZAWA A，OTA H，SAKAGUCHI N，et al. Malignant granular cell tumor of the esophagus ［J］. Virchows Arch，2004，444（3）：304-306.

［2］GROSS V L，LYNFIELD Y. Multiple cutaneous granular cell tumors: a case report and review of the literature ［J］. Cutis，2002，69（5）：343-346.

［3］武忠弼，杨光华. 中华外科病理学 ［M］. 北京：人民卫生出版社，2002：2522.

［4］HONDA M，ARAI E，SAWADA S，et al. Neurofibromatosis 2 and neurilemmomatosis gene are identical ［J］. J Invest Dermatol，1995，104（1）：74-77.

［5］JANES S，RENAUT P H，GORDON M K. Traumatic（or amputation）neuroma ［J］. ANZ J Surg，2004，74（8）：701-702.

［6］DEJERINE J，SOTTAS J. Sur la névrite interstitielle hypertrophique et progressive de l'edfance ［J］. CR Soc Biol（Paris），1893，45：63-96.

［7］PEARCE J M. Dejerine-Sottas disease（progressive hypertrophic polyneuropathy）［J］. Eur Neurol，2006，55（2）：115-117.

［8］王欢，徐建光，顾玉东. 周围神经脂肪纤维瘤二例报道及文献综述 ［J］. 中华手外科杂志，1996，12（1）：56-57.

［9］KAMEH D S，PEREZ-BERENGUER J L，PEARL G S. Lipofibromatous hamartoma and related peripheral nerve lesions ［J］. South Med J，2000，93（8）：800-802.

［10］王涛，杨剑云，虞庆，等. 正中神经脂肪纤维瘤的诊治 ［J］. 中华手外科杂志，2004，20（4）：203-205.

［11］SPINNER R J，SCHEITHAUER B W，AMRAMI K K. The unifying articular（synovial）origin of intraneural ganglia: evolution-revelation-revolution ［J］. Neurosurgery，2009，65（4 suppl）：A115-A124.

［12］GIELE H，LE VIET D. Intraneural mucoid cysts of the upper limb ［J］. J Hand Surg Br，1997，22（6）：805-809.

［13］SPINNER R J，AMRAMI K K，ROCK M G. The use of MR arthrography to document an occult joint communication in a recurrent peroneal intraneural ganglion ［J］. Skeletal Radiol，2006，35（3）：172-179.

［14］SCHEITHAUER B W，WOODRUFF J M，ERLANDSON R A. Tumors of the peripheral nervous system，atlas of tumor pathology ［M］. Washington D.C.：Armed Forces Institute of Pathology，1999：203-423.

［15］CANALE S T，BEATY J H. Campbell's operative orthopaedics ［M］. 12th ed. Philadelphia，PA：Elsevier，2013：952-971.

［16］WOLFE S W，HOTCHKISS R N，PEDERSON W C. Green's operative hand surgery ［M］. 6th ed. Philadelphia，PA：Elsevier，2011：2167-2175.

［17］王坚，朱雄增. 软组织肿瘤病理学 ［M］. 北京：人民卫生出版社，2008：402-430.

［18］CHEN Y，DIAMOND A S，VAHEESAN K R，et al. Retroperitoneal neurofibrosarcoma in a patient with neurofibromatosis 2: a case report and review of the literature ［J］. Pediatr Pathol Mol Med，2003，22（5）：375-381.

第 六 章

血管肿瘤

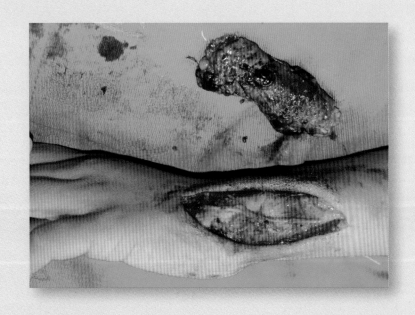

第一节
良性血管肿瘤

一、血管球瘤

血管球瘤（glomus tumor）是一种发生于血管球的、罕见的血管性错构瘤。它是一种较为少见的软组织良性肿瘤，可发生于身体的任何部位，好发于手指、足趾甲床下，也可见于上肢屈侧及膝周围的皮内及皮下，全身其他各处及内脏器官如胃、气管等也可发生。血管球瘤约75%发生于手部，尤以手指甲下最为常见，占手部软组织肿瘤的1%～5%。女性发病较多，多为单发，偶为多发。当多发时，病变常与海绵状血管瘤相似，瘤体小，直径多在1cm之内。临床上主要特征是阵发性疼痛。在极为罕见的情况下，血管球瘤可呈现侵袭性的行为，伴局部复发和侵犯邻近组织。

（一）病因及发病机制

血管球为全身细小动、静脉之间的直接吻合通道，直径一般不超过1mm，主要分布于全身真皮的网状层中，特别是四肢末端，尤以甲下、指腹多见。血管球内含有血管球细胞，它是一种特殊类型的平滑肌细胞，有丰富的交感神经和感觉神经末梢。血管球的功能可能与控制末梢血管舒缩，调节血流量、血压及体温有关。血管球瘤是正常血管球增生形成的一种错构瘤，其病因目前尚不明确，可能与性别、年龄、创伤、遗传等有着密切关系。张君等报告，本病多见于女性（占82%），尤以30～50岁的中青年居多（占57%），这可能与未成年人血管球发育不完善而老年人血管球退化有关。一些学者认为，本病的发生多与外伤后血管球反应性肥大有关；也有学者认为，本病可能是长期慢性挤压、摩擦、温度频繁变化等刺激下导致的血管球细胞异常增生而形成。由于指端经常接触外界，受到这种刺激的机会较多，所以成为好发部位。Kouskoukis曾提出多发性血管球瘤患者有家族史，为常染色体显性遗传。

（二）临床表现

血管球瘤主要表现为疼痛，呈刺痛或烧灼样痛，有时为间歇性，有时为持续性，多局限于患处，但个别病例可向近端放射至肘部或者肩部。甲下血管球瘤具有典型的阵发性剧痛、难以忍受的触痛（点状压痛）以及疼痛有冷敏感性激惹痛的三联征。通常可看到甲下肿瘤处呈蓝色或紫色改变，局部指甲可因瘤体的压迫而发生局限性隆起、变形。很多临床测试在血管球瘤诊断方面起到了重要的辅助作用。其中主要包括Love试验、Hildreth试验、冷刺激试验和透光试验。Fazwi等报告，Love试验、冷刺激试验、Hildreth试验及透光试验对诊断血管球瘤的敏感性分别为100%、100%、77.4%～92%和23%～38%，特异性分别为0%、100%、91%～100%和90%。凡是在指甲下出现恒定的局部疼痛，向前臂放射，遇冷诱发或加重，在局部被碰撞或按压时产生剧烈疼痛者都应考虑到本病。

1. Love试验　用火柴或大头针触压病变部位，可立即出现剧痛和手回缩现象。

2. Hildreth试验　在上臂放血压计至压力33.25kPa（250mmHg）时，触压病变部位，疼痛减轻或消失即为阳性；放松压力突然诱发疼痛也为阳性。

3. 冷刺激试验　将患指置于冷水中而诱发疼痛即为阳性。

（三）影像学表现

1. X线检查　早期可显示正常，瘤体较大时可显示远节指骨背侧呈圆形或椭圆形压痕，边界清楚。

2. B超检查　血管球瘤在B超上显示瘤体轮廓清晰，内部呈低回声，内部及周边可见丰富的彩色血流信号。

3. MRI检查　MRI对诊断血管球瘤的准确性较高，大部分血管球瘤在T1加权像呈低信号暗区，在T2加权像呈高信号强度亮区，而有些血管球瘤在T2加权像呈低信号强度区，加用脂肪抑制技术后，这些低信号区域可以被清楚地看到，但由于价格昂贵，仅在诊断困难时应用。

（四）组织病理学表现

1. 肉眼观察　手术切除的肿瘤组织呈圆形或椭圆形，多位于甲床下，颜色呈黄白色或灰白色，包膜完整，质地中等或偏软，与周围组织分界清楚。

2. 显微镜检查　镜下可见瘤体由不同比例的血管球细胞、血管和平滑肌组成，可分为实体型、血管瘤型和黏液样型。典型的实体型肿瘤内有大量厚壁的血管或毛细血管，其外为多层血管球瘤细胞围绕成同心圆状，其形态、大小较一致。细胞核为圆形或卵圆形，核淡染，核仁不明显；胞浆较丰富，透亮或伊红淡染，细胞边界多清楚。嗜银纤维染色见每个细胞均有嗜银纤维围绕。在免疫组化方面，其对肌球蛋白、Vim、actin和基底膜成分呈阳性反应，但对Des却呈阴性反应。另外，在血管球细胞中还可检测出大量含P物质的神经纤维。恶性血管球瘤的瘤细胞分化较差，表现为核大小不等，深染，形态不规则，可见核分裂象，其主要特征是浸润转移而不是异型性。

（五）诊断及鉴别诊断

根据血管球瘤阵发性剧痛、点状压痛、冷激惹痛的典型三联征，以及手指局限性触痛、局部暗紫色外观、指甲变形及影像学表现等，诊断并不困难。但由于临床上并不常见，对其缺乏正确的认识，导致部分患者被误诊误治。本病易被误诊为末梢神经炎、雷诺病、骨关节炎、甲沟炎、皮脂腺囊肿、末节内生软骨瘤等。甲下血管球瘤还应与骨疣、纤维瘤、黑色素瘤等相鉴别，甲下以外部位应与神经纤维瘤和血管瘤相鉴别，鉴别要点为血管球瘤具有固定点疼痛及冷敏感性，病理学检查可见大小一致的血管球细胞围绕血管壁排列。多发性血管球瘤需与蓝色橡皮疱样痣综合征（blue rubber bleb nevus syndrome，BRBNS）相鉴别。两者的不同之处在于：本病常起病于儿童期，而后者常为先天性；本病很少累及胃肠道，而后者常累及胃肠道；组织病理学上本病可见特征性的血管球细胞，而后者没有血管球细胞。为此应提高对本病的认识，对指端疼痛的患者，当症状、体征不能用常见病解释且保守治疗无效时，应考虑到此病。要详细询问病史，了解疼痛出现的部位、性质、持续时间及程度，特别是发病前有无诱发因素。要仔细检查病变部位，确认局部是否有隆起或暗紫色小斑点，并用大头针有序触压疼痛处来判断是否有点状压痛。

（六）治疗

血管球瘤的治疗包括激光治疗、注射硬化剂、冷冻以及手术切除等多种方法，目前国内外公认的最有效的治疗方式是手术彻底切除肿瘤。

1. 手术适应证　血管球瘤一经确诊应尽早手术，完整切除瘤体是本病唯一有效的治疗方法，能够耐受手术者均可早期手术治疗。

2. 手术方法　手指的血管球瘤手术可采用臂丛神经阻滞麻醉，也可用局部麻醉。目前切除指甲下血管球瘤的手术入路主要有两大类：第一类是传统的经甲床入路，采用全指甲拔除、半指甲切除、局部指甲切除以及指甲活页开窗后切开甲床，暴露肿瘤。经甲床入路，术后往往会遗留指甲畸形，临床实践发现，半指甲切除、局部指甲切除以及指甲活页开窗，有时难以充分暴露瘤体，易导致肿瘤切除不彻底。第二类是经侧方入路，主要包括Keyser-Littler入路、侧方骨膜下入路、改良甲周入路等，但是这些方法仅适用于瘤体位于甲下边缘区域者，当瘤体位于甲下中央或靠近甲基质时，这些方法难以暴露和完整切除肿瘤组织。在此介绍一种侧方入路的手术切口：甲床缘切口。该侧方切口与其他学者描述的侧方切口不同，后者与甲床还有一定的距离，而该侧方切口是经甲床缘切口，切口位于甲床与甲皱襞之间，携带骨膜形成甲床瓣或指腹瓣，能直接达到甲下或指腹区域，具有切口隐蔽、创伤小、暴露充分、术后无瘢痕遗留等优点。

3. 典型病例

患者，女性，45岁，因左拇指甲下疼痛8年来院就诊。主诉左拇指甲下阵发性疼痛，局部触痛及按压痛明显，遇冷水时疼痛加剧。曾于多家医院就诊，被诊断为甲沟炎和雷诺病，给予相应的保守治疗均无效。查体：左拇指甲下近甲基质处可见大小约0.8cm×0.5cm的蓝紫色改变区域，局部指甲稍隆起、变形。Love试验、Hildreth试验及冷刺激试验均阳性。X线片可见左拇指远节指骨背侧有凹陷性压痕，边缘光滑。患者血常规、血生化及类风湿因子等检查均无异常，初步诊断为左拇指甲下血管球瘤。入院后完善相关术前检查，排除手术禁忌证后，在臂丛神经阻滞麻醉下，去除指甲，沿桡侧甲缘做弧形切口，分离暴露瘤体，于显微镜下将肿瘤完整切除。瘤体大小约0.8cm×

0.8cm×0.5cm，呈淡黄白色，包膜完整，质软。将甲床瓣还纳原位，间断缝合切口。术后病理结果证实为血管球瘤。术后2年随访，疼痛症状消失，Love试验及冷刺激试验均阴性，患指指甲生长正常，外形平整光滑（图6-1-1）。

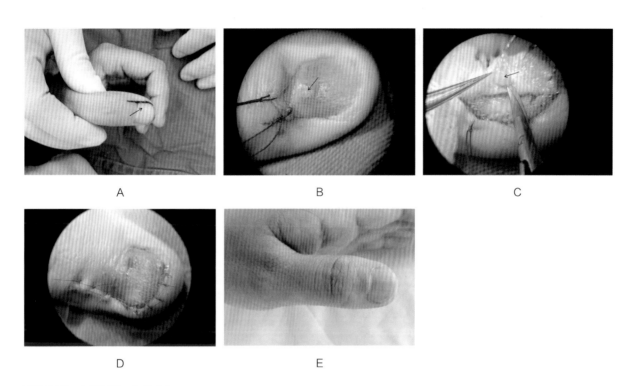

图6-1-1　左拇指甲下血管球瘤

A. 术前左拇指甲下可见蓝紫色改变区域（箭头所示）　　B. 去除指甲后，甲床可见蓝紫色颜色变化区域　　C. 显微镜下充分游离后，将血管球瘤完整彻底地切除　　D. 甲床瓣还纳原位，间断缝合切口　E. 术后2年随访，患指指甲生长正常，外形平整光滑

4. 注意事项

（1）术前应对肿瘤部位进行准确定位，做好标记。如果术前不做标记，患指在麻醉后或患肢被驱血的状态下，不易找到肿瘤的准确部位，可造成肿瘤不能被完整地切除，导致术后复发，或者因为盲目分离对甲床造成不必要的损伤。

（2）手术应于止血带下操作，这样可使视野保持清晰，在直视下将肿瘤连同包膜彻底切除。同时，应采用臂丛神经阻滞麻醉，以减轻患肢缚止血带后的疼痛感。

（3）剥离肿瘤时应避免切破瘤体而使肿瘤组织残留；取出瘤体后应用电刀烧灼瘤腔壁，指骨有破坏者应彻底搔刮干净，以免术后复发。

（4）手术应在显微镜下操作，这样不但可以提高分辨率，将肿瘤组织和正常组织区分开，以便分离和彻底切除肿瘤，减少术后复发；而且镜下操作创伤小，对甲床损伤破坏程度低，有利于甲床修复，使指甲不遗留美观方面的并发症。

（5）术后用凡士林纱布覆盖创面，以防术后出血以及粘连的发生。换药时不去除凡士林纱布，可减轻每次换药时的疼痛和保护指甲的外形。

5. 显微外科手术治疗的优点　　手术于肉眼下操作时，很难将肿瘤组织与周围正常组织辨认清楚，术者往往惧怕损伤正常甲床而未将瘤体及包膜彻底切除，导致肿瘤在术后短期内复发，或者因

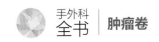

切除了过多甲床而破坏了指甲的外形及功能。通过长期临床实践发现，在手术显微镜下行血管球瘤切除与肉眼下手术相比，具有以下明显优势：①在手术显微镜下操作时，局部光线明亮，术野清晰，可以提高分辨率。②镜下组织分辨清楚，可明确分辨肿瘤组织与周围正常组织之间的界线以及与肿瘤相连的小血管等，易于解剖，避免损伤周围神经、血管等组织。③精密的显微外科器械能更准确地分离肿瘤包膜与周围甲床的粘连，同时能精确地切除因肿瘤压迫刺激而形成的甲床增厚的瘢痕组织，对周围甲床组织损伤小；在将肿瘤完整分离、完全切除的同时，最大限度地保留了周围正常的甲床，从而减少复发率，减少指甲遗留美观方面的并发症。

（王培吉）

二、海绵状血管瘤

海绵状血管瘤（cavernous hemangioma）是由起源于胚胎时期的静脉血管畸形发育而来，并无内皮细胞异常增生，因而并非真正的肿瘤。由于其海绵状的形态，故被称为海绵状血管瘤。可出现于身体各部位，尤以皮肤、皮下组织内多见，肝脏、胃肠、颅内及四肢等部位也常有发生。手部海绵状血管瘤通常起源于前臂静脉血管，如头静脉、贵要静脉、指背静脉等，多在幼儿时期表现为软组织肿块，随年龄增长而逐渐增大，青春期后病灶趋于稳定，甚至缩小。海绵状血管瘤无恶变倾向。

（一）病因及发病机制

有研究表明，海绵状血管瘤的致病基因位于染色体7q长臂的q11q22上，为不完全外显的常染色体显性遗传，而创伤、放射治疗、手术、内分泌因素变化等外源性因素，也可能诱发静脉畸形。

（二）临床表现

手部海绵状血管瘤多见于青少年，无明显性别差异。深部病灶可能位于肌肉内或肌间隙内，难以观察。皮肤及皮下病灶多表现为淡蓝色或紫红色质软肿块，无波动感及搏动，按压后变小，松手后还原，呈重力性增大。于病灶近端捆扎止血带，血管瘤膨胀，颜色加深；松开止血带，抬高患肢后瘤体缩小。手部海绵状血管瘤患者较少出现不适症状，部分病例因静脉血栓形成而自觉疼痛，并可在血栓部位扪及质硬条索状肿块。偶有患者因肿瘤占位腕管而出现腕管综合征的表现，或者肿瘤占位肌肉而活动受限。部分严重的病例因局部皮肤血运障碍，可能出现皮肤慢性溃疡，出血不止，甚至感染。

（三）影像学表现

1. **彩色多普勒超声检查**　超声可探查混合性回声肿块，回声不均匀，内部广泛分布迂曲管状结构，部分病例可见管腔内低回声信号，系血栓形成所致。通过探头加压与释压，可查看病灶内血流信号。

2. **CT检查**　CT平扫瘤巢表现为稍高密度影，边界较清，增强扫描效果明显。部分病例合并钙化病灶或血栓，CT检查能够清晰地辨识。对出血病例，CT平扫能够显示较高密度影。海绵状血管瘤通常不具备占位效应。

3. MRI检查 MRI检查对海绵状血管瘤的诊断价值突出，特异性及敏感性均较高，表现在T1加权像上的等信号或稍高信号，在T2加权像上呈高信号，边界通常较清楚。MRI增强扫描能够显著强化病灶信号。

（四）组织病理学表现

1. 肉眼观察 瘤巢切除后呈形态不规则的静脉血管肿块，边界明确，无包膜覆盖，暗紫色，质地柔软。血管局部节段可见深色血栓形成。

2. 显微镜检查 镜下观察可见大量薄壁血管扩张，相互贯通，可见假乳头状结构。镜下边界欠清，且多累及深部组织结构。无异常增生的血管内皮细胞。

（五）诊断及鉴别诊断

1. 海绵状淋巴管瘤 病因不明，手部病变同样表现为质软、压之缩小的肿块。发病特点：幼儿起病多见，病程进展缓慢，多可触及弥散性肿块，无颜色改变。瘤巢为多囊性结构，内含淡黄色透亮黏稠液体。淋巴管瘤通常难以自行消退，需手术治疗。组织学检查可见瘤体由大量扩张的淋巴管构成，内衬内皮细胞，淋巴管间填充结缔组织，淋巴细胞聚集。

2. 腱鞘囊肿 病因不明，可能与腕关节韧带损伤或退变有关。发病特点：女性多发，腕背多见，起病缓慢，偶可见短时间内突然起病。瘤体呈圆形外观，质地中等，无疼痛及压痛，穿刺抽吸淡黄色或透明浓稠液体，呈胶冻状。组织学检查可见包膜结构，无异常血管增生。腱鞘囊肿无恶变倾向。

3. 动静脉瘘 分为先天性动静脉瘘及后天性动静脉瘘，分别由中胚层发育异常及外伤引起。发病特点：先天性动静脉瘘在婴幼儿时期即可发现，后天性动静脉瘘多在创伤后早期或数月后出现。主要表现为皮肤及皮下病灶处的机器样杂音，扪及异常震颤，沿主干血管走行方向分布和传导。病灶区皮温升高，病灶以远因血流短路造成肢（指）体皮温偏低，甚至组织坏死。通过彩色多普勒超声、动脉造影、CT或MRI等检查，能够清晰定位瘘口，判断动静脉瘘范围。手术切除、结扎、介入栓塞，对动静脉瘘均具有较好的疗效。

（六）治疗

根据患者年龄、海绵状血管瘤的面积及类型，可选用不同的治疗方案。如增殖期血管瘤，可考虑使用泼尼松进行激素治疗。该方法适用于1岁以内的儿童，对消退期血管瘤效果较差。药物栓塞治疗对海绵状血管瘤具有较为可靠的疗效，采用硬化剂局部注射，从而达到消减瘤体的作用。另外，采用化疗药物治疗也已取得较为满意的临床效果。手术切除则是根治海绵状血管瘤的最有效途径。

1. 手术适应证 手部海绵状血管瘤均可采用手术切除。对皮肤血管瘤患者，需切除受累皮肤，予以植皮或转移皮瓣。皮下及深部血管瘤需彻底切除，包括受累肌肉，以减少复发率。如瘤体分布广泛，建议选择分期手术。

2. 手术方法 手指中、远节的海绵状血管瘤可采用指神经阻滞麻醉，手部其他部位的血管瘤可采用臂丛神经阻滞麻醉。手术切口位于瘤体上方，应考虑预防后期瘢痕挛缩。锐性解剖瘤体边缘，直至异常扩张的静脉过渡至正常血管形态，依次结扎至正常静脉血管后予以切断。手内部肌的肌肉内血管瘤无法剔除，必要时切除受累肌肉。手术中需严密止血，以防术后创面渗血及血肿形成。

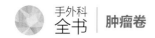

3. 典型病例

患者，男性，8岁，发现左手腕部肿瘤6年，逐渐增大，瘤体压痛。查体：左手腕部有隆起性肿块，大小约5cm×6cm，淡蓝色，质软，无搏动，皮温不高；抬高患肢3分钟后体积略缩小，于前臂近端环形加压后瘤体增大，中心区域轻压痛。MRI检查考虑海绵状血管瘤可能性大。予以手术切除，标本送病理室诊断，确诊为海绵状血管瘤。术后2年复诊，未见复发（图6-1-2）。

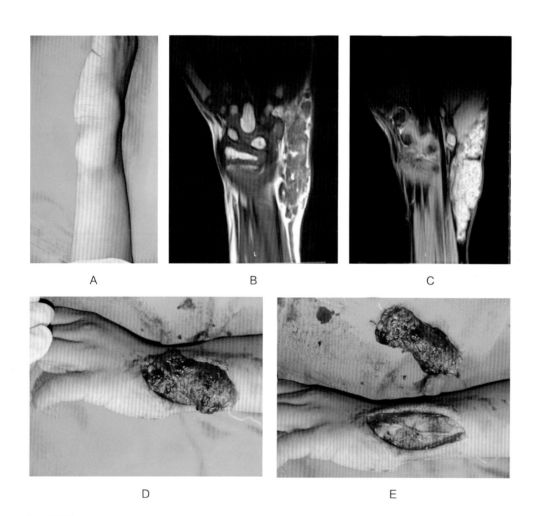

图6-1-2 左腕尺部海绵状血管瘤

A. 左腕尺部5cm×6cm大小质软肿块，淡蓝色，压之缩小，无搏动，无波动感
B、C. MRI显示T1加权像呈等信号，T2加权像呈高信号
D. 术中可见静脉血栓形成，瘤体边界较清，与贵要静脉关系密切
E. 术中完整切除瘤体，肉眼未见异常血管残留

4. 注意事项

（1）皮肤血管瘤切除后，因创面基底部多有不同程度累及，即使肌肉组织新鲜、止血彻底，一期植皮也较易出现坏死，因此建议二期手术植皮。

（2）瘤体尽可能在一次止血带时间内切除彻底，避免残留，否则出血较多。

（3）如瘤体较大，广泛累及掌、背侧组织，一次切除可能影响肢（指）体血运，建议分次手术切除，或者先行介入栓塞治疗，待血管瘤缩小后再切除。

5. 后续治疗　术后放置引流管，无菌敷料加压包扎，24～48小时拆除，查看病灶处皮肤血运。术后需密切观察肢体及指端末梢循环，避免因包扎过紧而出现血运障碍。海绵状血管瘤复发率偏高，出院后半年内每3个月复查一次，随后6个月复查一次，1年后每年复查一次。若手术后复发，仍可再次手术。

（陈振兵）

三、毛细血管瘤

血管瘤（hemangioma）是最常见的先天性血管发育异常，具有畸形和肿瘤的双重特性，它不是一种单一的疾病，而是以血管为主要构成的性质不一的一类疾病的统称。血管瘤按传统形态学分为毛细血管瘤（capillary hemangioma）、海绵状血管瘤（cavernous hemangioma）、蔓状血管瘤（hemangioma racemosum）及混合性血管瘤（mixed hemangioma）。Mulliken等结合血管瘤的细胞学特性及自然病程和体征，将传统血管瘤分为真性血管瘤和血管畸形两大类。血管瘤指以内皮细胞增殖为特征的血管源性肿瘤；血管畸形则是以血流动力学改变为特点，是异常血管的集聚。毛细血管瘤表现为紧密排列的毛细血管丛并有少量间质组织，多见于颜面部皮肤，不侵及皮下组织，属于真性血管瘤，又称为草莓状血管瘤或单纯性血管瘤。

（一）病因及发病机制

毛细血管瘤的发病机制尚不清楚。有研究表明，其发病的中心环节是由于血管内皮细胞的增殖、凋亡平衡失调，导致血管内皮细胞异常增殖及继发性血管形成。

（二）临床表现

毛细血管瘤常于出生后1个月内出现，瘤体以实质性为主，可分布于全身，好发于面颈部，也可发生于手部及四肢。表现为一个或数个鲜红色或紫红色的柔软、分叶状肿块，边界清楚，表面高低不平，多高出皮肤，皮下部分因分布较深而呈青紫色，质韧，可扪及皮下肿块，按压不易缩小及褪色（图6-1-3）。毛细血管瘤的自然病程可分为增生期、稳定期和消退期。增生期多在6～8个

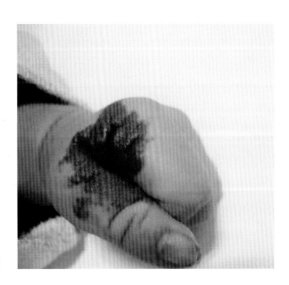

图6-1-3　左手毛细血管瘤

月，开始多为针尖样红点，也可成片，多数在数月内向周围扩散，生长速度有的十分缓慢，有的则能在数周内累及大片正常组织，并向深部扩展，破坏性强，生长在正中神经周围者可引起腕管综合征。一般在1岁左右进入稳定期，生长停滞。当病灶中开始出现灰白点并逐渐扩大或融合，提示进入消退期。消退期可长可短，50%的患者在5岁时完全消退，70%的患者在7岁时完全消退，90%的患者在9岁时完全消退，代之以纤维脂肪组织。只有少部分患者会留下永久的改变，包括血管扩张，皮肤萎缩、皱褶、下垂，纤维脂肪残留以及瘢痕。部分病例在其下方并发海绵状血管瘤。

（三）影像学表现

毛细血管瘤一般可通过临床表现和体检作出诊断。对于不典型病例可借助影像学检查。

1. 超声检查　超声下毛细血管瘤呈一低回声实质性肿块，边界清楚，其内血流信号丰富，呈现高血管密度及高血流速度。

2. MRI检查　T1加权像显示均匀等信号，T2加权像显示较高信号、网格状改变，分块状明显强化。

（四）组织病理学表现

增生期可见增生的毛细血管，内皮细胞增生明显，胞体较大，呈不规则圆形或椭圆形，细胞质淡伊红染色，细胞核呈不规则椭圆形。内皮细胞大而多层，在某些增生区域内呈实性索状或团块状，管腔小而不清楚。分化成熟时，部分毛细血管扩张明显。消退期毛细血管变形，以后发生纤维化。

（五）诊断及鉴别诊断

1. 葡萄酒色斑　属于先天性真皮层毛细血管过多伴扩张畸形，出生时即出现，表现为粉红色、平坦、界清的斑块，不高出皮肤，压之褪色。随着年龄的增长，斑块颜色加深、变红、变紫。病灶面积随身体发育而相应增大，终生不消退。

2. 海绵状血管瘤　属于一种静脉畸形，是一种基因缺陷病，由充满血液的血窦和薄壁静脉构成的皮下暗红、蓝色或紫色的病灶。无震颤或搏动，通常不伴有疼痛等主观不适。病灶有压缩感，体位移动试验阳性。X线片表现为边界不清的低密度区，呈蜂窝状。

3. 蔓状血管瘤　属于先天性动静脉畸形，为小动脉和小静脉相互吻合成的迂回弯曲有搏动性的血管肿瘤。其结构特点为在不同程度静脉畸形或毛细血管畸形的基础上合并先天性动静脉瘘，其特征为病灶及周围区域内可见念珠状或索状弯曲迂回的粗大而带有波动感的血管，表面温度高于正常皮肤，可扪及持续震颤，局部可听到连续性吹风样杂音。

（六）治疗

1997年，美国皮肤病学会（American Academy of Dermatology，AAD）提出，血管瘤治疗的主要目的在于：①预防、阻止危及生命或影响器官正常功能的并发症；②预防永久性缺陷；③尽量减少患者及家属的心理障碍；④避免瘢痕形成；⑤预防或积极治疗溃疡，尽量减少瘢痕、感染和疼痛。

对于增殖不明显或已进入稳定期或消退期的毛细血管瘤可等待其自然转归，自然消退所留下的是基本正常的皮肤结构。虽然毛细血管瘤有一定的自然消退率，但仍可能引起许多美容方面的后遗症，诸如毛细血管扩张、瘢痕形成、纤维脂肪组织残留以及上皮萎缩等；而且毛细血管瘤的自然消退是一个漫长而未知的过程，在这一过程中患儿的身心健康可能会受到极大伤害。目前毛细血管瘤的治疗方法主要有手术治疗、激光治疗、放疗和药物治疗等。

1. **手术治疗** 当血管瘤的症状严重，保守治疗无效时，长时间血管病变给患者及家属带来巨大的心理创伤，可选择手术治疗以加快血管瘤消退。

（1）手术目的：尽可能全部切除肿瘤，防止瘤体复发，修复创面，保持良好外形和功能。无法彻底切除者，可考虑局部切除，以改善外形和功能。对于病损切除后创面缺损较大的患者可选择中厚皮片游离移植的方法修复创面。

（2）手术方法：根据病变范围选择全麻（或局麻）下进行手术，驱血后上止血带，再进行手术。按照从病变周围正常组织至病变基底正常的层次，由周围向中心顺序切除病变。

（3）注意事项：术前明确诊断，确定瘤体侵及范围及程度，应重视并仔细止血。

2. **激光治疗** 激光种类较多，用于治疗血管瘤的激光主要有氩激光、脉冲染料激光以及 Nd: YAG激光。激光主要适用于早期、浅表性血管瘤的治疗。及早应用激光治疗，可以阻断其进入快速增殖期。激光治疗过程中病变继续增大时，应考虑辅助药物（激素或干扰素等）治疗。

3. **放疗** 放射性核素治疗，如^{90}Sr敷贴可用于治疗早期、增殖期浅表性血管瘤，可在门诊或病房实施，操作较简便。但敷贴治疗后，局部可遗留瘢痕或色素异常改变。

4. **药物治疗** 适用于难治性、多发性毛细血管瘤。治疗药物主要包括皮质激素、α干扰素（IFN-α）、抗癌药物（环磷酰胺、长春新碱、平阳霉素等）、咪喹莫特、普萘洛尔等。

四、蔓状血管瘤

蔓状血管瘤（hemangioma racemosum），又称动静脉畸形（arteriovenous malformation）、先天性动静脉发育不良、高流量血管畸形，为小动脉和小静脉相互吻合成的迂回弯曲有搏动性的血管肿瘤。其结构特点是在不同程度的静脉畸形或毛细血管畸形的基础上合并先天性动静脉瘘，占血管瘤的1.5%，好发于头皮、面颈部及四肢。其典型的特征是病灶及周围区域内可见念珠状或索状弯曲迂回的粗大而带有搏动感的血管，表面温度高于正常皮肤，可扪及持续震颤，局部可听到连续性吹风样杂音。

（一）病因及发病机制

有研究表明，蔓状血管瘤是胚胎期血管发育过程中血管组织形成的错误结构，遗传因素、生物化学和化学微环境因素，血液流量，机械压力，内皮细胞-周细胞和内皮细胞-平滑肌细胞的交互作用，以及自主神经系统的发育等诸多因素，均可影响胚胎时期血管系统发育，这些因素的改变可以引起血管发育异常。蔓状血管瘤可能是多种因素、不同阶段综合作用的结果，但目前其病因及发病机制尚不清楚。

（二）临床表现

肢端蔓状血管瘤，可在指（趾）、手掌或足底见到不规则的几个联结在一起的囊性肿块。透过皮肤可见紫蓝色，扪之质软，压迫时可暂时缩小。这些表现很容易误诊为海绵状血管瘤，但蔓状血管瘤局部皮温升高，触诊可感到搏动和震颤，听诊可有血管杂音，借此可与海绵状血管瘤相区别。广泛动静脉瘘可造成回心血量大大增加，导致心脏容量负荷增大，形成心功能不全及衰竭的潜在危险。同时，还有些蔓状血管瘤病灶因动静脉瘘所致的盗血而导致相应的组织缺血，出现经久不愈的溃疡创面。有些足部蔓状血管瘤病灶深在，局部皮肤异常也不突出，首先表现为手指或足趾坏死等，有时易于被误诊。根据疾病发展的状态及是否出现并发症，将蔓状血管瘤进行分期，共分为三期：①静止期。多年没有明显的扩张，保持长期稳定，仅随身体发育成比例扩展。②扩张期。在近一段时间内有逐渐扩张增大的趋势，但尚未出现皮肤或黏膜自发性溃疡或坏死。③失代偿期。有逐渐扩张增大的趋势，并出现了自发的皮肤或黏膜破溃不愈或反复出血，或出现进行性的功能障碍。

（三）影像学表现

蔓状血管瘤侵犯骨骼时，X线片显示骨质有增生或虫蚀样改变，动脉造影及MRI可明确诊断。MRI表现为多发的流空血管影，T1、T2加权像大多明显低于肌肉信号。选择性动脉造影是目前明确诊断最常用的辅助检查方法，特征性的病变显影表现为畸形扭曲的动脉血管供应的中央血管巢，以及提前显影的回流静脉。

（四）组织病理学表现

蔓状血管瘤的病理表现为血管结构的异常，构成血管的内皮细胞没有异常增殖。其主要是由直径较大、壁厚、不规则的血管构成；也有学者认为，动静脉紧密伴行是其结构特点。总之，蔓状血管瘤的特点在于毛细血管网缺乏，代之以团状的结构混乱的畸形血管构筑，但尚无内皮细胞等细胞学特点异常的证据。

（五）治疗

蔓状血管瘤的治疗包括外科手术和介入治疗。

1. 手术治疗

（1）适应证：对于肢体的蔓状血管瘤，合理的手术切除及修复是最理想的治疗方案，但对于有些能通过选择介入栓塞而控制或治愈者，则首选介入治疗。选择性动脉造影是目前蔓状血管瘤切除术前最常用的必不可少的辅助检查，除了可明确病灶的部位和范围外，可在手术的同时将导管送到十分靠近动静脉畸形中心病灶的动脉管腔内，以减少血流量，从而减少术中出血。对于范围较大的病灶，手术不易一期切除干净，需分期手术，因此术前要制订完善的治疗方案。但对于下肢及手部的蔓状血管瘤，因强调病灶应完整地切除，加上术中可上止血带，故可以进行较精细的解剖与切除。

（2）手术方法：蔓状血管瘤因病灶多累及皮肤及深在组织，因此主张在完全或大部分切除后选择带丰富血供的岛状皮瓣或游离皮瓣予以修复；用血供丰富的皮瓣进行修复较植皮等方式可能更为理想，尤其是合并经久不愈的溃疡创面的病例。如病灶累及手指，还可在修复的同时进行手指再造。如病灶未明显累及皮肤，则修复大大简化。

2. 介入治疗　能通过介入栓塞治疗的蔓状血管瘤无须再选择手术切除。但上肢及手部的介入治疗要求有更高的选择性，以避免栓塞物质向肢体远端流动而导致肢端手指坏死。因此，无论使用聚乙烯醇泡沫颗粒还是二氰基丙烯酸异丁酯，首先要确定导管停留在蔓状血管瘤病灶核心的非主干血管内，从而大大增加肢体蔓状血管瘤超选择的准确性，减少并发症。但介入治疗不会导致病灶萎缩，只是改变其异常的血流动力学特征，从而控制其扩张与发展。

五、小汗腺血管瘤样错构瘤

小汗腺血管瘤样错构瘤（eccrine angiomatous hamartoma，EAH）是一种罕见的皮肤良性瘤样病变，以真皮中下部小汗腺和血管成分增生为主要特征，为一种异质性疾病。

（一）病因及发病机制

小汗腺血管瘤样错构瘤病因尚不明确，有人认为是早期器官发生期间上皮分化与其下方的间充质之间出现生物化学交叉反应缺陷，导致异常的皮肤附属器和血管增生，即由小汗腺和血管共同错构所致。但也有人认为，病变本质是血管增生，而汗腺增生系诱导所致。

（二）临床表现

临床上通常表现为孤立性丘疹、斑块或结节，类圆形或不规则形，呈肤色、黄色、蓝棕色、褐色、紫红色或红色，病变直径0.3～40cm。病变可发生于全身各处，最常见于四肢，尤其是掌指、足趾区域或下肢，其次是躯干和头颈部，骶区和外阴也可受累（图6-1-4）。病变多为单发，多发性病变少见。大多在儿童期发病，无明显性别差异。小汗腺血管瘤样错构瘤通常无特殊症状，常见症状包括不同程度的疼痛、压痛、局部多毛、多汗等，也可伴有局部瘙痒、行走困难和指甲破坏。疼痛可能由小神经受累所致，局部多汗可视为小汗腺成分的一种表现，局部温度增加和压痛可能与显著的毛细血管扩张有关。

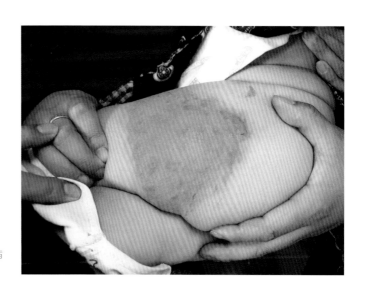

图6-1-4 左股小汗腺血管瘤样错构瘤

（图片来源：山东第一医科大学附属皮肤病医院）

（三）组织病理学表现

小汗腺血管瘤样错构瘤组织病理学特征：通常较为局限，无包膜，主要表现为真皮中下部及皮下脂肪层内分化成熟的小汗腺和血管增生，并呈大小不一的结节状或簇状分布，两种成分以不同比例相互交织。小汗腺结构正常或扩张，血管成分以薄壁的毛细血管多见，也可有厚壁血管；不同程度扩张的毛细血管呈血管瘤样增生，较少有血栓形成、机化再通或出血，无细胞异型性和病理性核分裂象。偶尔可见到其他成分，包括神经受累、毛发皮脂腺、脂肪瘤样、黏液样、淋巴管、大汗

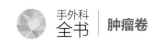

腺、骨性结构以及以淋巴细胞为主的炎性浸润。神经受累可能是患者感觉不适和疼痛的解剖学基础。

（四）治疗

无症状者通常不推荐治疗，但当涉及美容问题、病变进行性扩大或出现不适症状（包括耐药性疼痛、致残或严重多汗）时，外科手术是最佳治疗手段。局限性小病变可选择局部单纯切除术，大多数可治愈。目前，肉毒毒素和双波长脉冲激光也已成功用于部分小汗腺血管瘤样错构瘤病例的治疗。

（刘彬）

六、假性动脉瘤

假性动脉瘤（false aneurysm）是由于动脉损伤后破裂出血，血液不能外流，在软组织内形成血肿。这种血肿与动脉直接相通，随心跳而搏动，因而又称为搏动性血肿。数周后，血肿表层逐渐机化，形成纤维组织囊，其内衬有一层内皮细胞，内在血肿部分凝固，部分液化。

（一）病因及发病机制

不同性质的创伤是外周假性动脉瘤常见的发病原因，例如刺伤、钝性伤、医源性损伤及注射吸毒者经常穿刺同一血管部位。近年来随着现代医疗技术的不断发展，医源性损伤的发病率逐年增高，如血液透析及介入治疗中，动脉穿刺技术不熟练、反复穿刺同一部位、术中使用较硬指引导管和较大口径鞘、动脉穿刺点压迫不确切、持续应用抗凝药物等原因导致医源性损伤。另外，注射毒品为近年来并不鲜见的一种原因，应当引起临床重视。

（二）临床表现

外周血管假性动脉瘤的临床表现是扩张性及搏动性肿块、进行性疼痛及肿块部位可触及震颤或闻及收缩期吹风样血管杂音；压迫肿块近端动脉时，部分患者可有肿块缩小且震颤及杂音减弱或消失，远端肢体缺血时可有麻木或肢体功能障碍等。根据病史和典型的临床表现，诊断并不难。肿瘤压迫周围组织，如神经组织时，可引起神经症状，如疼痛、麻木等。创伤性动脉瘤可继发感染、破裂出血。特别是在继发感染时，局部可出现红、肿、热、痛，如不注意容易当作脓肿而切开，导致大出血。

（三）影像学表现

1. 彩色多普勒超声检查　彩色多普勒超声检查在本病的诊治中发挥重要作用，既可以明确诊断，又可以用于术后复查。超声检查可以发现动脉旁的液性暗区，不仅可以显示假性动脉瘤的部位、范围和动脉壁破损情况，还可以显示血流在瘤体内的涡流，特异性和敏感性很高，其诊断价值已被国内外学者肯定。此外，超声检查还具有无创、廉价、无须使用造影剂、操作简单方便等优点，便于患者接受。

2. 血管造影　位置较深的假性动脉瘤需做动脉血管造影来确诊，可明确局部血管通畅性及动脉瘤和血管的关系，但需要应用造影剂，费用较高。

（四）组织病理学表现

1. 肉眼观察　四肢多见，主要动脉干走行处均可发生，表现为局部肿块，伴感染时可出现红、肿、热、痛。

2. 显微镜检查　无肿瘤组织，仅为局部血管破口及血肿形成。

（五）诊断及鉴别诊断

1. 局部脓肿　假性动脉瘤合并感染时表现为红、肿、热、痛，但仔细检查可发现局部搏动感，听诊可闻及血管杂音，彩色多普勒超声可将两者很好地鉴别。

2. 血管瘤　假性动脉瘤只是动脉的局限性破口，不存在实质性的肿块，也不是实质性的肿瘤；而血管瘤大多是先天性的胚胎期血管发育不良所造成的肿块，有重力性的肿块增大或减小表现。

（六）治疗

1. 手术适应证　一般均需手术治疗。

2. 手术方法　根据破口大小选择不同的手术。如果破口很小，只需修补动脉壁上的破口即可；如破口很大，需做血管移植术；必要时可行窦口切除，动脉重新吻合。

3. 注意事项　术后需要适当制动，减小血管张力及预防血栓形成。

4. 后续治疗　需定期复查，检查有无复发及血管的通畅性。

七、真性动脉瘤

真性动脉瘤（true aneurysm）是动脉扩张性疾病。囊壁由三层血管壁组织构成，大于正常直径1.5倍的动脉永久性、局限性扩张称之为真性动脉瘤。真性动脉瘤产生之后，其直径会不断增大，一旦破裂，有生命危险。

（一）病因及发病机制

真性动脉瘤的病因存在较多争议，各部位有一定的特殊性，目前已经研究至分子水平，尤以腹主动脉瘤研究较为集中和深入。目前认为，真性动脉瘤的主要原因为动脉粥样硬化、创伤、感染、结缔组织病、先天性发育异常等。

（二）临床表现

真性动脉瘤的临床表现因瘤体部位、大小、有无并发症等因素的不同而较为复杂多变。

1. 主要症状

（1）局部肿块：多伴有搏动感，若瘤腔内形成血栓，则可完全无搏动。

（2）疼痛：疼痛的性质和程度多变，多归因于局部压迫、侵蚀及神经受累，并可有牵涉痛。必须高度重视剧烈的突发性疼痛，这往往是瘤体迅速扩张、即将或已经破裂、合并感染、夹层动脉瘤突然形成或进一步进展的征兆。

（3）局部压迫症状：如锁骨下动脉瘤可压迫臂丛神经，可引起肢体感觉运动功能障碍；胸主动脉瘤可压迫气管、食管，导致呼吸、吞咽困难；腹主动脉瘤压迫胃部，可引起餐后饱胀感等。

（4）组织脏器缺血：由于瘤腔内血液呈紊流状态，易形成附壁血栓，使血流减少，即使腹主动脉这样的大口径血管内也可形成大量血栓甚至完全闭塞。同时，血栓及瘤壁粥样斑块脱落可引起急性远心端动脉栓塞，在肢体可引起间歇性跛行甚至持续性疼痛、发凉，内脏动脉瘤可因脏器缺血而发生腹痛、便血等。

（5）出血：出血是真性动脉瘤最严重的症状，可发生在体腔内或流出体外。出血可能十分凶猛而迅速致命，也可能亚急性乃至慢性出血而形成限制性血肿，甚至因内瘘形成引流进入空腔脏器及邻近静脉。一些真性动脉瘤也可能无任何自觉症状而突然表现为疼痛、出血等。

2. 典型的真性动脉瘤的主要体征

（1）伴有震颤、杂音的搏动性肿块：其搏动与心脏搏动一致，肿块表面较光滑且有弹性，压迫近心端则上述征象变得不明显。

（2）压痛：一般不严重，明显的压痛多为瘤体即将破裂或继发感染的征象。

（3）压迫征象：如臂丛神经受锁骨下动脉瘤压迫引起的功能障碍。

（4）缺血坏死征象：如肢体缺血后苍白、坏疽、皮温降低、血管搏动减弱等。

（5）感染征象：周围动脉瘤合并感染可表现为局部红、肿、热、痛，深在部位的真性动脉瘤则可能以脓毒症作为首发表现。

（三）影像学表现

根据典型的临床表现，诊断并不困难，但如果要全面了解真性动脉瘤的大小、范围、周围侧支循环和近远端血管条件，可选择做以下检查：B超、彩色多普勒超声、CT（包括螺旋CT血管造影）、磁共振血管造影（MBA）、动脉造影（包括数字成影技术）。必须指出的是，由于瘤腔内往往存在附壁血栓，动脉造影可能会出现误诊和漏诊，此时必须和临床表现、其他检查结合起来才能明确诊断，但动脉造影对于输入道和输出道的判断、手术方案的制订具有决定性的意义。

（四）组织病理学表现

1. 肉眼观察　为膨大的血管组织。

2. 显微镜检查　真性动脉瘤虽然称作"瘤"，但不是真正的肿瘤，因为它并不存在肿瘤细胞，不会浸润周围组织，更不会转移，仅仅是一段扩张的动脉。

（五）诊断及鉴别诊断

1. 血管瘤　真性动脉瘤只是动脉的局限性扩张，不存在实质性的肿块，也不是实质性的肿瘤；而血管瘤大多是胚胎期血管先天性发育不良所形成的肿瘤。

2. 假性动脉瘤　假性动脉瘤通常是外伤或感染引起的，先是在动脉壁上形成一小孔，血液流向周围组织，逐渐形成瘤壁，成为一个与动脉腔相通的血肿。

3. 夹层动脉瘤　多见于老年人（但马方综合征患者例外），男性多于女性。多在主干血管的血流剪应力最强处及血压变动最明显处（如升主动脉、主动脉弓）发生内膜撕裂，高压血流从内膜破损处进入病理性疏松的中膜（少数来自滋养血管的出血），并顺血流方向将中内膜纵行撕开，形成一个假血管腔。这种假血管腔可再次破入真血管腔内，血流如同一个迂回旁道。这种动脉瘤的病因及发病机制颇为复杂，可见于先天性血管畸形、代谢性结缔组织疾病（如马方综合征，其主动脉中膜的弹性纤维断裂、缺失，胶原和蛋白多糖增多）、甲状腺功能过低时的血管壁蛋白多糖增多、梅毒性主动脉炎及动脉粥样硬化等。

（六）治疗

真性动脉瘤发展较快，有血栓栓塞致残和破裂致死的危险，一旦确诊应尽早手术治疗。治疗方法应根据动脉瘤的部位、大小、局部解剖条件、侧支循环及有无感染等具体情况而定。主要方法有以下几种：①真性动脉瘤切除及动脉端端吻合术；②真性动脉瘤切除，自体静脉或人工血管移植术；③真性动脉瘤线性切除及动脉修补术；④真性动脉瘤近远端结扎，自体静脉或人工血管旁路术；⑤真性动脉瘤腔内修补术；⑥腔内介入治疗，包括血管内支架和栓塞术等。

（孙希光）

第二节

恶性血管肿瘤

一、血管肉瘤

血管肉瘤（angiosarcoma），旧称恶性血管内皮瘤，是一种罕见的起源于血管内皮细胞或淋巴管内皮细胞的恶性肿瘤。多累及皮肤及皮下软组织，在全身软组织肉瘤中占比小于1%。血管肉瘤通常见于老年患者，发病中位年龄在60～71岁之间，总体发病率无性别差异，但皮肤病损多见于男性患者。局部复发及远隔转移概率较高，预后极差。中位生存期在6～16个月之间，5年生存率仅为7.1%～33%，在所有软组织肉瘤中预后最差。血管肉瘤可发生于身体各部位，其中以头面部多见，约占血管肉瘤发病病例的50%。转移途径以血行播散为主，肺为最常见的转移部位，其次为肝、骨、皮下软组织、淋巴结等。

（一）病因及发病机制

血管肉瘤的病因及发病机制未明，日光照射、放射性损伤、慢性淋巴水肿及免疫功能缺陷等，均可能诱发血管肉瘤。日光照射病例多见于老年人头颈部，射线及淋巴水肿诱发病例多见于乳腺癌根治术后。慢性淋巴水肿诱发血管肉瘤，又称为Stewart-Treves综合征。另外，长期慢性炎症刺激也可能诱发血管内皮细胞异常增生、癌变，导致血管肉瘤发生。

（二）临床表现

血管肉瘤可见于身体各部位，头颈部皮肤最常见，好发于老年男性。典型病损为边界不清的瘀斑，类似挫伤，青紫色，表面隆起，非对称外观。肿瘤生长迅速，病变部位质地变硬，可能呈结节状，伴发溃疡。低分化型血管肉瘤生长迅速，容易形成出血病灶及溃疡。血管肉瘤容易合并多器官转移，出现肺、肝、骨、软组织等转移癌，并导致患者出现系统性疾病的表现。

（三）影像学表现

1. **彩色多普勒超声检查**　超声检查多为边界不清的低回声团，内部分布有不规则的管状无回声区，可见丰富的血流信号。肿瘤无包膜覆盖，周围软组织血流信号丰富。

2. **CT检查**　CT检查可发现低密度影，由于内部出血或坏死，可能表现为密度不均匀。增强扫描能够增加病灶对比度。

3. **MRI检查**　血管肉瘤MRI检查表现为T1加权像上的等信号，如有出血，显示为高信号；T2加权像呈高信号。如瘤体中存在高速血流信号，即T1加权像和T2加权像的低信号，则对诊断具有较高价值。MRI增强扫描能够强化显示肿瘤区域，肿瘤内坏死病灶无强化。

（四）组织病理学表现

1. **肉眼观察**　手术切除的肿瘤组织呈暗红色，质地偏软，边界通常不清，边缘及基底部可能形成溃疡。

2. **显微镜检查**　血管肉瘤内可见广泛分布的血管腔隙，内衬异常增生的血管内皮细胞。血管腔隙大小不一，形态不规则，相互贯通。血管内皮细胞体积较大，形态多样，胞浆丰富，呈嗜酸性，核大而深染，核分裂象多见。高分化的内皮细胞虽然核分裂象较少，但仍呈明显异型性。

（五）诊断及鉴别诊断

1. **卡波西肉瘤**　病因不明，与细胞免疫缺陷密切相关，在艾滋病患者中常见。同时，该病与巨细胞病毒感染、环境因素、基因特征相关。发病特点：同样多见于老年男性，艾滋病型则多见于青壮年。肢体多见，病灶呈蓝紫色或瘀斑状，形成结节后质偏硬。病理学检查可见血管内皮细胞增生更加显著，成团聚集，向管腔内生长突出，腔隙狭窄且不规则，腔外能够发现红细胞。

2. **脂肪肉瘤**　病因不明。发病特点：在软组织肉瘤中最为常见，各年龄段均有分布，中年后常见，青少年同样可见。脂肪肉瘤通常较大，位置较深，可扪及质软、无痛的软组织肿块。肉眼观察可发现油黄色团块，鱼肉状剖面，无包膜覆盖；镜下可见脂肪母细胞，胞浆内含脂肪空泡，细胞间质可能呈黏液样或血管网。

3. **血管球瘤**　病因未明。发病特点：最常见于拇指甲下，大小为毫米级，压痛明显，遇冷刺激疼痛剧烈。病理学检查可见血管球细胞，血管扩张，内皮细胞无异型增生，呈单层扁平状排列。

（六）治疗

手术切除并接受高剂量放疗，是治疗血管肉瘤的首选方案。术前及术后放疗能够有效地提高病灶局部控制率。但该肿瘤对化疗不敏感，效果较差，仅作为备选的姑息性方案。血管肉瘤预后极差，大多数患者于术后1～2年内复发，2～3年内死亡。

1. **手术适应证**　对于确诊为血管肉瘤的患者，只要无严重系统性疾病或远隔转移，无论初发或局部复发病例，均应推荐手术＋放疗的治疗方案。

2. **手术方法**　手部血管肉瘤应于臂丛神经阻滞麻醉下手术，不驱血上止血带。如为截肢

（指）手术，离断平面应位于病灶以近至少5cm。如为病灶切除，应于病灶周围3~5cm范围做扩大切除。对于边界不清的病例，依靠术中冰冻切片结果判断具体切除范围。伤口一期缝合，张力较高者行皮瓣转移手术。位于掌骨间的病灶，需将受累肌肉一并切除，直至骨膜层（间室内切除），严格止血。术中操作需严格遵守无瘤原则。

3. 典型病例

患者，男性，70岁，发现右侧足跟、足底及足背散在隆起病灶3个月，呈青紫色瘀斑状，就诊1个月前，左手小鱼际也出现相似病灶。手术切取软组织活检，证实为血管肉瘤。术中发现病灶广泛散布于皮肤及深、浅筋膜层内，无明确界线（图6-2-1）。患者及家属放弃进一步治疗，电话随访证实，患者起病后11个月余死亡。

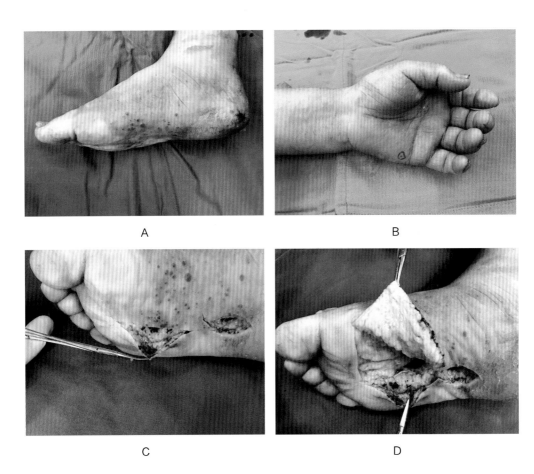

A

B

C

D

图6-2-1 左手、右足血管肉瘤

A. 右足跟、足底及足背散在大量青紫色瘀斑，边界不清，皮肤表面隆起 B. 左手小鱼际出现转移病灶 C、D. 术中可见血管肉瘤病灶累及皮肤及皮下组织，达深、浅筋膜层内，无明确界线

4. 注意事项

（1）术中行冰冻切片检查，确定组织切除范围。

（2）手指中、末节病灶可考虑采用截指术，手掌部病灶可考虑腕关节离断或前臂截肢术。术前应与患者详细沟通，征求意见。

（3）较大病灶要求保肢（指）的患者，扩大切除后行皮瓣转移手术闭合创面。

5. **后续治疗** 术后及时联系放疗科，进行局部放疗。因复发时间集中在术后7～15个月，术后需密切复诊，每2个月复查一次。中途如发现肿瘤复发，应随时治疗，并行MRI检查进行对比判断。复查患者应定期行肺部CT、肝脏CT等检查，排查远隔转移灶。

二、血管外皮细胞瘤

血管外皮细胞瘤（hemangiopericytoma）是来源于血管周细胞的侵袭性肿瘤，又被称为血管周细胞瘤。目前医学界对该肿瘤的良、恶性界定仍存在争议。血管周细胞的组织学特征与肌成纤维细胞相似，围绕毛细血管及小静脉。血管外皮细胞瘤病例罕见，在血管性肿瘤中仅占约1%；可见于任何年龄段及任何部位，50多岁发病多见。生长缓慢，十分隐匿，通常很难发现，部分患者初次就诊时已经出现远隔转移。

（一）病因及发病机制

血管外皮细胞瘤的发病原因尚不清楚，外伤刺激、长期使用糖皮质激素以及高血压等，均可能成为其发病诱因。

（二）临床表现

血管外皮细胞瘤在任何年龄段均可发病，全身各部位均可能出现，以大腿、腹膜后及盆腔多见，其次为头颈部，手部发病罕见。主要表现为质软肿块，无疼痛，无压痛。肿块压迫骨膜时会产生疼痛感，压迫神经会导致神经功能异常。血管外皮细胞瘤切除后容易复发，约一半的患者术后出现远隔转移，以血行转移至肺、骨、肝较为常见。

（三）影像学表现

影像学检查，如超声、CT、MRI等，对血管外皮细胞瘤并无特异性诊断价值。

1. **CT检查** CT平扫可见低密度病灶影，增强扫描则显著强化。

2. **MRI检查** 血管外皮细胞瘤MRI检查在T1加权像呈等信号或稍低信号，在T2加权像呈稍高信号，信号不均匀。病灶类圆形或不规则形，内部可见血管管腔低信号，部分病灶内可见坏死病变。MRI增强扫描可显著强化病灶区域。

（四）组织病理学表现

1. **肉眼观察** 瘤体呈暗红色，大多边界清晰，无包膜；切面呈鱼肉状，滋养血管丰富，质地柔软，部分可能分布有卫星灶。

2. **显微镜检查** 血管外皮细胞瘤分布大量毛细血管腔隙及窦状间隙，内衬正常生长的内皮细胞。血管由位于内皮细胞基底膜外的周细胞聚集包裹，排列不规则；周细胞呈梭形或卵圆形，压迫血管，导致管腔直径大小不一，呈鹿角状裂隙。周细胞胞浆丰富，核大而深染，呈异型性，核分裂象多见。

（五）诊断及鉴别诊断

1. **海绵状血管瘤** 为不完全外显的常染色体显性遗传，青少年多见。创伤、射线、手术、内分泌因素变化等，可能是其诱因。病灶特点：青少年多见，表现为皮肤及皮下蓝紫色质软肿块，无波动感，按压可变小，近端加压可膨胀。CT平扫可见高密度影，MRI检查表现为T2加权像呈高信

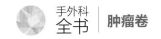

号。病理学检查可见暗紫色静脉血管团块，边界较清。镜下见大量薄壁血管扩张、贯通，内皮细胞无异常增生，无核分裂表现。

2. **血管肉瘤** 病因不明，可能与长期日光照射、射线伤害、慢性淋巴水肿及免疫功能缺陷等有关。发病特点：老年男性多见，好发于头颈部，主要表现为边界不规则的皮肤隆起，青紫色，部分伴有边缘或基底部溃疡。肿瘤生长迅速，复发及转移率高。病理学特点：瘤体内广泛分布有不规则的血管腔隙，内衬异常增生的内皮细胞，胞浆丰富，核大而深染，核分裂象多见。

3. **滑膜肉瘤** 病因不明。发病特点：滑膜肉瘤多见于青壮年关节部位，以关节肿块为主要表现，局部疼痛。肿块质地中等，较血管外皮细胞瘤偏硬。X线检查可见骨质受压、破坏的表现，如骨质缺损、骨质疏松、溶骨性破坏、关节畸变等，骨膜反应常见。MRI检查可见肿瘤周围新生血管信号丰富。病理学检查：肿瘤边界清楚，呈分叶状，质地中等，切面呈灰白色鱼肉样外观。镜下可见肿瘤细胞群呈单相或双相型。双相型可见梭形细胞和上皮样细胞均匀分布，数量相近；单相型以其中一类细胞为主。上皮样细胞可能形成腔隙构造，类似血管结构。

（六）治疗

血管外皮细胞瘤的治疗以手术切除为主。由于血管外皮细胞瘤血管组织丰富，侵袭性强，术后局部复发及转移的概率极高，因此根治性全切尤为关键。单纯放、化疗对血管外皮细胞瘤效果不明显，肿瘤对放疗存在耐受性，即便最优的放疗方案，也仅能取得50%的完全或部分缓解率。因此，手术全切加局部放疗是目前的主流治疗方案。但即使完全切除，仍有复发的可能。

1. **手术适应证** 血管外皮细胞瘤侵袭性强，对于病理学检查提示为血管外皮细胞瘤的患者，无论是良性还是恶性，只要无严重系统性疾病或远隔转移，应首选手术全切治疗，辅以局部放疗。

2. **手术方法** 可采用截肢（指）或病灶扩大切除术。于臂丛神经阻滞麻醉下手术，不驱血上止血带。如为截肢（指）手术，离断平面应位于病灶以近3～5cm处；如为病灶切除，应于病灶周围3～5cm范围做扩大性切除。血管外皮细胞瘤通常边界较清楚，如边界难以判断，需依靠术中冰冻切片结果判断切除范围。伤口一期缝合，张力较高者行皮瓣转移手术。受累血管、神经、肌肉甚至骨质结构，均需根治性切除。术中操作需严格遵守无瘤原则。

3. **注意事项**

（1）术中行冰冻切片检查，确定组织切除范围。

（2）手指中、末节病灶可考虑采用截指术，手掌部病灶可考虑腕关节离断或前臂截肢术。术前应与患者详细沟通，征求意见。

（3）较大病灶要求保肢（指）的患者，扩大切除后行皮瓣转移手术闭合创面。

4. **后续治疗** 术后及时联系放疗科，进行局部放疗。术后需密切复诊，每2个月复查一次。如发现肿瘤复发，应随时治疗，并行MRI检查进行对比判断。复查患者还应定期行肺部CT、肝脏CT等检查，排查远隔转移灶。

（陈振兵）

参考文献

[1] 苏彦龙，张友乐，田光磊，等. 39例手指血管球瘤的临床分析 [J]. 中华手外科杂志，2004，20（1）：34-36.

[2] SAMANIEGO E，CRESPO A，SANZ A. Key diagnostic features and treatment of subungual glomus tumor [J]. Actas Dermosifiliogr，2009，100（10）：875-882.

[3] 戴鲁飞，张友乐，田光磊，等. 甲外血管球瘤诊断与治疗的相关因素分析 [J]. 中华手外科杂志，2011，27（1）：24-26.

[4] 王俊灵，刘忠义，郭石英，等. 45例血管球瘤的治疗体会 [J]. 中华手外科杂志，2008，24（6）：351.

[5] 张君，魏壮，李庆霖，等. 血管球瘤80例临床分析及病因探讨 [J]. 中华手外科杂志，2003，19（4）：238-239.

[6] 薛云皓，田文，田光磊，等. 32例甲外血管球瘤的临床分析 [J]. 中华手外科杂志，2010，26（3）：152-153.

[7] 韩立新，李旭芬. 血管球瘤38例临床分析 [J]. 实用手外科杂志，2010，24（2）：153-154.

[8] KOUSKOUKIS C E. Subungual glomus tumor: a clinico-pathological study [J]. J Dermatol Surg Oncol，1983，9（4）：294-296.

[9] 苏庆军，曲铁兵，潘江，等. 手指血管球瘤26例临床分析 [J]. 中华手外科杂志，2005，21（1）：38-39.

[10] FAZWI R，CHANDRAN P A，AHMAD T S. Glomus tumour: a retrospective review of 15 years experience in a single institution [J]. Malays Orthop J，2011，5（3）：8-12.

[11] 范志娜，吴刚，袁建军，等. 高频超声在甲下血管球瘤术前诊断中的价值 [J]. 中华手外科杂志，2016，32（4）：309-310.

[12] 张宗康，赵新，劳杰. 71例血管球瘤的临床分析 [J]. 中华手外科杂志，2007，23（3）：135-137.

[13] 查国庆，牛晓锋，刘云江，等. MRI在指血管球瘤对应的诊断与术前定位价值：附15例临床分析 [J]. 中华显微外科杂志，2016，39（5）：497-499.

[14] LEE T，JO G，MUN J H. The usefulness of nail plate and intraoperative dermoscopy in subungual glomus tumor [J]. Int J Dermatol，2018，57（3）：e26-e28.

[15] ITO A，SUGITA K，SUZUKI S，et al. "Longitudinal hyperkeratotic structure" related to subungual glomus tumor [J]. J Dermatol，2017，44（7）：857-858.

[16] 徐林，张咸中，李黎明，等. 指甲活页开窗显微外科手术切除甲下血管球瘤 [J]. 中华显微外科杂志，2009，32（3）：246-247.

[17] ROAN T L，CHEN C K，HORNG S Y，et al. Surgical technique innovation for the excision of subungual glomus tumors [J]. Dermatol Surg，2011，37（2）：259-262.

[18] VASISHT B，WATSON H K，JOSEPH E，et al. Digital glomus tumors: a 29-year experience with a lateral subperiosteal approach [J]. Plast Reconstr Surg，2004，114（6）：1486-1489.

[19] WANG P，ZHOU Z. The treatment of finger glomus tumours by raising a full thickness nail bed flap or finger pulp flap [J]. J Hand Surg Eur Vol，2011，36（5）：420-422.

[20] WANG P J，ZHANG Y，ZHAO J J. Treatment of subungual glomus tumors using the nail bed margin approach [J]. Dermatol Surg，2013，39（11）：1689-1694.

[21] 王培吉，张勇，赵家举. 经甲床缘切口治疗手指末节血管球瘤 [J]. 中华手外科杂志，2013，29（5）：284-286.

[22] 解云川，王福成，姜洪丰，等. 指（趾）甲下血管球瘤的显微外科治疗 [J]. 中华显微外科杂志，2006，29（2）：160-161.

[23] 王培吉，张勇，赵家举，等. 指甲下血管球瘤的显微外科治疗 [J]. 中华显微外科杂志，2013，36（6）：591-593.

[24] 田方涛，于亚东，曹冉，等. 海绵状血管瘤的分型与治疗进展 [J]. 河北医药，2013，35（22）：3473-3475.

[25] EYESAN S U，ITIE J C，ADESINA S A，et al. Cavernous hemangioma of the left forearm [J]. Rare Tumors，2015，7（3）：5895.

[26] 郭付有，郭会斌，董长宪，等. 四肢海绵状血管瘤33例诊断及治疗分析 [J]. 河南诊断与治疗杂志，2003，17（1）：59-60.

[27] AL-GARNAWEE M，NAJJAR M. Median nerve cavernous hemangioma [J]. Basic Clin Neurosci，2017，8（3）：255-259.

[28] 付小兵. 超声对软组织海绵状血管瘤的诊断价值 [J]. 中国实用医药, 2015, 10 (13): 15-16.

[29] NAIK S, PHADKE R V, TAUNK A, et al. Dynamic contrast-enhanced magnetic resonance imaging in diagnosis of cavernous hemangioma of cavernous sinus [J]. J Neurosci Rural Pract, 2017, 8 (2): 311-313.

[30] BIENEK T, KUSZ D, BOROWSKI M, et al. Operative treatment (subtotal resection) of cavernous hemangioma of forearm. A case report [J]. Ortop Traumatol Rehabil, 2008, 10 (1): 75-81.

[31] 唐建兵, 李勤, 程飚, 等. 超声引导下平阳霉素注射治疗深部软组织海绵状血管瘤 [J]. 中国美容医学, 2007, 16 (4): 546-547.

[32] MULLIKEN J B, GLOWACKI J. Hemangiomas and vascular malformations in infants and children: a classification based on endothelial characteristics [J]. Plast Reconstr Surg, 1982, 69 (3): 412-422.

[33] 胡琼华, 王炜. 血管瘤及血管畸形增殖机制及治疗进展 [J]. 实用美容整形外科杂志, 2000, 11 (2): 95-98.

[34] 李文明, 郭学利, 张盼, 等. 血管瘤的分类和治疗 [J]. 肿瘤基础与临床, 2010, 23 (6): 539-541.

[35] KOHOUT M P, HANSEN M, PRIBAZ J J, et al. Arteriovenous malformations of the head and neck: natural history and management [J]. Plast Reconstr Surg, 1998, 102 (3): 643-654.

[36] 廖洪跃, 欧阳天祥, 邢新. 先天性动静脉畸形发病机制研究现状 [J]. 中华医学美学美容杂志, 2007, 13 (1): 55-57.

[37] 李杰, 郭启勇, 潘诗农, 等. MRI、彩色多普勒超声诊断软组织海绵状、蔓状血管瘤 [J]. 中国医学影像技术, 2010, 26 (8): 1538-1541.

[38] PELLE M T, PRIDE H B, TYLER W B. Eccrine angiomatous hamartoma [J]. J Am Acad Dermatol, 2002, 47 (3): 429-435.

[39] SANUSI T, LI Y, SUN L, et al. Eccrine angiomatous hamartoma: a clinicopathological study of 26 cases [J]. Dermatology, 2015, 231 (1): 63-69.

[40] 李鹤文. 外周血管假性动脉瘤15例分析 [J]. 中国误诊学杂志, 2007, 7 (6): 1319-1320.

[41] 顾玉东, 王澍寰, 侍德. 顾玉东王澍寰手外科学 [M]. 上海: 上海科学技术出版社, 2002.

[42] 叶建荣. 动脉瘤与动脉阻塞 [M]. 上海: 上海科学技术出版社, 2001.

[43] ALBERTS M J. The 10 most commonly asked questions about familial aneurysms [J]. Neurologist, 2003, 9 (5): 262-263.

[44] GABALLAH A H, JENSEN C T, PALMQUIST S, et al. Angiosarcoma: clinical and imaging features from head to toe [J]. Br J Radiol, 2017, 90 (1075): 20170039.

[45] 高远红, 张玉晶, 钱图南, 等. 血管肉瘤的临床分析 [J]. 中华放射肿瘤学杂志, 2000, 9 (4): 248-251.

[46] CIOFFI A, REICHERT S, ANTONESCU C R, et al. Angiosarcomas and other sarcomas of endothelial origin [J]. Hematol Oncol Clin North Am, 2013, 27 (5): 975-988.

[47] SCOTT M T, PORTNOW L H, MORRIS C G, et al. Radiation therapy for angiosarcoma: the 35-year University of Florida experience [J]. Am J Clin Oncol, 2013, 36 (2): 174-180.

[48] BILLINGS K R, FU Y S, CALCATERRA T C, et al. Hemangiopericytoma of the head and neck [J]. Am J Otolaryngol, 2000, 21 (4): 238-243.

[49] VETORAZZO FILHO J E, BAHIA L A, ESTEVES P E, et al. Renal hemangiopericytoma: case report and literature review [J]. Einstein (Sao Paulo), 2015, 13 (2): 269-272.

[50] RAGHANI N, RAGHANI M J, RAO S, et al. Hemangiopericytoma/solitary fibrous tumor of the buccal mucosa [J]. Ann Maxillofac Surg, 2018, 8 (1): 151-153.

第 七 章

手部肿瘤的放射治疗、化学治疗及生物治疗

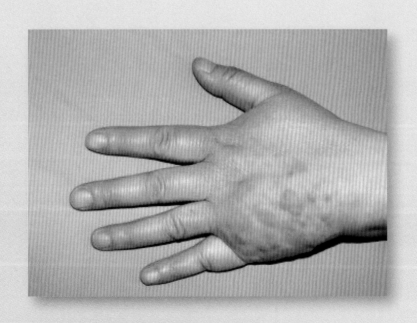

■ 第一节

放射治疗

一、放射物理学基础

放射物理学是肿瘤放射治疗（简称放疗）的重要组成部分。放射物理学研究的内容包括放疗射线的种类及其各自特点。

（一）射线的种类

原子核外电子获得足够的能量而脱离原子核束缚的过程为电离。电离辐射是一切能引起物质电离的辐射总称。根据是否带电荷，可将电离辐射分为带电粒子和非带电粒子。

1. 带电粒子　包括电子、质子和重离子等，具有足够动能的带电粒子与原子结构中的电子发生碰撞，引起的物质电离称为直接电离。

2. 非带电粒子　包括 X 射线、γ射线和中子，这些辐射本身不能使物质电离，但能与原子核外电子或原子核作用产生次级粒子，如电子、反冲核等；次级粒子再与物质中的原子作用，引起电离，称为间接电离。

（二）射线与物质的相互作用

1. 带电粒子与物质的相互作用　具有一定能量的带电粒子入射靶物质中，与原子的核外电子或原子核发生相互作用。

（1）电离：带电粒子从靶物质原子旁经过时，入射粒子与核外电子之间发生库仑作用，核外电子获得能量。如果核外电子获得的能量足够大，能够克服原子核的束缚而脱离出来成为自由电子，这时物质的原子便被分离成一个自由电子和一个正离子，合称离子对，这个过程就称为电离。脱离出来的自由电子通常具有较高的能量，又可以引起其他原子或分子电离，称为次级电离。

（2）激发：如果入射带电粒子给予核外电子的能量较小，不足以使它脱离原子核的束缚，但可由能量较低的轨道跃迁至较高的轨道上，这个现象称为原子的激发。激发的原子会发射特征性X射线或俄歇电子（Auger electron）回到基态。

（3）韧致辐射（bremsstrahlung）：带电粒子从靶物质原子旁经过时，在原子核库仑场作用下，运动方向和速度发生变化，带电粒子的一部分动能变成具有连续能谱的X射线辐射出来，这种辐射称为韧致辐射或制动辐射。医用放疗直线加速器产生的X射线主要来自韧致辐射，也有少部分来自激发作用。

（4）弹性碰撞：带电粒子可以与轨道电子发生弹性碰撞，也可与原子核发生弹性碰撞。这种情况下，带电粒子运动方向和速度发生变化，但不辐射光子，也不激发原子核。

（5）核反应：当一个带电粒子具有足够的能量，并且与原子核的碰撞距离小于原子核的半径时，如果有一个或数个质子或中子被击中，它们会离开原子核。失去质子或中子的原子核处于激发状态，将通过发射低能的质子或中子以及γ射线退激（deexcitation）。

2. 非带电粒子与物质的相互作用　X射线、γ射线（光子）与物质的相互作用可发生三种主要的效应。

（1）光电效应：光子与物质原子的轨道电子发生相互作用，一次性地把全部能量传递给对方，光子消失，获得能量的电子挣脱原子核束缚而成为自由电子。原子的电子轨道出现一个空位而处于激发状态，将通过发射特征X射线或俄歇电子回到基态，这个过程称为光电效应。

（2）康普顿效应（Compton effect）：当入射光子与原子内一个轨道电子发生相互作用时，光子损失一部分能量，并改变运动方向，电子获得能量而脱离原子，这个过程称为康普顿效应。

（3）电子对效应：当入射光子的能量大于1.02MeV，光子从原子核旁经过时，在原子核库仑作用下形成一对正负电子，此过程称为电子对效应。

（三）射线剂量学

1. 射线剂量学相关概念

（1）吸收剂量（absorbed dose）：指单位质量物质吸收电离辐射的平均能量，是衡量辐射效应的重要物理学因素，其单位是戈瑞，英文为Gray，简写为Gy，1Gy＝1J/kg。通常用百分深度剂量、等剂量曲线来描述射线在人体内吸收剂量的分布。

（2）射线能量（ray energy）：用来表示特定种类射线穿透物质的能力。高能X射线的能量单位用兆伏（MV）表示；高能电子线的能量用兆电子伏（MeV）表示；中、低能X射线的能量单位在一些文献中使用半价层（half-value layer，HVL）表示，是指使射线能量衰减一半所需某种材料（铝、铜、铅等）的厚度，HVL越高表示射线能量越高。

（3）线性能量传递（linear energy transfer，LET）：用来区别不同种类射线的质，是指特定种类的射线在介质中单位长度径迹上的能量传递，其单位一般用keV/μm表示。X射线和γ射线属于典型的低LET射线，重离子属于高LET射线。

（4）相对生物效应（relative biological effectiveness，RBE）：不同种类射线在相同吸收剂量时产

生的生物效应不同。相对生物效应是指产生相同生物效应所需的250kV X射线的剂量与被测试射线的剂量之比，RBE＝Dx/Dr。一般来说，当LET＜100keV/μm时，RBE随着LET的升高而升高，即高LET射线一般具有较高的RBE。

（5）百分深度剂量（percentage depth dose）：指射线中心轴某一深度的吸收剂量与参考深度最大吸收剂量的比值，它反映了射线的穿透力。某一确定能量的射线进入模体或人体，与物质相互作用产生次级电子；次级电子在运动轨迹上损失的能量被物质吸收，吸收剂量随深度增加而增至最大，从体表到最大吸收剂量点称为剂量建成区。在剂量建成区之后，随着深度继续增加，吸收剂量逐渐减少。

（6）等剂量曲线（isodose curve）：百分深度剂量仅反映射野中心轴上的剂量分布，为描述射线束在模体或人体中的剂量三维分布，通常用等剂量曲线描述。等剂量曲线，指模体内剂量相同点的连线，不仅可以反映剂量随深度变化，还可以表示相同深度的平面内剂量分布的特点。

2. 放疗常用射线剂量学特点

（1）X射线和γ射线剂量学：X射线和γ射线是目前用于放疗的主要射线，其本质是光子，属于非带电粒子，穿透能力较强，对手部较深的肿瘤具有优势，其剂量学特点如下：

1）百分深度剂量受射线能量的影响：随射线能量的增加，体表剂量减小，最大剂量点深度增加；在最大剂量点后，剂量逐渐下降，射线能量越高，下降速率越慢，表现为较高的穿透能力（图7-1-1）。

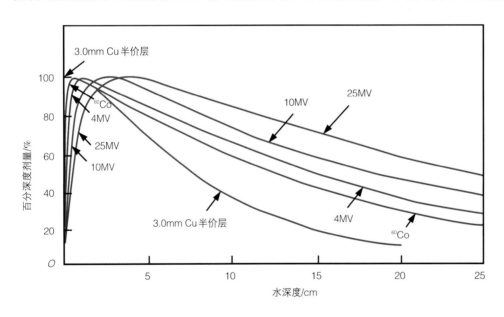

图7-1-1 不同能量X射线的深度能量分布

2）百分深度剂量受照射野大小的影响：模体内某一点的剂量是原射线和散射线共同作用的结果。在一定范围内，照射野越大，照射野周围向射野中心轴的散射剂量越多，百分深度剂量越高。

3）百分深度剂量受源皮距（radiation source to skin distance，SSD）的影响：源皮距是放射源至人体表面的距离，百分深度剂量随源皮距的增加而增加。

4）等剂量曲线受射线束能量的影响：随能量的增加，射线穿透力增强，某一特定等剂量曲线的深度随之增加（图7-1-2）。

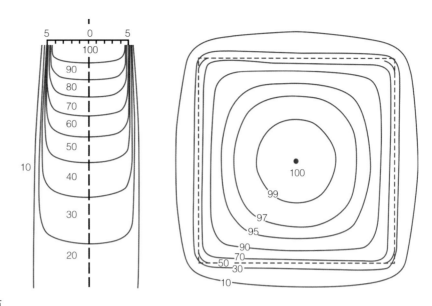

图7-1-2 X射线的等剂量曲线分布

5）临床上多采用多野照射技术、旋转调强技术和立体定向放疗技术，光子刀（X刀）、伽玛刀（γ刀）、射波刀（Cyber刀）等，实质上是使射线在不同角度聚焦于治疗靶区，使处方剂量等剂量曲线与治疗靶区高度吻合，同时降低周围正常组织的受照量（图7-1-3）。

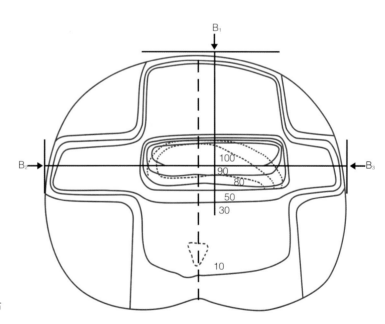

图7-1-3 X射线多野照射剂量分布

（2）电子线剂量学：电子线是放射治疗常用的射线，属于带电粒子，穿透能力弱，射程有限，皮肤剂量高，达最大剂量点深度后剂量迅速跌落。电子线的特性决定了它对浅表的手部肿瘤（如皮肤恶性黑色素瘤、皮肤癌等）具有一定的优势和实用性。电子线剂量学的特点如下：

1）电子线百分深度剂量受射线能量的影响：随射线能量增加，表面剂量增加，高剂量坪区增宽，剂量梯度减小，X射线污染增加（图7-1-4）。

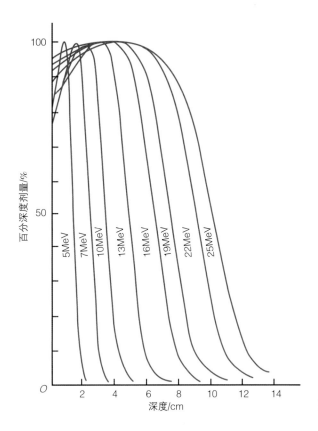

图 7-1-4　不同能量电子线百分深度剂量

2）电子线百分深度剂量受照射野大小的影响：随射线能量的增加，这种影响越发明显。照射野小时，射野周围向射野中心轴提供的散射电子较少，中心轴百分深度剂量低。随照射野的增大，中心轴百分深度剂量增加。

3）电子线百分深度剂量受源皮距的影响：源皮距增加，限光筒与皮肤表面距离增加，皮肤表面剂量降低，剂量梯度变陡，X 射线污染增加。因此，临床上要求电子线治疗时保持源皮距不变。

4）高能电子线等剂量分布的特点：随深度增加，低值等剂量线向外扩张，高值等剂量线向内收缩，这种特点在能量大于 7MeV 的高能电子线尤为突出。这主要是电子线易散射造成的。因此，临床治疗时照射野大小应按靶区最大横径扩大，至少等于或大于横径的 1.18 倍，并根据靶区最深处的宽度再放 0.5～1cm，这样可使高值等剂量曲线最大限度地覆盖肿瘤区（图 7-1-5）。

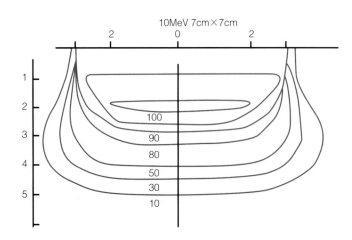

图 7-1-5　电子线的等剂量曲线分布

（3）质子和重离子剂量学：质子和重离子属于带电粒子，其粒子质量比电子大，在人体内的能量传递和剂量分布具有布拉格峰（Bragg peak）的特点：即进入人体后，吸收剂量处于较低水平，且在一定距离内缓慢升高，接近最大射程时陡然上升，随后陡然下降，形成布拉格峰。对同种射线，能量越高，布拉格峰所处的深度越大。质子和重离子的区别在于，质子是低LET射线，重离子是高LET射线。质子和重离子因其布拉格峰的特点，对保护肿瘤后方的正常器官具有优势，但因其治疗设备造价高、治疗费用高等原因，尚未普及，目前仍以X射线、γ射线、电子线放疗为主（图7-1-6）。

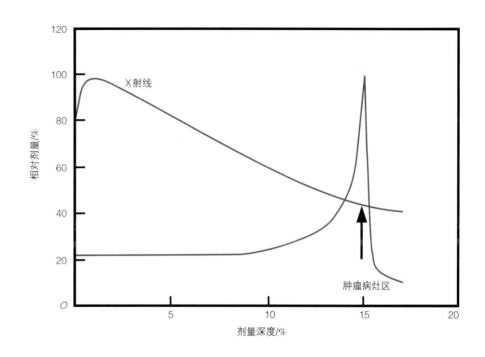

图7-1-6 重离子束的布拉格峰

二、放射生物学基础

放射生物学是从器官、组织、细胞及分子水平研究不同性质电离辐射作用于机体的早期效应、晚期效应及其机制，为提高放疗效果、降低正常组织损伤以及改善放射防护提供理论基础。

（一）电离辐射生物效应的理化基础

电离辐射作用于生物体引起生物活性分子的电离和激发是辐射生物效应的理化基础。组成生物体或细胞的主要分子为生物大分子（如核酸、蛋白质酶等）及环境中的水分子。

1. 直接作用　电离辐射的能量直接沉积于生物大分子上，引起生物大分子的电离和激发，导致机体的核酸、蛋白质、酶等分子结构的改变和生物活性的丧失，这种直接由射线造成的生物大分子损伤称为直接作用。高LET射线（如重离子）主要为直接作用。

2. 间接作用　电离辐射首先作用于细胞内的其他原子或分子，主要作用于水，使水分子产生自由基，自由基再作用于生物大分子，引起后者的物理变化和化学变化，这种作用方式称为间接作用。低LET射线（如X射线、γ射线）主要为间接作用。

3. 自由基 自由基是指能够独立存在的、带有一个或多个不成对电子的原子、分子、粒子或原子团，具有高反应性、不稳定性和顺磁性的特点。自由基是电离辐射能量传递的重要方式，能够对细胞的核酸和蛋白质等生物大分子产生损伤，引起各种化学反应。

4. 氧效应 受照射的物质或分子的辐射效应随介质中氧浓度的增高而增加，这种现象称为氧效应。研究证实，各种生物体系，从生物大分子、细菌和哺乳动物细胞到肿瘤细胞都存在氧效应，有氧时放射敏感性明显增高。

（二）电离辐射在分子和细胞水平的效应

1. 靶效应 电离辐射引起生物大分子结构损伤、失活、基因突变和染色体断裂等生物效应，均由于电离粒子击中了其中的靶，并发生了靶效应而产生的结果。

2. DNA的关键靶效应 DNA是辐射导致细胞死亡、突变以及致癌等生物效应的关键靶。电离辐射导致DNA双螺旋结构中的一条链断裂，称为单链断裂（single-strand break，SSB）；电离辐射导致DNA的两条互补链于同一对应处或相邻处断裂，称为双链断裂（double-strand break，DSB）。电离辐射主要通过DNA的双链断裂杀伤肿瘤细胞，这种双链断裂可以由一条径迹的电离辐射单击所致，也可以由两条径迹的电离辐射分别击中，即双击所致。

3. 非靶效应 电离辐射作用细胞，对其子代细胞表现出持久性的基因组损伤及其细胞学后果，主要表现为基因组不稳定性；或通过细胞之间的信息传递，导致未受照射细胞发生生物学效应，主要表现为辐射旁效应和低剂量辐射诱导的适应性反应。

4. 肿瘤细胞放射损伤类型 电离辐射引起的哺乳类细胞损伤分为三类：①致死性损伤，即用任何方法都不能修复细胞的损伤，不可逆地导致细胞死亡；②亚致死性损伤，即照射后经过一段时间能完全修复细胞损伤；③潜在致死性损伤，是一种受照射后环境条件影响的损伤，在一定条件下损伤可以修复。

（三）不同组织对电离辐射的反应

1. 早反应组织 指那些细胞分裂、增殖活跃，对射线早期反应强烈的正常组织和大多数肿瘤组织。早反应组织主要表现为急性反应，以细胞增殖方式进行损伤修复，有些组织内的干细胞在放疗开始1~2天内就开始增殖，一般为照射后2~3周开始再生，如皮肤、黏膜、小肠绒毛、骨髓等。大多数肿瘤组织在对电离辐射的反应方式上属于早反应组织。

2. 晚反应组织 指一些已经分化的、更新缓慢的组织，增殖能力很差或无再增殖能力，损伤后一般以修复的方式代偿其功能。在晚反应组织中，肺部、脑部、肝脏和肾脏等受照射的损伤也可由邻近细胞的复制来代偿，而不是由干细胞分裂分化成终末细胞来补充。

（四）肿瘤分次放疗的放射生物学基础

1. 放射生物学4R理论 即放射损伤的再修复（repair）、肿瘤细胞的再增殖（reproduction）、乏氧细胞（hypoxic cell）再氧合（reoxygenation）和细胞周期再分布（redistribution）。4R理论是指导临床分次放疗的理论基础。这个理论可以初步解释单次剂量（分割剂量）、总剂量与放疗效果的关系，在这个基础上建立的线性平方模型（linear-quadratic model，LQ）可以量化指导不同分割剂量放疗的临床实践。

2. **放射敏感性**（radiosensitivity） 可看作放射生物学的第5个R，是指在一切照射条件完全严格一致时，机体、器官、组织、细胞或分子对辐射作用的反应强弱或速度快慢不同；若反应强，速度快，其敏感性高，反之则低。不同肿瘤或同一肿瘤的不同病理类型，其放射敏感性存在差异，主要与肿瘤细胞固有的内在敏感性及肿瘤细胞微环境相关。影响放射敏感性的主要因素包括：① 一种组织的放射敏感性与其细胞的增殖程度成正比，与其分化程度成反比；② 不同周期时相的肿瘤细胞的放射敏感性有差异，M期和G2期细胞最敏感，G1期细胞次之，早S期细胞再次之，晚S期细胞最不敏感；③ 组织的富氧程度影响放射敏感性，血供好、含氧丰富的细胞，放疗敏感性高。

3. **α/β值** 是LQ模型中的重要参数，是指某种肿瘤组织或正常组织在达到数值为α/β的吸收剂量时，射线单击和双击所产生的生物效应相等。在分次放疗时，某种组织的α/β值可用来描述其放疗效应特征。早反应组织是指细胞更新很快的组织（如皮肤、黏膜、肿瘤等），其α/β值较高；晚反应组织是指细胞群体更新很慢的组织（如神经组织），其α/β值较低（表7-1-1，表7-1-2）。早反应组织和晚反应组织之间的区别，可以解释在分次放疗中射线对肿瘤和正常组织生物效应的差异，并可以帮助医生制订合理的放疗分割方案，以最大限度地杀伤肿瘤，同时最小限度地减轻放射损伤。

表7-1-1 手部正常组织的α/β值

组织类型	组织或器官	损伤	α/β值（Gy）
早反应组织	皮肤	红斑	8.8～12.3
		皮肤剥脱	11.2
晚反应组织	皮肤/血管	毛细血管扩张	2.6～2.8
	皮下组织	纤维化	1.7
	肌肉/血管/软骨	肩部运动障碍	3.5
	神经	臂丛神经损伤	<3.5

表7-1-2 常见手部肿瘤的α/β值

肿瘤类型	α/β值（Gy）
黑色素瘤	0.6
皮肤癌	8.5
肉瘤	0.4

4. **生物效应剂量**（biological effective dose，BED） 在临床实践中，常规使用的是单次1.8～2Gy的分割剂量。如采用其他分割剂量，单次剂量对总剂量的生物学效应会有显著影响，如50Gy/25F（单次2Gy）和50Gy/10F（单次5Gy），虽然总剂量相同，但实际生物效应相差很多。由LQ模型推导出来的生物效应剂量计算公式可用来比较不同分割剂量的等效剂量，即BED=nd×[1+d/(α/β)]。进一步推导出来的2Gy分次放射的等效剂量（equivalent dose in 2Gy/f，EQD2）计算公式，即EQD2=nd×(d+α/β)/(2+α/β)，更方便用于非常规分割方式与常规分割方式（单次2Gy）等效剂量的互相换算。在以上公式中，n为分次数，d为实际应用的单次剂量，不同组织的

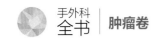

α/β值参见表7-1-1。

5. 放疗分次方式　在放疗临床实践中，放疗处方剂量方案的表示方法要体现总剂量（D）、单次剂量（d）、分割次数（F）和总时间等。例如，50Gy/2Gy/25F 或 50Gy/2Gy/5 周。常用放疗剂量分割方式如下：

（1）常规分割：临床常用的剂量分割方式是单次剂量 1.8～2Gy，每天照射 1 次，每周照射 5 次。

（2）超分割：每次剂量低于 1.8～2Gy，每天照射 2～3 次，间隔时间大于 6 小时，总治疗时间相近，通过增加 15%～20% 的总剂量来提高肿瘤的控制效果。

（3）加速分割：增加每周的治疗次数，缩短总疗程时间，其目的是减少肿瘤细胞再增殖，从而提高疗效。

（4）加速超分割：以超分割为基础，既增加每天或每周治疗次数，又缩短总疗程时间，但总剂量有所降低，可以克服放疗过程中肿瘤细胞加速再增殖，同时将正常组织的急性损伤控制在可接受范围内。

（5）低（大）分割：每次剂量高于 2Gy，减少照射次数或缩短总治疗时间，降低总剂量。它适合于一些低 α/β 值、亚致死损伤修复能力强的肿瘤。立体定向放疗（X 刀、γ 刀、Cyber 刀等）的剂量分割方案一般为低（大）分割。

三、放射治疗的临床基础

放射治疗是治疗肿瘤的一种重要方式，其根本目标是在保护正常组织器官的前提下，给予靶区尽可能高的剂量，以便最大限度地杀死癌细胞，治愈肿瘤。

（一）实施流程

1. 临床评估　在实施放疗前，应详细了解患者的病史、体检情况和影像学资料，评估对放疗的耐受性，确定治疗方案。

2. 定位　为保证放疗的准确实施，患者应尽量采取舒适、重复性好且能满足治疗需要的体位，可使用一些体位固定装置（如体架、真空垫、热塑膜等）。在 CT 模拟机下扫描，标记激光线，根据重建的影像确定照射野中心。

3. 靶区勾画　这是放疗的关键步骤，要在定位 CT 上逐层勾画治疗靶区和正常组织。治疗靶区包括大体肿瘤靶区、临床靶区和计划靶区。

（1）大体肿瘤靶区（gross tumor volume，GTV）：通过体检、影像学检查可发现肿瘤病变范围，包括原发灶、淋巴结转移和其他转移病变。如果已做根治性手术，瘤床区则表示为 GTVtb。

（2）临床靶区（clinical target volume，CTV）：指肿瘤可能侵及的范围，即 GTV 或 GTVtb 周围的亚临床灶。

（3）计划靶区（planning target volume，PTV）：指包括由于呼吸运动幅度、摆位误差、治疗机定位误差及治疗间或治疗中肿瘤大小变化等因素而扩大照射的范围。

（4）危及器官（organ at risk，OAR）：指可能被照射区域所包括的正常组织或器官，其耐受剂量将显著影响治疗计划或处方剂量的制订。

4. 计划设计　通过计算机设计照射野、射野方向等，通常有正向设计和逆向设计两种方式。正向设计是先给出照射野方向、大小、形状以及照射野权重、处方剂量等，剂量计算后评估肿瘤靶区受量是否满足预期目标。逆向设计一般用于强调放疗计划的设计，是先给出预期目标，如肿瘤处方剂量、正常组织耐受剂量等，在计算机辅助下计算出每个射野的最佳射束强度分布。

5. 计划评估　为了解肿瘤受照剂量是否满足处方剂量要求、正常组织受量是否超过耐受剂量，主要通过等剂量线，靶区和正常组织最大剂量、最小剂量、平均剂量及剂量体积直方图（dose volume histogram，DVH）等方法进行评估。

6. 验证　包括治疗位置验证和治疗剂量验证。治疗位置验证的方法有电子射野影像装置（electronic portal imaging device，EPID）、CT 影像等，与 X 射线模拟定位片或 CT 重建图像比较，测量两者间的误差，对较大误差应找出原因并及时纠正。治疗剂量验证是确认患者实际受照剂量是否与计划剂量相同，通常用模体代替人体进行测量，主要包括绝对剂量和相对剂量测量，然后与计划进行比较。

（二）实施方式

按射线与人体的位置关系分为两种基本照射方式：外照射放疗和近距离放疗。

1. 外照射放疗　放射源位于体外一定距离对人体进行照射，称为外照射放疗，又称为远距离照射，是临床最常用、最主要的放疗方式。其放射源可以是放射性核素设备，如 ^{60}Co 治疗机；也可以是产生不同能量 X 射线、电子线的医用直线加速器，这是目前用于放疗的主流设备；还可以是产生质子束、中子束及其他重离子束的各类大型医用加速器。

2. 近距离放疗　将放射源直接有创插植于被照射组织内或放入人体天然的体腔内，即为近距离放疗，又称为内照射。放射源主要是放射性核素，常用的有 ^{60}Co、^{137}Cs、^{192}Ir、^{125}I 等，其释放的射线能量较低，治疗距离短，剂量在 0.5～5cm 之间较快跌落，使得治疗靶区内的邻近组织剂量高，可得到充分治疗，而远隔组织剂量较低，能得到较好的保护。现代近距离治疗不仅可以优化剂量分布，使布源更加精确合理，而且利用遥控后装技术可大大减少工作人员受辐射剂量。

（三）常用外照射放疗技术

1. 常规放疗（general radiotherapy）　俗称普放，根据经验或者利用简单的定位设备（如 X 射线模拟机）及有限的 CT 影像资料，在患者体表直接标记出照射区域或等中心，人工计算照射剂量后进行放疗。其治疗方法简单易行，但位置精度和剂量精度较低，患者的不良反应相对较大。

2. 三维适形放疗（three-dimensional conformal radiotherapy，3D-CRT）　采用 CT 定位的同时，利用计算机技术完成治疗计划的设计与评估。三维适形放疗实现了射野形状与肿瘤外轮廓的一致。治疗计划系统（treatment planning system，TPS）是三维适形放疗的核心，通过计算机与 TPS 软件可以重建患者的三维信息，医生和医学物理师在三维假体上完成靶区和正常组织的勾画，利用射野方向观（beam eye view，BEV）功能，从三维方向进行照射野设计，并实现三维剂量计算，最终利用剂量体积直方图进行计划评估。

3. 调强放疗（intensity-modulated radiotherapy，IMRT）　是三维适形放疗（3D-CRT）的拓展，一般意义上的 3D-CRT 是指常规 3D-CRT，即射束在照射野方向和靶区形状一致，射野内的强度均匀或只做简单的改变。IMRT 在 3D-CRT 的基础上，通过计算机的各个优化算法，逆向生成非均匀射束强度，更好地保护正常器官；同时增加靶区剂量，其剂量分布与靶区的适形度较常规3D-CRT有了极大的改善，真正在三维空间上实现了剂量分布与肿瘤形状的一致。逆向治疗计划设计是IMRT的重要特征。

4. 立体定向放射外科（stereotactic radiosurgery，SRS） 采用等中心治疗的方式，通过立体定向技术将多个 N_i 照射野三维聚焦在病灶区，实施单次大剂量照射治疗。目前，用于立体定向放射外科的治疗机有 ^{60}Co 和直线加速器，采用的是 γ 射线或 X 射线，故有 γ 刀及 X 刀之称。Cyber 刀为最新的 SRS 设备，采用机器人手臂、影像跟踪技术实现精确大剂量照射。

5. 立体定向放疗（stereotactic radiotherapy，SRT） 是将 SRS 的固定体位方法及影像技术与放疗分次方案相结合的治疗手段，治疗分次完成。

6. 立体定向体部放疗（stereotactic body radiotherapy，SBRT） 是在传统 SRT 的基础上引入了调强、容积调强及图像引导等新技术，其分次次数较少，一般不大于5次，单次剂量也远高于常规放疗的单次剂量。

7. 图像引导放疗（image-guided radiotherapy，IGRT） 在临床实际中，当患者接受分次治疗时，由于分次治疗的摆位误差、不同分次间的靶区移位和变形以及同一分次中的靶区运动等，治疗部位的位置和形状、位于体内的靶区形状以及与周围危及器官的位置关系可发生变化。IGRT 可探测摆位误差和（或）靶区运动，并采用相应的措施予以纠正，以提高治疗精确度。

8. 质子和重离子放疗（proton and heavy ion radiotherapy） 质子束和重离子束入射人体后，因具有布拉格峰的特点，在一些肿瘤的治疗中显示出良好的疗效和较低的正常组织并发症。重离子束主要为碳离子束，适用于软组织肉瘤、恶性黑色素瘤等对 X 射线和 γ 射线不敏感的肿瘤，以及体积较大且含有大量乏氧细胞的肿瘤。目前，质子和重离子放疗因造价较高，尚未普及。

（四）常用近距离放疗技术

1. 腔内和管内照射 是通过施源器将放射源放入体内自然管腔中进行照射的一种简单易行的方法，适用于较小且较浅表的腔内和管内病变。使用最为广泛的腔内技术是插入宫腔和阴道施源器治疗宫颈癌。

2. 组织间植入 即通过一定的方法将放射源直接插植到组织间进行照射。组织间插植在临床应用广泛，如放射性粒子组织间插植近距离治疗，包括短暂性插植和永久性植入。前者常用的放射性同位素是 ^{192}Ir 和 ^{137}Cs，通过后装治疗机将放射源运输到肿瘤组织部位进行照射治疗；后者常用的同位素是 ^{198}Au、^{103}Pd 和 ^{125}I，可通过模板种植、B超或CT引导下种植、术中或内镜下种植等方式进入组织间。

3. 敷贴照射 主要是将施源器按一定规律固定在适当的模板上，敷贴在肿瘤表面进行照射的一种方法，主要用于治疗非常浅表的肿瘤，一般肿瘤浸润深度小于5mm为宜。

（五）常见并发症及处理

1. 放射性皮炎

（1）临床表现：放疗的皮肤损害主要与放射剂量、面积和部位有关，临床表现因人而异。放射治疗协作组（radiation therapy oncology group，RTOG）急性放射性皮肤损伤的分级标准为：0级，无变化；Ⅰ级，皮肤出现滤泡样暗色红斑、脱发、干性脱皮及出汗减少；Ⅱ级，触痛性或出现鲜色红斑、片状湿性脱皮及中度水肿；Ⅲ级，皮肤皱褶以外部位的融合性湿性脱皮、凹陷性水肿，后期出现皮肤萎缩沉着、纤维化、溃疡、坏死和癌变；Ⅳ级，溃疡、出血和坏死。

（2）处理方法：Ⅰ～Ⅱ级皮肤反应不影响放疗，通过保守治疗多数可治愈。可按烧伤或晒伤对症处理，避免摩擦，预防皮肤破损及感染。应用放射防护喷雾可有效预防或减轻损伤，可给予维生素A、维生素E外涂及口服烟酰胺（维生素B_3）减轻色素沉着。Ⅲ级皮肤反应经保守治疗后如不能较快恢复，则需暂停放疗，待皮肤基本愈合后再恢复放疗。发生Ⅳ级皮肤反应时要立即停止放疗，患处需要植皮。

2. 软组织水肿与纤维化

（1）临床表现：软组织水肿一般发生于放疗范围，包括整个肢体的淋巴及血液回流的情况，常发生于放疗过程中或放疗后数月内，表现为放疗区域内的软组织肿胀。软组织纤维化发生于放疗后数年，是晚期并发症，表现为放疗区域内肌肉等软组织萎缩、硬化。

（2）处理方法：尽量避免对整个肢体的照射，不要照射肢体的全周径，以利于正常血供和淋巴回流。放疗终止后，对放疗区域内肌肉进行适当锻炼，可以延缓或减轻纤维化。

四、治疗原则

（一）手部恶性黑色素瘤

1. 概述　手部恶性黑色素瘤的放疗与全身治疗（如BRAF抑制剂、重组干扰素α-2b、免疫治疗、免疫检查点抑制剂等）同时使用时，存在毒性反应增加的可能。BRAF抑制剂和（或）MEK抑制剂可能与放疗相互影响，并能导致中枢神经系统、肺、皮肤和内脏毒性反应增加。应在分次放疗前3天或后3天以及在立体定向放射外科（或其他大剂量单次放疗方案）前1天或后1天给予BRAF抑制剂和（或）MEK抑制剂。

2. 适应证

（1）根治性放疗适应证：①病变较厚、手术可能影响手部功能而拒绝手术者；②不能手术切除的局部肿瘤晚期、复发转移的恶性黑色素瘤病变；③60岁以上、病变厚度大于1mm者，放疗效果与手术相近，可根据患者意愿进行选择。

（2）术后辅助放疗适应证：①Ⅰ～Ⅱ期患者根治术后不需常规放疗；②浸润性恶性黑色素瘤切缘窄，不能再次手术切除者，需要行术后放疗；③促纤维增生性恶性黑色素瘤切缘窄，不能再次手术切除，或伴有广泛的亲神经性浸润者，需要行术后放疗；④区域淋巴结复发的风险因素，包括恶性黑色素瘤的结外浸润、≥1个阳性腮腺淋巴结、≥2个阳性颈部淋巴结或腋窝淋巴结、≥3个阳性腹股沟淋巴结、直径≥3cm的颈部淋巴结或腋窝淋巴结及直径≥4cm的腹股沟淋巴结，如有以上风险因素，需行区域淋巴结预防照射。

（3）转移灶姑息性放疗适应证：脑转移、骨转移和淋巴结转移灶可行单次剂量较大的立体定向放射外科（SRS）或立体定向放疗（SRT）。

3. 放疗技术方式　依据病变侵犯深度选择射线种类及能量，浅部病变多采用低能X射线或电子线照射；深部病变则采用高能射线，有条件者可使用质子或重离子放疗。

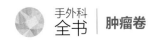

4. **靶区勾画** 原位癌照射范围为瘤外1cm；浸润性癌照射范围依肿瘤深度不同而不同，肿瘤厚度＜1mm时照射深度为2cm，肿瘤厚度为1～4mm及超过4mm时照射深度为3cm。

5. **放疗剂量与分割方式** 见表7-1-3。

表7-1-3 手部恶性黑色素瘤的放疗剂量与分割方式

放疗方案		剂量与分割方式
原发灶根治性放疗		64～70Gy/ 32～35F/ 6～7周
		50～57.5Gy/ 20～23F/ 4～5周
		35Gy/ 5F/ 2～2.5周
术后辅助治疗		60～66Gy/ 30～33F/ 6～7周
		48Gy/ 20F/ 4周
		30Gy/ 5F/ 2～2.5周
区域淋巴结预防		50～66Gy/ 25～33F/ 5～7周
		48Gy/ 20F/ 4周
		30Gy/ 5F/ 2周
既往治疗后或无法切除的淋巴结、局部残留灶和卫星灶，或移行性病变		24～27Gy/ 3F/ 1～1.5周
		32Gy/ 4F/ 4周
		40Gy/ 8F/ 4周
		50Gy/ 20F/ 4周
		30Gy/ 5～10F/ 2周
脑转移	1. 立体定向放射外科	最大径≤20mm的病灶：24Gy/ 1F
		最大径介于21～30mm的病灶：18Gy/1F/ 1天
		最大径介于31～40mm的病灶：15Gy/1F/ 1天
	2. 较大的肿瘤可接受分次立体定向放疗	24～27Gy/ 3F/ 1周
		25～35Gy/ 5F/ 1周
	3. 存在软脑膜癌灶的放射影像学、临床或病理征象需全脑放疗	30Gy/ 10F/ 2周
		37.5Gy/ 15F/ 3周
		20Gy/ 5F/ 1周
脊柱立体定向体部放疗		16～24Gy/ 1F/ 1天
		20～24Gy/ 2F/ 1周
		24～27Gy/ 3F/ 1周
		25～30Gy/ 5F/ 2周
其他部位立体定向体部放疗		48～60Gy/ 3F/ 1周
		40～60Gy/ 4～5F/ 2周
		16～24Gy/ 1F/ 1天

（二）手部皮肤基底细胞癌

1. **概述** 手术是基底细胞癌的主要局部治疗手段，对不接受或不适合手术者，放疗可作为初始治疗手段。原发和复发基底细胞癌放疗后的5年复发率分别为8.7%和10%。接受放疗的基底细胞癌5年局部控制、治愈或完全缓解率介于93%～96%之间，而5年复发率介于4%～16%之间。放疗对于期别较早、直径较小及结节型的基底细胞癌效果较好。放疗禁用于一些皮肤肿瘤易感的遗传性疾病（如基底细胞痣综合征、着色性干皮病）以及结缔组织病（如系统性红斑狼疮、硬皮病）。使用调强放疗（IMRT）时需要特别注意的是保证皮肤表面靶区接受剂量。由于担心长期后遗症的危害，放疗常用于超过60岁的患者。术后放疗在降低高危患者复发率方面的价值已经被广泛接受。

2. 适应证

（1）无淋巴结转移或骨与软骨未侵犯的皮肤癌以放疗作为首选，放疗后可保留手部功能。

（2）因全身原因不能手术或拒绝手术者。

（3）对基底固定的病变，宜行术前放疗；对病变巨大的肿瘤，单纯手术范围大，术前放疗可使肿瘤缩小、手术范围变小，增加美观及功能的可能性；也可根据病理结果给予术后放疗。

（4）对于复发或不能手术的晚期患者，姑息性放疗也可取得良好的治疗效果。

（5）对任何证实有神经周围浸润（如受侵范围超过小范围的感觉神经分支或大神经受侵）的基底细胞癌，应行术后辅助放疗。

3. 放疗技术方式　通常选用低能X射线或电子线，射线的具体能量选择取决于肿瘤大小、浸润深度和解剖部位。

4. 靶区勾画

（1）根治性放疗：①肿瘤直径<2cm时，外扩1～1.5cm；②肿瘤直径≥2cm时，外扩1.5～2cm。

（2）术后辅助放疗：瘤床区外扩1～2cm。

5. 放疗剂量与分割方式　见表7-1-4。

表7-1-4　手部皮肤基底细胞癌的放疗剂量与分割方式

放疗方案		剂量与分割方式
根治性放疗	1. 肿瘤直径<2cm	60～64Gy/30F/6～7周
		50～55Gy/15～20F/3～4周
		40Gy/10F/2周
		30Gy/5F/2～3周
	2. 肿瘤直径≥2cm，或T3/T4期，或侵犯骨及深部组织的肿瘤	60～70Gy/30～35F/6～7周
		45～55Gy/15～20F/3～4周
术后辅助放疗		60～64Gy/30F/6～7周
		50Gy/20F/4周

（三）手部皮肤鳞状细胞癌

1. 概述　手术是手部鳞状细胞癌局部治疗的主要手段，放疗可用于较大的或多发病灶的原位鳞状细胞癌患者以及拒绝手术者。原位鳞状细胞癌病灶放疗后的复发率小于10.5%，推荐术后辅助放疗用于任何显示出广泛性神经浸润或大神经受侵证据的鳞状细胞癌的治疗。如果根治性手术后组织切缘阳性，辅助放疗也是一个推荐的选项。放疗可导致不良美容效果，包括毛细血管扩张、皮肤色素沉着和纤维化；更严重的长期并发症包括无法愈合的溃疡，软组织、软骨和骨坏死，感觉减退。

2. 适应证

（1）无淋巴结转移或骨与软骨侵犯的皮肤癌以放疗作为首选，放疗后可保留手部功能。

（2）因全身原因不能手术或拒绝手术者。

（3）对基底固定的病变，宜行术前放疗；对病变巨大的肿瘤，单纯手术范围大，术前放疗可使肿瘤缩小、手术范围变小、增加美观及功能的可能性；也可根据病理结果给予术后放疗。

（4）对于复发或不能手术的晚期患者，姑息性放疗也可取得良好的治疗效果。

（5）对任何证实有神经周围浸润（如受侵范围超过小范围的感觉神经分支或大神经受侵）的鳞状细胞癌，应行术后辅助放疗。

3. 放疗技术方式　通常选用低能 X 射线或电子线，射线的具体能量选择取决于肿瘤的大小、浸润深度和解剖部位。

4. 靶区勾画

（1）根治性放疗：①肿瘤直径<2cm时，外扩1～1.5cm；②肿瘤直径≥2cm时，外扩1.5～2cm。

（2）术后辅助放疗：瘤床区外扩1～2cm。

5. 放疗剂量与分割方式　见表7-1-5。

表7-1-5　手部皮肤鳞状细胞癌的放疗剂量与分割方式

放疗方案			剂量与分割方式
根治性放疗	1. 肿瘤直径<2cm		60～64Gy/30F/6～7周
			50～55Gy/15～20F/3～4周
			40Gy/10F/2周
			30Gy/5F/2～3周
	2. 肿瘤直径≥2cm,或T3/T4期,或侵犯骨及深部组织的肿瘤		60～70Gy/30～35F/6～7周
			45～55Gy/15～20F/3～4周
术后辅助放疗	1. 瘤床		60～64Gy/30F/6～7周
			50Gy/20F/4周
	2. 区域淋巴引流区(区域淋巴结转移)	清扫后切缘阴性,无包膜外侵犯	50～60Gy/25～30F/5～6周
		清扫后切缘阳性或有包膜外侵犯	60～66Gy/30～33F/6～7周
	3. 区域淋巴引流区(未清扫淋巴结)	临床阴性,存在淋巴结转移风险	50Gy/25F/5周
		临床阳性	60～70Gy/30～35F/6～7周
		存在神经受侵的风险	50～60Gy/25～30F/5～6周

（四）手部软组织肉瘤

1. 概述　软组织肉瘤起源于间叶组织，包括纤维组织、脂肪、平滑肌、横纹肌、滑膜、间皮、血管和淋巴管等软组织，在组织学上分为脂肪细胞性肿瘤、成纤维细胞或肌成纤维细胞性肿瘤、纤维组织细胞性肿瘤、平滑肌肿瘤、横纹肌肿瘤、血管肿瘤和神经鞘膜肿瘤几大类。软组织肉瘤发病率较低，仅占所有恶性肿瘤的1%，可发生于全身各部位的软组织内，其中四肢及躯干占79%。软组织肿瘤治疗的关键是早诊断早治疗，获得理想治疗效果取决于首次治疗的正确性和彻底性，只有这样才能较有效地控制局部复发和远隔转移，并最大限度地保留机体功能。软组织肉瘤的主要治疗方法有手术切除、放疗、动脉灌注化疗和全身化疗等。外科手术是治疗软组织肿瘤的主要方法，过去由于局部复发率高，手术切除范围不断扩大，但效果并不满意。近年来，在综合治疗的原则下，手术治疗已趋于保守，临床上应根据患者的具体情况来选择合适的治疗方法。

2. 适应证

（1）术前放疗：适用于瘤体较大、直接手术需要截肢者。术前放疗可降低瘤细胞侵袭性，减少术中种植及远处播散的危险；并可使瘤体缩小，使肿瘤与正常组织间出现反应区，便于术中分离，增加手术切除率。

（2）术后放疗适应证：① 切缘阳性且不能再次手术切除者；② 肿瘤分级较高（恶性程度较高）者。术后放疗一般在术后10～20天伤口愈合后开始。

3. 放疗技术方式 对肿瘤侵犯深部骨与软组织的病灶，适合使用X射线和γ射线放疗，调强放疗（IMRT）技术可增加适形度。浅表的病灶可使用电子线放疗。

4. 靶区勾画

（1）术前放疗：大体肿瘤靶区（GTV）为MRI等影像学检查可见的手部病灶，临床靶区（CTV）在大体肿瘤靶区（GTV）基础上沿手的长轴方向外放2～4cm，环周方向外放1.5～2cm；如肿瘤周围存在水肿，临床靶区（CTV）需包括水肿区；按照0.5～1cm的摆位误差，将临床靶区（CTV）外放为计划靶区（PTV），将大体肿瘤靶区（GTV）外放为计划肿瘤靶区（PGTV）。

（2）术后辅助放疗：GTVtb为术后瘤床区，临床靶区（CTV）在瘤床基础上沿手的长轴方向外放2～4cm，环周方向外放1.5cm；按照0.5～1cm的摆位误差，将临床靶区（CTV）外放为计划靶区（PTV），将瘤床区（GTVtb）外放为计划瘤床区（PGTVtb）。

5. 放疗剂量与分割方式 见表7-1-6。

表7-1-6 手部软组织肉瘤的放疗剂量与分割方式

放疗方案			剂量与分割方式
术前放疗	术后如切缘阳性且不能再次手术		PTV处方剂量：50Gy/25F/5周
		镜下残留	PGTV处方剂量：16～18Gy/8～9F/2周
		肉眼残留	PGTV处方剂量：20～26Gy/10～13F/2～3周
术后辅助放疗	术后如切缘阳性且不能再次手术		PTV处方剂量：50Gy/25F/5周
		镜下残留	PGTVtb处方剂量：16～18Gy/8～9F/2周
		肉眼残留	PGTVtb处方剂量：20～26Gy/10～13F/2～3周

（五）手部骨肉瘤

1. 概述 近年来，骨肉瘤的治疗主要有两方面的进展：一是以大剂量化疗为主的综合治疗的应用；二是保肢手术的开展使截肢率明显降低。目前公认对骨肉瘤应采取综合治疗。

2. 适应证 临床上主要对术后切缘阳性、次全切除或无法切除的患者实施放疗。骨肉瘤对放疗不敏感，但继发于畸形性骨炎（佩吉特病）的骨肉瘤对放疗较敏感。

3. 放疗技术方式 适合使用X射线和γ射线放疗，调强放疗（IMRT）技术可增加适形度。浅

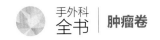

表的病灶可使用电子线放疗。

4. 靶区勾画

（1）无法切除病变的放疗：大体肿瘤靶区（GTV）为MRI等影像学检查可见的手部病灶，临床靶区（CTV）在大体肿瘤靶区（GTV）基础上沿手的长轴方向外放2～4cm，环周方向外放1.5～2cm；如肿瘤周围存在水肿，临床靶区（CTV）需包括水肿区；按照0.5～1cm的摆位误差，将临床靶区（CTV）外放为计划靶区（PTV），将大体肿瘤靶区（GTV）外放为计划肿瘤靶区（PGTV）。

（2）术后辅助放疗：GTVtb为术后瘤床区，临床靶区（CTV）在瘤床基础上沿手的长轴方向外放2～4cm，环周方向外放1.5cm；按照0.5～1cm的摆位误差，将临床靶区（CTV）外放为计划靶区（PTV），将瘤床区（GTVtb）外放为计划瘤床区（PGTVtb）。

5. 放疗剂量　见表7-1-7。

表7-1-7　手部骨肉瘤的放疗剂量

放疗方案		剂量
无法切除的病变		PGTV处方剂量：60～70Gy
术后如切缘阳性且不能再次手术	镜下或肉眼残留	PTV处方剂量：55Gy
		PGTV处方剂量：9～13Gy

（六）手部瘢痕瘤

1. 概述　瘢痕瘤又称瘢痕疙瘩，是以具有持续性强大增生力为特点的瘢痕，实质上是皮肤的一种纤维组织肿瘤。瘢痕瘤的特点：常与皮肤损伤的轻重程度无明显关系，甚至轻微外伤，如蚊虫叮咬和预防接种等针刺伤都可引起；向周围正常皮肤生长，其范围超过原始皮肤损伤范围；病程长，多持续增大，无自行萎缩消退倾向，多见于30岁以下的青壮年。单一手术切除后容易复发，且较原有瘢痕范围更大，故目前多主张以手术为主的综合治疗。

2. 适应证　手术切除后24小时内，对切除部位进行放疗，有效率为80%～100%。

3. 放疗技术方式　因病灶浅表，适合使用60～90kV的低能X射线，多使用4～12MeV的电子线。

4. 靶区勾画　在体表直接勾画术野周围1～2cm范围为术后照射区。

5. 放疗剂量与分割方式　见表7-1-8。

表7-1-8　手部瘢痕瘤的放疗剂量与分割方式

放疗方案	剂量与分割方式
单次放疗	7.5～10Gy/1F
分次放疗	8～20Gy或4Gy/1F/周
	12～20Gy或2Gy/2～3F/周

（闫雷）

第二节
化学治疗及生物治疗

一、手部恶性肿瘤的生物学特性

手部恶性肿瘤主要包括皮肤恶性肿瘤、软组织肉瘤、骨肉瘤，以前两者多见。

（一）皮肤恶性肿瘤

皮肤恶性肿瘤主要包括恶性黑色素瘤、鳞状细胞癌、基底细胞癌等，其中以恶性黑色素瘤最多发。在黄色人种中，原发于皮肤的黑色素瘤占50%～70%，最常见的原发部位为肢端，即足底、足趾、手指末端以及甲下等部位。统计资料显示，我国肢端型黑色素瘤占所有黑色素瘤的41.8%。我国黑色素瘤男女发病比例为1.12∶1，中位诊断年龄在50～55岁之间，≥65岁的老年患者占17.8%；多数合并原发灶溃疡（占44.8%）；原发灶较厚，厚度≥4mm的占40.6%，1～4mm的占44.4%。

过度紫外线照射是皮肤黑色素瘤的明确病因之一，日光中的紫外线灼伤皮肤并诱导DNA突变。光敏型皮肤易生雀斑，有大量普通痣或皮肤异常痣以及皮肤癌家族史的人群，通常被认为是发病的高危人群。黄色人种中恶性黑色素瘤的原发灶多位于足底、足趾、甲下等接触紫外线极少的地方，其病因仍不明确。但不恰当的处理方式有可能诱发色素痣恶变和迅速生长，如刀割、绳勒、盐腌、激光、冷冻等局部刺激。内分泌、化学、物理因素等对黑色素瘤的发生是否有影响还不得而知。

黑色素瘤的常见病理类型有浅表播散型、结节型、恶性雀斑型、肢端雀斑型，少见类型有上皮样、促纤维增生性、恶性无色素痣、气球样细胞、梭形细胞和巨大色素痣黑色素瘤等。黄色人种以

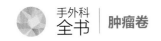

肢端雀斑型黑色素瘤多见。

黑色素瘤的诊断包括病理学诊断和临床诊断。诊断方法主要包括查体、组织病理学检查和影像学检查（包括超声、CT、MRI、PET-CT），强调早期诊断。

黑色素瘤的早期治疗以手术为主，手术方式为扩大切除，切除范围由浸润深度决定。辅助治疗推荐1年高剂量重组干扰素α-2b治疗。部分区域淋巴结转移的患者需要术后辅助放疗以提高局部控制率，但对远期生存无影响。对Ⅳ期或不能手术切除的黑色素瘤患者的治疗，在近年来已获得突破性进展，BRAF抑制剂联合MEK抑制剂、细胞毒性T淋巴细胞抗原-4（cytotoxic T lymphocyte antigen-4，CTLA-4）抗体伊匹单抗（ipilimumab）、程序性死亡受体-1（programmed death receptor-1，PD-1）抗体纳武单抗（nivolumab）和帕博利珠单抗（pembrolizumab）等被列为标准治疗。

（二）软组织肉瘤

软组织肉瘤是一组源于黏液、纤维、脂肪、平滑肌、滑膜、横纹肌、间皮、血管和淋巴管等结缔组织的恶性肿瘤，包括起源于神经外胚层的神经组织肿瘤。软组织肉瘤的发病率占成人全部恶性肿瘤的0.73%～0.81%，占15岁以下儿童全部恶性肿瘤的6.5%。软组织肉瘤可发生于任何年龄，男性略多于女性；几乎可发生于身体任何部位，50%～60%发生于肢体，其中15%～20%位于上肢。

软组织肉瘤的病因至今仍未明了，除有限的几种肿瘤可能与遗传因素、环境因素、放射辐射、病毒感染以及免疫缺陷等相关外，大多数软组织肉瘤为新发或新生，并无明确的诱因。但近年来分子生物学研究已表明，间叶干细胞及基因突变与其发生有关，p53基因在多种类型肉瘤中具有调节细胞分化的功能。目前认为，软组织肉瘤在一个肿瘤中可以存在不同的组织起源，提示肿瘤的异质性及不同的分化途径。因此，软组织肉瘤被认为是起源于一群多潜能、未分化的原始细胞。

软组织肉瘤病理分类繁多，病理分型困难，近年来多通过免疫组化标志物以确定其组织类型起源。软组织肉瘤的诊断主要依靠物理检查、影像学检查和病理学检查三者结合，目前尚无可靠的实验室检查作为诊断依据，全面详尽的物理检查是必不可少的诊断环节。物理检查，指通过肿瘤的部位、大小、质地、活动度、生长速度和区域淋巴结等，初步判断其良性、恶性及其可能的组织来源；影像学检查包括X线、超声、CT、MRI、核医学检查等；病理学检查，指通过肿瘤组织活检以明确病理类型及病理分级、分期。

软组织肉瘤具有独特的生物学特性，易发生远处血行转移。局部肿瘤呈膨胀性生长，其假包膜又是手术残留后导致复发的根源，因此其诊治均具有特殊性。目前软组织肉瘤的诊治仍强调遵循多学科综合诊治的原则，临床治疗以外科手术为主，但近代治疗多采用手术、放疗、化疗、靶向治疗等综合治疗手段，这仍是保证降低复发率、提高生存率的重要因素。

二、治疗方法

（一）化学治疗

手部恶性肿瘤以黑色素瘤多见，其次为鳞状细胞癌和软组织肉瘤，骨性恶性肿瘤少见。本节主要介绍恶性黑色素瘤和软组织肉瘤的化学治疗（简称化疗）。

1. 恶性黑色素瘤 对无法手术切除的转移性黑色素瘤，根据身体状态可选择全身治疗和最佳支持治疗。全身治疗包括免疫治疗（帕博利珠单抗、纳武单抗）、分子靶向治疗（维莫非尼、达拉非尼适用于BRAF基因突变的患者）和化疗（达卡巴嗪、替莫唑胺单药或联合化疗）。对于肿瘤负荷小、无症状的转移性黑色素瘤患者，可首先考虑免疫治疗；对于肿瘤负荷大、有症状的患者，可选择分子靶向治疗（存在相应驱动基因突变）。因为药物可及性和经济原因，化疗在我国现阶段仍是恶性黑色素瘤患者重要的治疗手段。进展期黑色素瘤常用的化疗药物包括达卡巴嗪、替莫唑胺、紫杉醇、福莫司汀等，常用化疗方案为达卡巴嗪、替莫唑胺单药或联合铂类，紫杉醇联合卡铂。常见化疗药物用法用量参照表7-2-1。

表7-2-1　恶性黑色素瘤常用化疗药物用法用量

化疗药物	推荐用法用量
达卡巴嗪	$200\sim250mg/m^2/d$, d1-d5, Q3W
替莫唑胺	$200\sim250mg/m^2/d$, d1-d5, Q4W
顺铂	$30mg/m^2/d$, d1-d3, Q3W
卡铂	AUC5, d1, Q3W
紫杉醇	$175mg/m^2/d$, d1, Q3W
白蛋白结合型紫杉醇	$260mg/m^2/d$, d1, Q3W或$100\sim150mg/m^2/d$, d1, QW

注：d1表示第1天，d1-d3表示第1天至第3天，d1-d5表示第1天至第5天；QW表示每周1次，Q3W表示每3周1次，Q4W表示每4周1次，AUC表示总铂浓度-时间曲线下面积。

（1）达卡巴嗪（dacarbazine，DTIC）：自1972年以来，达卡巴嗪一直是经美国食品药品监督管理局（Food and Drug Administration，FDA）批准用于进展期黑色素瘤治疗的唯一化疗药物。多项随机临床试验将达卡巴嗪作为对照组，超过1000名患者接受了达卡巴嗪的治疗，总体有效率13.4%，完全缓解罕见（≤5%），中位生存时间为5.6～11个月。

（2）替莫唑胺（temozolomide，TMZ）：替莫唑胺是达卡巴嗪类似物，可透过血脑屏障，在脑脊液中的浓度是血浆中的28%～30%。欧洲一项大型Ⅲ期临床研究，对比替莫唑胺和达卡巴嗪治疗晚期黑色素瘤，结果显示：替莫唑胺组较达卡巴嗪组无进展生存期（progression-free survival，PFS）有所延长（分别为1.74个月和1.38个月，$P=0.002$），而有效率（分别为12.2%，9.4%，$P=0.43$）和总生存期（overall survival，OS）无明显差异（分别为7.7个月和6.4个月）。该研究证明替莫唑胺与达卡巴嗪疗效相当。常见的不良反应为恶心、呕吐、疼痛、便秘、乏力。

（3）铂类：铂类对黑色素瘤也具有一定的疗效。顺铂单药有效率为10%～20%，但有效持续时间短，约3个月。常见的不良反应包括肾脏毒性、耳毒性、神经毒性、骨髓毒性等。卡铂与顺铂疗效相似，卡铂的主要不良反应为骨髓抑制。

（4）紫杉醇类：多个临床研究显示，紫杉醇单药有效率在12%～30%。常见不良反应包括骨髓抑制、神经毒性、乏力等。白蛋白结合型紫杉醇采用可溶性人白蛋白包被活性药物，并携带药物进入肿瘤细胞，不但避免了传统紫杉醇以聚氧乙烯蓖麻油为溶剂带来的安全性问题，而且改善了紫杉醇在体内的分布，增强了药物对肿瘤组织独特的靶向性和穿透性作用，因而白蛋白结合型紫杉醇的疗效更好，对正常组织影响更小。一项Ⅲ期临床试验研究，评估白蛋白结合型紫杉醇对比达卡巴嗪在恶性黑色素瘤中的安全性和有效性，结果显示：白蛋白结合型紫杉醇明显提高了中位无进展生存期（PFS，4.8个月对比2.5个月，$P=0.044$）；但总生存期（OS）没有明显差异（12.6个月对比10.5个月，$P=0.271$）。其主要不良反应为神经毒性和骨髓抑制。

（5）亚硝基脲类：该类药物具有较强的亲脂性，易通过血脑屏障进入脑脊液中。其中应用最多的是福莫司汀（fotemustine），它在欧洲被批准用于恶性黑色素瘤的治疗。多个临床研究显示，其有效率为22%，此外其对25%的脑转移灶有效。不良反应主要包括延迟的骨髓抑制和胃肠道毒性。

（6）联合抗血管生成治疗：重组人血管内皮抑制素恩度（endostar）特异性抑制内皮细胞增生并明显抑制肿瘤的生长和转移，可以与化疗、放疗联合应用，具有明显的协同作用。国内开展重组人血管内皮抑制素恩度或安慰剂联合达卡巴嗪治疗无法手术切除的黑色素瘤患者的Ⅱ期临床研究，其结果显示：安慰剂组和恩度组的疾病控制率分别为33.3%和53.6%（$P=0.051$），中位无进展生存期（PFS）分别为1.5个月和4.5个月（$P=0.013$），总生存期（OS）分别为8个月和12个月（$P=0.005$）。两组的副作用相似，总体治疗耐受性良好。

2. 软组织肉瘤　软组织肉瘤的主要治疗手段是肿瘤扩大切除，化疗是综合治疗的重要组成部分。对于体积大、恶性程度高、手术切除困难的患者，可以先行化疗和（或）放疗使瘤体缩小，易于切除；术后可以再行辅助化疗和放疗，提高局部控制率。对于伴有远隔转移的患者，姑息性化疗是其主要治疗手段。

（1）术前化疗：术前化疗即新辅助化疗，可以缩小病灶、降低肿瘤分期，使肿瘤边界清晰化，利于外科手术的进行，并且可以尽早治疗隐匿的转移病灶。新辅助化疗还可以通过术后病理组织中坏死率的分析，指导术后辅助化疗方案的选择。虽然缺乏系统的报告，但新辅助化疗在软组织肉瘤中的应用逐渐受到重视。如美国德克萨斯州立大学MD安德森癌症中心（The University fo Texas MD Anderson Cancer Center）对进行术前新辅助化疗的Ⅱ期和Ⅲ期肢体软组织肉瘤患者进行了回顾性研究，术前化疗以阿霉素（adriamycin，又称多柔比星）为主，总客观缓解率为27%；中位随访85个月，5年无局部复发生存率为83%，总生存率为59%，而无疾病相关事件总生存率与仅行术后辅助化疗结果相似。美国纪念斯隆-凯特琳癌症中心（Memorial Sloan-Kettering Cancer Center）选择病变>10cm、高级别的软组织肉瘤患者，术前给予2个周期的以阿霉素为基础的化疗方案，发现许多患者肿瘤硬度和影像学特征（瘤内坏死与出血）出现了改变，但未加以量化。虽然以上研究支持新辅助化疗在肢体软组织肉瘤中应用，但相关报告仍较少，并且包括一些结论相反的报告。如在2002年美国《肿瘤》（Cancer）杂志上发表的一项回顾性研究中显示，65例Ⅱ～Ⅲ期肢体或腹膜后软组织肉瘤患者行新辅助化疗，仅有8例患者的新辅助化疗对手术有益，6例患者病情进展需要扩大手术范围，9例化疗前拟行截肢术的患者，化疗后也未能进行保留肢体的手术。因此，美国国家综合癌症网络（NCCN）发布的《软组织肉瘤临床实践指南》中对于新辅助化疗不做常规推荐，尤其是中低危软组织肉瘤患者。尽管如此，国内外对于新辅助化疗主流观点依然持支持态度，尤其对于敏感的软组织肉瘤。

软组织肉瘤患者术前新辅助化疗的适应证有：①化疗相对敏感（多形性未分化肉瘤、滑膜肉瘤、横纹肌肉瘤、去分化脂肪肉瘤）；②肿瘤直径＞5cm；③肿瘤与重要血管神经关系密切；④局部复发或出现肺转移。术前化疗推荐药物主要为阿霉素和（或）异环磷酰胺，也可以选择达卡巴嗪、吉西他滨（gemcitabine）、脂质体阿霉素、长春瑞滨（vinorelbine）等，可以选择序贯给药或联合用药。

术前化疗一般持续约2个月，可以从临床症状、肢体周径变化进行疗效的初步评估，再通过MRI等影像学检查来判断病变是否缩小、肿瘤边界是否清晰，PET-CT提示标准摄取值的变化。实体肿瘤的疗效评价标准（response evaluation criteria in solid tumor，RECIST）对软组织肉瘤疗效判定有一定的局限性，肿瘤坏死率有助于较准确地判断新辅助化疗的疗效。

（2）术后化疗：关于软组织肉瘤术后辅助化疗最早的报告见于20世纪70年代，到80年代才真正拉开了序幕。1983年，Rosenberg在 Cancer 杂志上发表了前瞻性的随机对照研究，初步证实辅助化疗可改善患者的无进展生存期（PFS）和总生存期（OS）。1989年，北欧斯堪的纳维亚肉瘤组（Scandinavian Sarcoma Group，SSG）进行了软组织肉瘤术后辅助化疗研究，发现高级别软组织肉瘤患者术后应用单药阿霉素化疗，生存未见明显获益，其后辅助化疗并未获得广泛认可。直至1997年，英国《柳叶刀》（The Lancet）杂志上发表了有关软组织肉瘤术后辅助化疗的荟萃分析。其汇总了含蒽环类药物辅助治疗的14个临床试验，入组1568例患者，结果显示：辅助化疗使10年无复发生存率从45%提高到55%，复发或死亡风险降低了25%，局部无病生存率从75%提高到81%（P=0.016），10年总生存率也从50%提高到54%，自此奠定了术后辅助化疗在软组织肉瘤治疗中的地位。2008年，Cancer 杂志上发表的一项 Meta 分析结果表明，在局部可切除的软组织肉瘤中，术后辅助化疗可使局部复发率下降27%，远处复发率和总复发率均下降33%，尤其是阿霉素和异环磷酰胺化疗可使死亡率下降44%，且与未化疗组的差异有统计学意义。2013年报告的欧洲癌症研究与治疗组织（European Organization for Research and Treatment of Cancer，EORTC）进行的62771例和62931例临床试验，同样肯定了辅助化疗在软组织肉瘤中的作用。这些研究结果进一步巩固了术后辅助化疗的地位。

软组织肉瘤患者术后化疗的适应证有：①化疗相对敏感（滑膜肉瘤、横纹肌肉瘤、多形性未分化肉瘤、去分化脂肪肉瘤）；②肿瘤直径＞5cm；③肿瘤位于四肢；④年轻患者（＜35岁）；⑤分化程度差（病理为Ⅲ级）；⑥局部复发二次切除术后。建议根据肿瘤病理类型选择相应的药物，术后化疗推荐药物主要为阿霉素和（或）异环磷酰胺，也可以选择达卡巴嗪。术后化疗一般持续约3个月。

（3）复发或转移性软组织肉瘤的化疗：对于无法手术切除的复发或转移性软组织肉瘤，姑息性化疗是主要治疗手段。欧洲癌症研究与治疗组织（EORTC）进行了2185例软组织肉瘤患者回顾性分析，这些患者接受了含蒽环类药物为基础的化疗，总的1年生存率为48%，2年生存率为22%。其中体力状态评分高、年龄较小、滑膜肉瘤或脂肪肉瘤病理分级高的患者从化疗中获益较大。来自英国的一项回顾性分析报告了433例接受化疗的软组织肉瘤患者，总的客观有效率为33%，22%的患者病情稳定，中位疗效持续时间9个月，中位生存期12个月。该研究结果显示，即使复发转移后的软组织肉瘤，化疗后仍有50%的患者有持续6个月的临床获益。

化疗推荐药物主要为阿霉素和（或）异环磷酰胺，由于联合化疗不良反应较大，因此联合化疗方案一般适用于年龄较小、体力状态评分高、需要较快控制肿瘤的患者，否则更倾向于单药序贯给药化疗。单药有效的药物包括阿霉素、异环磷酰胺、吉西他滨、多西他赛（docetaxel）、达卡巴嗪。目前没有标准的二线治疗方案，多条文献提示吉西他滨联合多西他赛治疗一线化疗失败的晚期

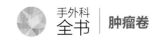

软组织肉瘤患者有一定疗效，可以作为二线或三线治疗选择。

（二）分子靶向治疗

1. **软组织肉瘤** 在精准医疗的背景下，基因组测序技术发展迅速，对恶性肿瘤的分子病理学认识不断加深，第二代测序技术的广泛应用增加了人们对个体化治疗和分子靶向药物的认识。在软组织肉瘤领域，已报告约有140个潜在靶点与软组织肉瘤的发生发展相关，这些靶点参与肿瘤细胞多种生物学过程。针对其中一些靶点的分子靶向药物不断涌入临床，并获得了一定的疗效。

研究早已证实，肿瘤的局部生长和远隔转移都离不开肿瘤新生血管的生成，以肿瘤血管生成的各个环节及其发生过程中的生化改变为靶点研制的肿瘤血管生成抑制剂，可抑制肿瘤生长。同样，在软组织肉瘤的治疗中，靶向抗血管生成药可产生一定疗效。

（1）贝伐珠单抗（bevacizumab）：贝伐珠单抗是世界上第一个被批准上市的针对血管内皮生长因子（VEGF）的单克隆抗体，能够特异性地与VEGF结合，进而阻断VEGF的生物效应，抑制肿瘤内血管新生，延缓肿瘤生长和转移。在局部晚期或复发性上皮样血管外皮细胞瘤和恶性孤立性纤维瘤中，贝伐珠单抗单药或联合替莫唑胺是有效的，且耐受性良好。另外，贝伐珠单抗联合吉西他滨和多西他赛在晚期或复发的软组织肉瘤的治疗中疗效较好，但也出现了一定的不良反应，主要包括头痛、高血压、乏力、脱发等，总体是可以耐受的。

（2）帕唑帕尼（pazopanib）：帕唑帕尼是一种口服的多靶点酪氨酸激酶抑制剂，作为单药对晚期软组织肉瘤亚型（除脂肪肉瘤外）有效，主要不良反应包括高血压、腹泻、恶心及色素减退，大多可以耐受，安全性良好。2012年帕唑帕尼已被美国食品药品监督管理局（FDA）批准用于治疗蒽环类药物为基础治疗后进展的软组织肉瘤（除脂肪肉瘤外），这也是首个批准用于治疗晚期软组织肉瘤（非脂肪肉瘤）的分子靶向药物。

（3）舒尼替尼（sunitinib）：舒尼替尼是一种口服小分子受体酪氨酸激酶抑制剂，能够阻断血管内皮生长因子受体（VEGFR，包括VEGFR1、VEGFR2和VEGFR3）、血小板衍生生长因子受体（PDGFR）、干细胞因子、早期造血生长因子受体、胶质细胞源性神经营养因子受体等受体的功能，具有抑制肿瘤血管生成和抗肿瘤细胞生长的多重作用。除了在胃肠道间质瘤（GIST）的治疗中疗效明显外，在其他软组织肉瘤的治疗中也有一定疗效，如腺泡状软组织肉瘤（alveolar soft part sarcoma，ASPS）、孤立性纤维瘤（solitary fibrous tumor，SFT）。

（4）奥拉单抗（olaratumab）：奥拉单抗是一种可阻断PDGFRα的新型单克隆抗体，与蒽环类药物（如阿霉素）联合治疗晚期软组织肉瘤可提高总生存期（OS）。2016年10月，该药通过美国食品药品监督管理局（FDA）加速批准，可联合阿霉素治疗成人特定类型软组织肉瘤。

（5）恩度（endostar）：恩度是我国自主研发的新型人血管内皮抑制素，是一种人源化广谱的抗血管生成药物。恩度联合传统化疗治疗晚期软组织肉瘤在短期内可见到明显疗效，而长期疗效还需临床研究进一步证实。

（6）索拉非尼（sorafenib）：索拉非尼作为一种口服的多靶点小分子酪氨酸激酶抑制剂，治疗选择性非胃肠道间质瘤晚期和（或）转移性软组织肉瘤亚型（如血管肉瘤、平滑肌肉瘤、硬纤维瘤）是有效的。

2. **黑色素瘤** 大多数早期黑色素瘤以手术治疗为主，对不能手术切除的Ⅲ期或转移性黑色素瘤，目前仍是以内科治疗为主的综合治疗，单纯化疗效果有限。近年来，随着对黑色素瘤的分子生物学和传导信号的深入研究，分子靶向治疗在晚期黑色素瘤的治疗中受到广泛关注，一些针对黑色素瘤不同靶点的分子靶向药物陆续应用于临床，并获得一定疗效。

黑色素瘤具有明显的基因多样性，在黑色素瘤的发生发展中，基因改变及信号通路异常活化是必不可少的一环，主要包括 RAS 基因-丝裂原活化蛋白激酶（MAPK）、胞内磷脂酰肌醇激酶（PI3K）-人第10号染色体缺乏的磷酸酶（PTEN）-蛋白激酶 B（AKT）及细胞周期素依赖性蛋白激酶抑制剂 p16（p16INK4a）-细胞周期蛋白 D1（CCND1）-细胞周期蛋白依赖性激酶4（CDK4）-成视网膜母细胞瘤基因（RB1）等信号通路异常。值得注意的是，在黑色素瘤中可能存在一个或多个信号通路激活或基因变异的参与，使肿瘤不断获得恶性表型而持续进展，包括细胞生长、无限繁殖、抵抗抑制因子、凋亡逃逸、组织侵袭与转移以及产生耐药性等。因此，通过合理的基因检测技术确定分子突变亚型，从而筛选合适的分子靶向药物（包括单药或联合治疗），是治疗黑色素瘤的关键。

（1）BRAF 抑制剂单药治疗：BRAF 基因是 MAPK 通路中最重要的信号分子（图7-2-1）。白色人种中有超过一半的晚期黑色素瘤存在 BRAF 基因突变，其中约90%发生在缬氨酸残基的第600位氨基酸位置的激酶结构域；除 BRAF 基因 V600E 突变外，还包括 V600K、V600D、V600R（占 BRAF 基因突变的5%～15%）及其他类型突变。我国原发性黑色素瘤 BRAF 基因突变率约为25.5%，易发生于非慢性日光损伤型黑色素瘤中，其中 BRAF 基因 V600E 突变约占89.3%。国外报告，BRAF 基因突变主要发生在间歇性日光暴露型皮肤黑色素瘤，但也存在于80%以上的良性痣中，并提示 BRAF 基因突变是黑色素瘤发病的早期事件。

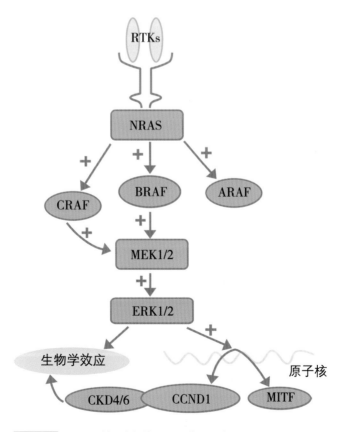

图7-2-1 BRAF 基因参与的 MAPK 信号通路

维莫非尼（vemurafenib）和达拉非尼（dabrafenib）都是小分子的酪氨酸激酶抑制剂，可靶向结合 BRAF 基因 V600E 的 ATP 结合位点。作为单药在 BRAF 基因 V600E 突变的既往未经治疗的晚期黑色素瘤中，其疗效明显强于传统化疗（达卡巴嗪），可延长患者生存时间，并且在经过治疗（包括伊匹单抗）的患者中也可获得相似的疗效。在疗效反应方面，BRAF 抑制剂单药治疗在最初的一段时间（5～7 个月）里疗效较明显，其后可能出现疗效下降，疾病进展值得临床关注。BRAF 抑制剂单药治疗（维莫非尼或达拉非尼）的不良反应主要为皮肤相关毒性、发热、乏力、关节痛、头痛、脱发等，3～4 级不良反应是罕见的，其中皮肤相关毒性是常见的且较严重的，不仅出现皮疹、瘙痒和光敏性，而且包括角化棘皮瘤、皮肤鳞状细胞癌、乳头状瘤及角化过度等。维莫非尼和达拉非尼单药先后被美国食品药品监督管理局（FDA）批准用于治疗转移或不可切除的晚期 BRAF 基因 V600E 突变的黑色素瘤。

（2）MEK 抑制剂单药治疗：MEK1/2 位于 MAPK 通路中 BRAF 信号分子的下游，通过对 MEK1/2 的调节可有效控制 MAPK 信号通路的异常活化。曲美替尼（trametinib）和考比替尼（cobimetinib）是口服小分子 MEK1/2 抑制剂，在 BRAF 基因突变的转移性黑色素瘤中，曲美替尼作为单药的疗效强于化疗，但远不及 BRAF 抑制剂维莫非尼和达拉非尼，并且对既往接受 BRAF 抑制剂治疗的患者疗效欠佳。

（3）BRAF 抑制剂联合 MEK 抑制剂治疗：尽管 BRAF 抑制剂单药可获得较高的反应率，但大约有一半患者 6 个月内由于耐药而出现疾病进展，而克服耐药的方法目前正处于临床探索中。因此，联合治疗方案呼之欲出，BRAF 抑制剂联合 MEK 抑制剂在既往未经治疗的不可切除或转移性黑色素瘤中疗效显著，达拉非尼联合曲美替尼可明显延长 BRAF 基因 V600 突变的晚期黑色素瘤患者的生存期；同样，维莫非尼联合考比替尼也获得了一定疗效。值得注意的是，联合治疗在既往未接受过 BRAF 抑制剂治疗的患者中疗效更佳。在安全性方面，联合治疗与单药治疗的不良反应大致相似，但一些常见不良反应在联合治疗中发生率更高，如发热、腹泻、转氨酶升高、肌酸激酶升高、皮疹、光敏性等。然而，脱发和皮肤过度增生在联合治疗中发生率相对较低。2015 年，美国食品药品监督管理局（FDA）先后批准达拉非尼联合曲美替尼、维莫非尼联合考比替尼用于治疗 BRAF 基因 V600 突变的晚期或转移性黑色素瘤。

（4）其他靶向治疗药物：KIT 基因（通常称为 C-KIT）突变在肢端和黏膜黑色素瘤中较为常见，主要为基因突变和基因扩增。我国黑色素瘤 C-KIT 突变率约 10.8%，分布于肢端型、黏膜型、慢性日光损伤型、非慢性日光损伤型及原发灶不明型。伊马替尼（imatinib）是针对 C-KIT 突变的小分子酪氨酸激酶抑制剂，对 C-KIT 突变和扩增的患者有一定疗效，但大多疗效持续时间不长。伊马替尼在黏膜黑色素瘤和 C-KIT 突变的黑色素瘤的治疗中疗效相对较好，因此通过分子筛选来确定可能获益的患者至关重要。其他酪氨酸激酶抑制剂还包括尼洛替尼（nilotinib）、达沙替尼（dasatinib）等，目前正处于临床研究中。

（三）免疫治疗

目前，肿瘤的免疫治疗迅猛发展，以程序性死亡受体-1（PD-1）和细胞毒性 T 淋巴细胞抗原-4（CTLA-4）抑制剂为代表的免疫检查点抑制剂在晚期黑色素瘤的治疗中取得了显著疗效。结合手部恶性肿瘤的发病特点及现阶段免疫治疗研究进展，重点介绍发生于手部恶性黑色素瘤免疫治疗的现况。

目前，美国食品药品监督管理局（FDA）批准上市用于治疗晚期恶性黑色素瘤的免疫抑制剂分为细胞毒性T淋巴细胞抗原-4（CTLA-4）抗体伊匹单抗（ipilimumab）及程序性死亡受体-1（PD-1）抗体帕博利珠单抗（pembrolizumab）和纳武单抗（nivolumab）。2018年7月25日，中华人民共和国国家药品监督管理局（National Medical Products Administration，NMPA）批准帕博利珠单抗用于晚期黑色素瘤的治疗，成为首个进入中国的PD-1单抗。此外，2018年12月17日首个国产PD-1单抗——特瑞普利单抗注射液（toripalimab injection）上市，为中国的黑色素瘤患者带来福音。

1. 免疫检查点抑制剂（CTLA-4抗体、PD-1抗体）作用机制

（1）CTLA-4抗体伊匹单抗：CTLA-4是由CTLA-4基因编码的跨膜蛋白质表达于活化的CD4$^+$T细胞和CD8$^+$T细胞。CTLA-4与位于抗原递呈细胞（APC）表面的配体B7分子结合后可产生抑制性信号，抑制T细胞激活，使肿瘤细胞存活。CTLA-4抗体可以与CTLA-4结合，使其无法与B7结合，从而激活T细胞，杀死癌细胞。

（2）PD-1抗体帕博利珠单抗和纳武单抗：T细胞通过肿瘤表面抗原组织相容性复合体（MHC），识别肿瘤细胞，刺激T细胞活化；长时间处于活化状态的T细胞会产生PD-1，同时活化的T细胞产生细胞分裂素，诱导肿瘤细胞产生PD-L1。当PD-1与PD-L1结合后，抑制T细胞活化，肿瘤细胞存活。PD-1抗体可以与PD-1结合，解除对T细胞的抑制作用，T细胞持续活化而杀死癌细胞（图7-2-2）。

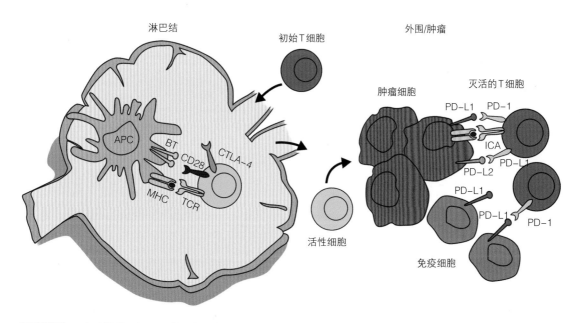

图7-2-2 T细胞持续活化杀死癌细胞的过程示意图

2. 免疫检查点抑制剂（CTLA-4抗体、PD-1抗体）研究现况

（1）CTLA-4抗体伊匹单抗：2011年，CTLA-4抗体伊匹单抗获得美国食品药品监督管理局（FDA）批准，成为首个上市的免疫检查点抑制剂，用于治疗晚期恶性黑色素瘤，开启了肿瘤免疫

检查点抑制剂治疗的时代。2011年公布的一项Ⅲ期临床试验伊匹单抗（完全的人类抗CTLA-4抗体MDX010-20）联合糖蛋白100肽疫苗（gp100）对比伊匹单抗及gp100单药，主要研究终点为总生存率。该试验结果显示，伊匹单抗组中位生存时间高于其他组，2年生存率分别为22%、24%、15%。该试验为首个证明伊匹单抗可提高晚期黑色素瘤生存率的Ⅲ期临床试验。伊匹单抗联合达卡巴嗪与达卡巴嗪单药用于治疗晚期转移性黑色素瘤的另一项Ⅲ期随机临床试验，试验的主要研究终点为总生存期（OS）。伊匹单抗联合达卡巴嗪组与达卡巴嗪单药组对比1年、2年、3年总生存期（OS）均有明显升高（47%vs36%、28.5%vs17.9%、21%vs12%），该试验是美国食品药品监督管理局（FDA）批准伊匹单抗用于治疗晚期黑色素瘤的证据。不良反应方面，使用伊匹单抗治疗的患者3～4级不良反应发生率更高，可能是与大剂量伊匹单抗相关，或与达卡巴嗪联合治疗相关，或两者原因皆有。目前，美国食品药品监督管理局（FDA）推荐的伊匹单抗剂量为3mg/kg。

（2）PD-1抗体帕博利珠单抗和纳武单抗：

1）纳武单抗：2014年12月，基于CheckMate 037试验的结果，纳武单抗获批不可切除或转移性恶性黑色素瘤的二线适应证，纳武单抗治疗的全组人群客观缓解率为31.7%，PD-1阳性亚组客观缓解率为43.6%。CheckMate 066试验是一项对比达卡巴嗪的Ⅲ期临床研究，结果显示：纳武单抗组1年、2年的总生存率显著高于达卡巴嗪组（1年组为70.7%vs46.3%，2年组为57.7%vs26.7%），客观缓解率（42.9%vs14.1%）、完全缓解率（11%vs1%）和无进展生存期（5.4个月vs2.2个月，$P<0.0001$）持续显著改善。基于CheckMate 066试验的数据，纳武单抗成为首个批准用于晚期黑色素瘤一线治疗的PD-1抑制剂。

2）帕博利珠单抗：2014年9月，美国食品药品监督管理局（FDA）根据Keynote 001临床试验的结果，批准帕博利珠单抗作为晚期恶性黑色素瘤的二线治疗，客观缓解率在2mg/kg和10mg/kg组均为26%。随后Keynote 001的数据提示，该药对晚期黑色素瘤总体有效率达33%，总生存期（OS）为23个月，1年、2年的生存率分别为66%、49%，与纳武单抗相似，较帕博利珠单抗提高约20%，较达卡巴嗪提高约40%。此外，一线使用时完全缓解率为13.5%，客观缓解率为45.1%，无进展生存期（PFS）为31个月，1年、2年生存率分别为73%、60%，提示帕博利珠单抗越早使用获益越大，从而确立了其一线治疗的地位。

（3）CTLA-4抗体伊匹单抗联合PD-1抗体纳武单抗：CheckMate 067试验显示，伊匹单抗联合纳武单抗组获得持续的临床效益，疾病进展风险显著降低。CheckMate 069试验随访2年数据显示，仍有74%的患者保持缓解。CheckMate 067和CheckMate 069的试验数据，为两药联合应用于晚期黑色素瘤的一线治疗提供了理论依据。

（吴荻）

参考文献

［1］李晔雄. 肿瘤放射治疗学［M］. 5版. 北京：中国协和医科大学出版社，2018.

［2］王绿化. 肿瘤放射治疗学［M］. 北京：人民卫生出版社，2018.

［3］HARWOOD A R. Conventional fractionated radiotherapy for 51 patients with lentigo maligna and lentigo maligna melanoma［J］. Int J Radiat Oncol Biol Phys，1983，9（7）：1019-1021.

［4］CHRISTIE D R，TIVER K W. Radiotherapy for melanotic freckles［J］. Australas Radiol，1996，40（3）：331-333.

［5］CHEN J Y，HRUBY G，SCOLYER R A，et al. Desmoplastic neurotropic melanoma：a clinicopathologic analysis of 128 cases［J］. Cancer，2008，113（10）：2770-2778.

［6］GUADAGNOLO B A，PRIETO V，WEBER R，et al. The role of adjuvant radiotherapy in the local management of desmoplastic melanoma［J］. Cancer，2014，120（9）：1361-1368.

［7］RULE W G，ALLRED J B，POCKAJ B A，et al. Results of NCCTG N0275（Alliance）-a phase Ⅱ trial evaluating resection followed by adjuvant radiation therapy for patients with desmoplastic melanoma［J］. Cancer Med，2016，5（8）：1890-1896.

［8］STROM T，CAUDELL J J，HAN D，et al. Radiotherapy influences local control in patients with desmoplastic melanoma［J］. Cancer，2014，120（9）：1369-1378.

［9］O'BRIEN C J，COATES A S，PETERSEN-SCHAEFER K，et al. Experience with 998 cutaneous melanomas of the head and neck over 30 years［J］. Am J Surg，1991，162（4）：310-314.

［10］ANG K K，PETERS L J，WEBER R S，et al. Postoperative radiotherapy for cutaneous melanoma of the head and neck region［J］. Int J Radiat Oncol Biol Phys，1994，30（4）：795-798.

［11］JOHANSON C R，HARWOOD A R，CUMMINGS B J，et al. 0-7-21 radiotherapy in nodular melanoma［J］. Cancer，1983，51（2）：226-232.

［12］HENDERSON M A，BURMEISTER B H，AINSLIE J，et al. Adjuvant lymph-node field radiotherapy versus observation only in patients with melanoma at high risk of further lymph-node field relapse after lymphadenectomy（ANZMTG 01.02/TROG 02.01）：6-year follow-up of a phase 3，randomised controlled trial［J］. Lancet Oncol，2015，16（9）：1049-1060.

［13］BEADLE B M，GUADAGNOLO B A，BALLO M T，et al. Radiation therapy field extent for adjuvant treatment of axillary metastases from malignant melanoma［J］. Int J Radiat Oncol Biol Phys，2009，73（5）：1376-1382.

［14］LEE R J，GIBBS J F，PROULX G M，et al. Nodal basin recurrence following lymph node dissection for melanoma：implications for adjuvant radiotherapy［J］. Int J Radiat Oncol Biol Phys，2000，46（2）：467-474.

［15］CHANG D T，AMDUR R J，MORRIS C G，et al. Adjuvant radiotherapy for cutaneous melanoma：comparing hypofractionation to conventional fractionation［J］. Int J Radiat Oncol Biol Phys，2006，66（4）：1051-1055.

［16］BIBAULT J E，DEWAS S，MIRABEL X，et al. Adjuvant radiation therapy in metastatic lymph nodes from melanoma［J］. Radiat Oncol，2011，6：12.

［17］STROJAN P，JANCAR B，CEMAZAR M，et al. Melanoma metastases to the neck nodes：role of adjuvant irradiation［J］. Int J Radiat Oncol Biol Phys，2010，77（4）：1039-1045.

［18］OVERGAARD J，GONZALEZ GONZALEZ D，HULSHOF M C，et al. Randomised trial of hyperthermia as adjuvant to radiotherapy for recurrent or metastatic malignant melanoma. European Society for Hyperthermic Oncology［J］. Lancet，1995，345（8949）：540-543.

［19］OVERGAARD J，VON DER MAASE H，OVERGAARD M. A randomized study comparing two high-dose per fraction radiation schedules in recurrent or metastatic malignant melanoma［J］. Int J Radiat Oncol Biol Phys，1985，11（10）：1837-1839.

［20］SAUSE W T，COOPER J S，RUSH S，et al. Fraction size in external beam radiation therapy in the treatment of melanoma［J］. Int J Radiat Oncol Biol Phys，1991，20（3）：429-432.

［21］MINNITI G，D'ANGELILLO R M，SCARINGI C，et al. Fractionated stereotactic radiosurgery for patients with brain metastases［J］. J Neurooncol，2014，117（2）：295-301.

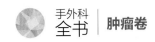
［22］RAJAKESARI S，ARVOLD N D，JIMENEZ R B，et al. Local control after fractionated stereotactic radiation therapy for brain metastases［J］. J Neurooncol，2014，120（2）：339-346.

［23］BROWN P D，BALLMAN K V，CERHAN J H，et al. Postoperative stereotactic radiosurgery compared with whole brain radiotherapy for resected metastatic brain disease（NCCTG N107C/CEC·3）：a multicentre，randomised，controlled，phase 3 trial［J］. Lancet Oncol，2017，18（8）：1049-1060.

［24］MULVENNA P，NANKIVELL M，BARTON R，et al. Dexamethasone and supportive care with or without whole brain radiotherapy in treating patients with non-small cell lung cancer with brain metastases unsuitable for resection or stereotactic radiotherapy（QUARTZ）：results from a phase 3，non-inferiority，randomised trial［J］. Lancet，2016，388（10055）：2004-2014.

［25］OLIVIER K R，SCHILD S E，MORRIS C G，et al. A higher radiotherapy dose is associated with more durable palliation and longer survival in patients with metastatic melanoma［J］. Cancer，2007，110（8）：1791-1795.

［26］HUGUENIN P U，KIESER S，GLANZMANN C，et al. Radiotherapy for metastatic carcinomas of the kidney or melanomas: an analysis using palliative end points［J］. Int J Radiat Oncol Biol Phys，1998，41（2）：401-405.

［27］GERSZTEN P C，BURTON S A，QUINN A E，et al. Radiosurgery for the treatment of spinal melanoma metastases［J］. Stereotact Funct Neurosurg，2005，83（5-6）：213-221.

［28］SAHGAL A，ROBERGE D，SCHELLENBERG D，et al. The Canadian Association of Radiation Oncology scope of practice guidelines for lung，liver and spine stereotactic body radiotherapy［J］. Clin Oncol（R Coll Radiol），2012，24（9）：629-639.

［29］WANG X S，RHINES L D，SHIU A S，et al. Stereotactic body radiation therapy for management of spinal metastases in patients without spinal cord compression: a phase 1-2 trial［J］. Lancet Oncol，2012，13（4）：395-402.

［30］STINAUER M A，KAVANAGH B D，SCHEFTER T E，et al. Stereotactic body radiation therapy for melanoma and renal cell carcinoma: impact of single fraction equivalent dose on local control［J］. Radiat Oncol，2011，6：34.

［31］SEUNG S K，CURTI B D，CRITTENDEN M，et al. Phase 1 study of stereotactic body radiotherapy and interleukin-2—tumor and immunological responses［J］. Sci Transl Med，2012，4（137）：137ra74.

［32］SINGH D，CHEN Y，HARE M Z，et al. Local control rates with five-fraction stereotactic body radiotherapy for oligometastatic cancer to the lung［J］. J Thorac Dis，2014，6（4）：369-374.

［33］KROEZE S G，FRITZ C，HOYER M，et al. Toxicity of concurrent stereotactic radiotherapy and targeted therapy or immunotherapy: a systematic review［J］. Cancer Treat Rev，2017，53：25-37.

［34］BANG A，WILHITE T J，PIKE L R G，et al. Multicenter evaluation of the tolerability of combined treatment with PD-1 and CTLA-4 immune checkpoint inhibitors and palliative radiation therapy［J］. Int J Radiat Oncol Biol Phys，2017，98（2）：344-351.

［35］BARKER C A，POSTOW M A，KHAN S A，et al. Concurrent radiotherapy and ipilimumab immunotherapy for patients with melanoma［J］. Cancer Immunol Res，2013，1（2）：92-98.

［36］中国临床肿瘤学会指南工作委员会. 中国临床肿瘤学会（CSCO）黑色素瘤诊疗指南（2017.V1）［M］. 北京：人民卫生出版社，2017.

［37］中国临床肿瘤学会（CSCO）肉瘤专家委员会，中国抗癌协会肉瘤专业委员会. 肢体软组织肉瘤临床诊疗专家共识［J］. 临床肿瘤学杂志，2017，19（7）：633-636.

［38］BASTIAANNET E，GROEN H，JAGER P L，et al. The value of FDG-PET in the detection，grading and response to therapy of soft tissue and bone sarcomas: a systematic review and meta-analysis［J］. Cancer Treat Rev，2004，30（1）：83-101.

［39］郭军. 黑色素瘤［M］. 北京：人民卫生出版社，2014.

［40］李进. 肿瘤内科诊治策略［M］. 上海：上海科学技术出版社，2007.